膝单髁置换术：
理论和实践

UNICOMPARTMENTAL KNEE ARTHROPLASTY:
Basic Science and Clinical Application

涂意辉　薛华明　主编

科学出版社

北京

内 容 简 介

近年来，患者选择标准的不断完善、手术技术的提高及现代假体的引入使膝单髁置换术的使用率显著提高。相比传统全膝关节置换术，膝单髁置换术理论上可以减少失血、快速康复、降低经济成本，膝关节功能显著改善，中长期生存率获得显著提高，并为患者提供最佳的满意度。本书是作者 10 多年来主刀完成 4 000 多例膝单髁置换术的思考和经验总结，全面、系统、翔实地将膝单髁置换术的基础理论及临床实践经验呈现于读者面前。本书由诸多本领域富有实战经验的专家编写，是长期临床实践经验的总结。

本书图文并茂，紧密结合临床典型病例，能很好地为已开展或拟开展膝单髁置换术的医生提供参考和指导。

图书在版编目（CIP）数据

膝单髁置换术：理论和实践 / 涂意辉，薛华明主编 . —北京：科学出版社，2023.6（2024.4 重印）
ISBN 978-7-03-071615-6

Ⅰ.①膝… Ⅱ.①涂… ②薛… Ⅲ.①人工关节－膝关节－移植术（医学） Ⅳ.① R687.4

中国国家版本馆 CIP 数据核字（2023）第 020261 号

责任编辑：闵　捷 / 责任校对：谭宏宇
责任印制：黄晓鸣 / 封面设计：殷　靓

科 学 出 版 社 出版
北京东黄城根北街 16 号
邮政编码：100717
http://www.sciencep.com
苏州市越洋印刷有限公司印刷
科学出版社发行　各地新华书店经销

＊

2023 年 6 月第　一　版　　开本：787×1092　1/16
2024 年 4 月第三次印刷　　印张：22
字数：490 000
定价：**220.00 元**
（如有印装质量问题，我社负责调换〈科印〉）

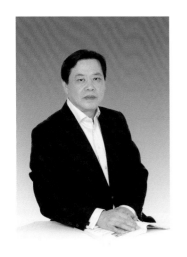

涂意辉

医学博士，同济大学博士生研究生导师，同济大学附属杨浦医院关节外科主任。1986 年湖南医学院本科毕业，1999 年在华中科技大学同济医学院附属协和医院获得博士学位 2005 年 7 月在英国牛津大学纳菲尔德骨科中心（Nuffield Department of Orthopaedic Surgery）跟随 David Murray 学习牛津单髁置换技术，2006 年 3 月开始开展膝单髁置换，至今已累计开展 4 000 多例，其中膝内侧单髁置换术 3 000 例。近几年单髁置换手术量稳定在 400 ～ 500 例 / 年，单髁置换占膝关节置换术的 75%。患者满意率 95%，15 年假体生存率 97%，感染翻修率 0.1%，无输血病例，迄今无围手术期死亡病例。

专注于膝单髁置换术的基础和临床研究，已发表相关论文 40 余篇，SCI 收录论文 8 篇，承担国家级、省级课题 8 项，获得上海市科学技术奖 1 项、上海康复医学科技一等奖 1 项，还获得发明专利 8 项、实用新型专利 10 项。致力于膝单髁置换技术的推广应用，以及专利成果的转化，国产膝单髁假体和机器人辅助的膝单髁置换术已在临床应用。

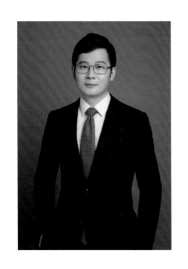

薛华明

医学博士，同济大学硕、博士研究生导师，同济大学附属杨浦医院关节外科行政副主任。从事骨科专业临床工作近 20 年，在关节疼痛常见病及各种疑难骨病的诊治方面积累丰富的经验。尤其擅长运动性或退变性关节损伤的关节镜下微创手术治疗。现任中国医师协会骨科医师分会青年委员会运动医学学组委员，上海市医学会骨科专科分会关节外科学组青年委员。任职期间多次赴美国维克森林大学医疗中心，英国牛津大学、斯旺西大学，新加坡关节镜培训中心访学。目前担任全国多家核心期刊编委及特约审稿人。主持或参与国家自然科学基金 2 项、上海市科委课题 1 项、上海市卫生局（现上海市卫生健康委员会）重大课题 1 项。获得国家实用新型专利授权 10 多项。发表论文 50 余篇，其中 SCI 收录论文 10 篇。工作以来荣获上海市卫生系统"银蛇奖"提名奖（2015 年）、第二十七届上海市优秀发明选拔赛职工技术创新成果银奖（2015 年）、同济大学"十大医务青年"（2015 年），上海市康复医学科技奖一等奖（2017 年，第 2 排名）、上海市科学技术发明奖三等奖（2018 年，第 2 排名）。

《膝单髁置换术：理论和实践》
编委会

---- 主　编 ----

涂意辉　　薛华明

---- 副主编 ----

马　童　文　涛　黄　野　刘培来　夏志道

---- 编　委 ----

（按姓氏笔画排序）

丁　勇	马　童	王文革	王方兴	王武炼
王益民	文　涛	白伦浩	汉　华	司文腾
朱　晨	乔　锋	刘　宁	刘国彬	刘晓东
刘培来	关振鹏	孙海宁	牟文莹	纪斌平
李计东	杨　佩	杨　涛	闵筱懿	沈计荣
张　鹏	周　游	周新社	胡　宁	柳　剑
袁　义	夏志道	钱淑雯	徐海军	涂意辉
黄　野	曹光磊	曹学伟	章水均	焦闪云
曾忠友	蔡珉巍	管梦颖	谭红略	薛　龙
薛华明				

序

很荣幸被邀请为涂意辉博士编写的系统介绍膝单髁置换术的著作写序，并有机会在书中介绍一些来自牛津的经验。

25 年前第一次接受膝单髁置换术培训时，我和几乎所有的骨科医生一样认为该手术的效果不及全膝关节置换。因此，我回顾分析了一系列由设计师 John Goodfellow 植入的牛津单髁，并进行了 10 年随访。我惊讶地发现，这一系列膝单髁置换相较全膝关节置换有着更好的功能结果和相似的翻修率。从那时起，我的主要研究目标便是改进膝单髁置换，以使其能被更加广泛地应用。

基于循证医学的膝单髁置换术适应证已经确立，需要膝关节置换的半数膝关节满足这些适应证。如果满足手术适应证，将会有优异的长期生存率。简单而又可靠的微创单髁置换技术已在临床广泛使用，假体的不断改进，特别是生物型假体的引入，大大改善了临床结果。围手术期常规措施的完善，使得患者可以接受日间手术治疗。对英格兰与威尔士国家人工关节登记系统数据的研究发现，相较于全膝关节置换术，膝单髁置换术的术后恢复更快、并发症更少、死亡率更低、功能结果更好、成本效益更高。与此同时，如果恰当地使用良好的假体，膝单髁置换的 10 年存活率与全膝关节置换相似。时至今日，在全球范围内膝单髁置换占膝关节置换的比例约为 5%，现在膝单髁置换的使用在快速增长。在一些国家，膝单髁置换占膝关节置换的比例达到 20%，在中国使用率的快速增长尤为突出。

《膝单髁置换术：理论和实践》是一部系统介绍膝单髁置换术理论和实践的著作，介绍了与膝单髁置换术相关的膝关节解剖学、运动学、病理学和生物力学等内容，且涵盖了目前在中国上市的所有单髁假体，独立章节分别介绍了活动垫片的牛津单髁，固定垫片的 Link Sled、强生（J & J）和施乐辉（Smith & Nephew）单髁的假体特点及手术技术。该书对任何一位对膝单髁置换术感兴趣的外科医生都非常值得一读。

我曾多次访问中国讲授单髁手术技术，很高兴看到主编涂意辉博士及参编专家对膝单髁置换术进行了卓有成效的推广应用。我希望读者能从该书中获得对膝单髁置换术更好且全面的理解，并共享我们对膝单髁置换术的热情。

David Murray
于英国牛津
2022 年 3 月

Foreword

It is an honour to be asked to write the preface to Dr Tu Yihui's comprehensive book on UKA [①] and to have been given the opportunity to share some of our experience from Oxford in its chapters.

As a trainee, more than 25 years ago, I, like almost all other orthopaedic surgeons, thought that unicompartmental knee replacement (UKR) was not as good as total knee replacement (TKR). I therefore reviewed a series of Oxford UKR, implanted by the designer John Goodfellow, with ten-year follow-up. I was surprised to find that in this series UKR had better functional outcomes and a similar revision rate to TKR. Since then, my main research aim has been to improve UKR so it can be used more widely.

Evidence based indications for UKR have been established. It has shown that these indications are satisfied in about half of the knees requiring knee replacement and if the indications are satisfied there is excellent long-term survival. Simple and reliable instrumented techniques for minimally invasive UKR have been developed. Improvements to the components, particularly the introduction of cementless fixation, has substantially improved the results. Improvements in perioperative routines allow patients to be treated as day cases. Analysis of NJR (National Joint Registry for England and Wales) has shown that, compared to TKR, UKR has a faster recovery, with fewer complications and lower mortality, better functional results and are more cost effective. Furthermore, if good implants are used appropriately the ten-year survival is similar to TKR. Until recently UKR were used for about 5% of knee replacements worldwide. The use is now rapidly increasing with more than 20% of cases being UKR in a number of countries. The growth has been particularly rapid in China.

This is the book that systematically sets out the theory and practice of minimally invasive UKR. It provides an introduction to knee anatomy, kinematics, pathology, and biomechanics and their relevance to UKR. It also comprehensively covers the current UKA technology available in China, including chapters on mobile-bearing Oxford knee, fixed-bearing Link, J & J, and Smith & Nephew UKR, outlining the different characteristics of the prostheses and their surgical techniques. This book is essential reading for any surgeon with an interest in UKR.

Having visited China on numerous occasions to lecture on surgical courses, it is a great pleasure to see that UKR is flourishing in the hands of Dr Tu and the other expert surgeons who have contributed to this book. I hope that readers will come away with a greater understanding about all aspects of UKR and will share our enthusiasm for partial knee replacement.

David Murray, Oxford
March 2022

[①] 编者注：本序由 David Murray 教授亲自撰写，UKR（unicompartmental knee replacement）、UKA（unicompartmental knee arthroplasty），以及 partial knee replacement 均表示膝单髁置换术。

前　言

经英国牛津大学高级研究员夏志道博士引荐，我以访问学者的身份于 2005 年 7 月初开始在英国牛津大学纳菲尔德骨科中心（Nuffield Department of Orthopaedic Surgery）进行为期 3 个月的学习，师从 David Murray 教授。David Murray 教授是第三代牛津单髁微成形（microplasty）的发明人，致力于膝单髁置换术在全世界的推广。当我第一次看到 David Murray 教授做膝单髁置换术时感到非常迷茫，膝单髁置换术适应证如此狭窄，只用于治疗膝关节前内侧骨关节炎，这项技术在国内会有使用价值吗？完成 3 个月的学习，我对膝单髁置换术有了较深刻的理解，同时对膝单髁置换术产生了浓厚的兴趣。2006 年 3 月开展了第一台膝单髁置换术，此后每年开展 20 ～ 30 台，2013 年超过 100 台，往后手术例数持续升高，最近每年 400 ～ 500 例。迄今已经完成了膝内侧单髁置换术 4 000 多例，无围手术期死亡及严重并发症病例，患者满意率达 95%，15 年假体生存率达 97%，感染翻修率为 0.1%。还完成膝外侧单髁置换术 500 多例，临床疗效优异，甚至优于膝内侧单髁置换术。与全膝关节置换相比较，无论是膝内侧，还是膝外侧单髁置换术，我们深切地体会到膝单髁置换术的优势。

最近几年膝单髁置换术的优势逐渐被广大的骨科医生认识，加上膝单髁置换术教育的积极推动，国内膝单髁置换术开展越来越广泛。与此同时，各种新的单髁假体也集中上市。为了推动我国膝单髁置换术事业的发展，提高膝单髁置换术治疗水平，我们组织国内在这一领域著名的专家，撰写了《膝单髁置换术：理论和实践》一书。

全书分为理论篇和实践篇两部分。理论篇第一章、第二章和第三章的内容获得了版权授权，由英国斯旺西大学夏志道教授和 David Murray 教授的博士生闵筱懿翻译自《牛津单髁置换术》（第 2 版）[Unicompartment Arthroplasty with the Oxford Knee (2nd ed)] 一书。其他章节分别介绍了与膝单髁置换术相关的膝关节解剖学、运动学、病理学、影像学和生物力学，手术适应证和禁忌证，截骨术、全膝关节置换术与膝单髁置换术疗效的比较，以及假体的选择。实践篇分别介绍了活动垫片的牛津单髁（Oxford knee）、固定垫片的 Link Sled、Sigma HP、Journey UNI 和 IUK 单髁的假体特点、手术技术和典型病例，可满足不同读者的需求。每一个假体独立成章，便于读者选择阅读。手术技术按手术步骤进行分解，通过现场实拍照片对每一个步骤进行详细解析。第十九章详细介绍了膝外侧单髁置换术的手术原则和手术技术等内容，第二十三章介绍了膝单髁置换术后并发症及处理。

本书编委均为我国保膝领域的专家，且对本书的编写倾注了大量的心血，但由于国内开展膝单髁置换术时间不长，经验还不是很丰富，书中如有疏漏之处，敬请各位同道不吝赐教。

最后，感谢各位编委为本书的撰写付出的辛勤劳动，感谢 David Murray 教授和夏志道教授的引领，希望本书的出版对目前国内方兴未艾的单髁置换事业能起到积极推动作用。

涂意辉

2020 年 3 月

目 录

上篇 理论篇

下篇　实践篇

上篇　理论篇

|第一章|
膝单髁置换术发展的历史回顾及现代趋势

膝骨关节炎（osteoarthritis，OA）是中老年人中最常见的导致慢性疼痛和运动功能障碍的疾病，也是膝关节置换术最常见的指征。膝关节有三个间室——内侧间室、外侧间室和髌股间室。在一些膝骨关节炎患者中，通常只有一个内侧间室受到影响。外侧间室也可能会受到影响，但不太常见。早期由 MacIntosh 进行关节成形手术时发现膝骨关节炎通常局限在内侧或外侧间室，金属间隔器可以放置在一侧或者双侧[1, 2]。但是由于双侧间室置换术的发展和成功应用，单髁置换应用越来越少，在有些国家几乎完全消失。在引入全膝置换术（total knee arthroplasty，TKA），即内外侧胫股间室和髌股关节的三间室置换术后，骨外科界形成了一种共识，即与髌骨关节炎一样，膝骨关节炎是一种全关节的疾病，必须行全膝置换术来减轻长期症状。

在生产厂商和设计工程师努力改进全膝关节置换假体和器械后，全膝置换的优势更加明显，从而进一步加深了全膝置换优于单髁置换的印象。很多单髁置换产品沿用早期的设计，缺乏创新使其迭代产品被忽视。直到现在，如同全膝置换早期一样，膝单髁置换术在很大程度上仍然依赖术者的直视判断进行操作。

全膝置换术带来临床巨大成功的同时，也带来一系列负面影响。就是大家不再重视膝骨关节炎发生发展的自然进程及病理解剖学变化，因为不管患者处在哪一病理阶段，临床表现如何，内外两侧都会同时被置换，而且结果也非常成功，就没有必要花时间进一步研究了。

然而 Ahlback 等[3] 的长期跟踪研究提示单间室的膝骨关节炎并不是不可避免地发展到另一间室。另外，20 世纪 70 年代至 80 年代发表的数个尸检报告指出，无论中年人还是老年人，普遍存在某些区域关节软骨的病灶，说明这些软骨病变是正常膝关节功能变化的一部分。这些观察挑战了一个常识性结论，即临床成功的膝关节成形术必须将膝关节软骨全部置换。

第一节　膝单髁置换术和全膝关节置换术

膝单髁置换术（unicompartmental knee arthroplasty，UKA），顾名思义，仅替换受影响的膝关节间室，而全膝关节置换涉及膝关节的所有三个间室的置换。膝单髁置换术过程中只更换了一个间室，因此前交叉韧带（anterior cruciate ligament，ACL）和后交叉韧带（posterior cruciate ligament，PCL）得以保留。而在全膝关节置换术中这些韧带必须切除。

如前所述，由于膝单髁置换术的发展在一段时间落后于全膝置换术，对于两种手术哪一种更适合膝骨关节炎患者存在不同的观点。由于早期系统研究膝单髁置换术的临床报道相对较少，统计数据显示膝单髁置换术的失败和翻修率过高。但是既然膝单髁置换术的失败和翻修率更高，为什么还有医生继续做这种手术呢？一方面，患者只有单侧间室骨关节炎，但是要换掉没有损伤的另一侧并切除交叉韧带，从经济的角度看违背了常识；另一方面，接受膝单髁置换术后的患者其功能往往优于全膝置换术，而且成功的膝单髁置换术更是优于全膝置换术。很多既做膝单髁置换术也做全膝置换术的骨科医生发现，膝单髁置换术术后的患者膝关节屈曲范围更大，步态更接近于正常，尤其是下楼梯这样的活动，因为膝单髁置换术术后膝关节的生物力学恢复得更完全[1,2]。

此外，在安全性上，膝单髁置换术在降低并发症和死亡率方面更具优势。当然术后死亡率这种罕见的案例需要大数据的支持，尤其是行膝单髁置换术的患者的年龄往往低于行全膝置换术的患者，在进行对照研究时必须选择合适的年龄段进行比较。

Wilson 对膝单髁置换术和全膝置换术进行了系统评价和荟萃分析并发表于 *British Medical Journal*。研究人员比较了涉及内侧间室的全膝置换术与膝单髁置换术（大多数牛津单髁用于治疗膝内侧间室骨关节炎）的结果[3]。该荟萃分析包括 5 项随机对照试验、17 项国家关节置换注册中心研究及 36 项队列研究。在所有三类研究中，膝单髁置换术后住院时间明显短于全膝置换术后住院时间，但膝单髁置换术后 5 年翻修的风险明显较高。在关节置换注册中心研究中，膝单髁置换术后运动范围明显更大，但是膝单髁置换术后 10 年和 15 年的翻修可能性更高。在对英格兰与威尔士国家人工关节登记系统的资料研究发现，接受膝单髁置换术后心肌梗死、卒中、静脉血栓形成、深部感染和手术 45 天内死亡的风险显著降低。在包括患者报告结果的研究中，膝单髁置换术后功能显著改善，但自我报告的疼痛没有差异。

2019 年，Beard[4] 在 *Lancet* 发表的文章比较了膝内侧间室骨关节炎患者的全膝关节置换与部分膝关节置换的临床和成本效益。该临床研究显示，这些患者膝单髁置换术成本更低，而效益更高的结果，被《英国医学杂志》（*British Medical Journal*）推荐为这些患者的首选治疗方法[5]。

第二节　单间室假体设计

最初的现代单髁假体的设计来自于 St Georg（1969）和 Marmor（1972），为多个半径中心的金属股骨髁与一个平面（或者近似平面）的聚乙烯胫骨平台形成的关节，通过骨水泥与骨组织结合（图 1-1）。Marmor[6] 的设计理念是尽可能准确地重建自然股骨髁的多半径中心，采用不同的胫骨平台设计来避免其对关节活动的约束。此后大多数现代单髁假体的设计沿用该设计理念。

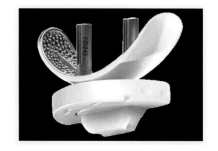

图 1-1　St Georg 单髁假体

　　最初的问题来自使用最薄型号（6 mm 厚度）全聚乙烯部件变形后产生的松动，随后被放弃，并被较厚的聚乙烯部件替代[7]。全聚乙烯部件持续发生变形的问题，导致使用金属背衬胫骨植入物。但因聚乙烯变薄，反过来导致聚乙烯进一步磨损[8]。另外还存在一个基本设计的问题，一个圆形的股骨髁部件与一个平面的胫骨平台部件在一个较小的范围接触，产生高接触应力，不可避免地带来磨损和变形[1,2]。而使用更符合胫骨平台的设计则不可避免地造成关节运动的约束，以及与交叉韧带的功能不相容。

第三节　牛津单髁

一、第一代牛津单髁

　　1974 年，Goodfellow 和 O'Conner 引进了同步活动垫片的膝关节假体。第一代牛津单髁由一个球面关节金属股骨髁假体，一个平坦的金属胫骨平台假体和插入两者之间的一个上方为球形凹面，下方平坦的聚乙烯活动垫片组成（图 1-2）[9]。这一设计使得上下两个界面可以在关节运动的所有范围完全同步而减少聚乙烯的磨损，同时使各向运动不受约束而减少假体的松动。牛津单髁的该特性至今仍然保持不变。

　　该假体最早像全膝置换术一样用于膝内侧和外侧双间室，被置入采用两套假体，一套用于内侧，一套用于外侧。最早的股骨髁假体非关节表面形态，有三个斜面，通过三个锯切面被安装于股骨表面（图 1-3）。很多外科医生发现相对于韧带很难准确定位股骨髁假体位置，因而伸膝和屈膝的间隙难以匹配。

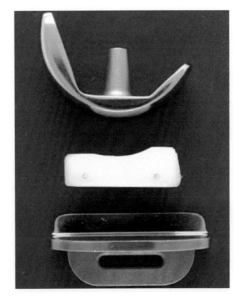

图 1-2　第一代牛津单髁（1978）

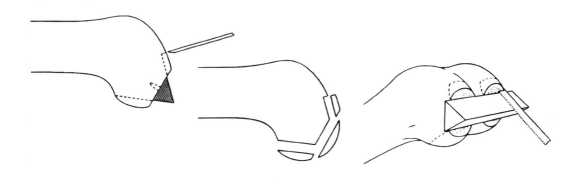

图 1-3　第一代牛津单髁置换术股骨髁的准备方法

后来发现只有在前交叉韧带完整时才能获得好的结果[10]。另一个观察发现如果前交叉韧带完整，那么骨关节炎往往局限于胫骨的前内侧部分和股骨内侧髁的远端部分。在这种情况下，所有韧带功能正常。这种疾病被称为膝前内侧骨关节炎（anteromedial osteoarthritis，AMOA）[11]。在这两个观察的基础上，1982 年第一代牛津单髁开始被用于单间室，而且主要适应证为膝前内侧骨关节炎。

二、第二代牛津单髁

1987 年，第二代牛津单髁被专用于单间室膝关节成形术，即膝单髁置换术。股骨髁假体的非关节面形态，由后平面、下球形凹面组成（图 1-4）。股骨后髁通过锯切制备，下凹面由球形骨磨钻围绕插入股骨髁钻孔内的栓子旋转而制备（图 1-5）。通过使用不同型号的栓子，利用栓子凸轮的不同厚度，调整股骨髁远端的骨组织被磨除不同厚度的骨量，从而在手术中达到膝关节屈伸间隙平衡。同时通过塑形骨组织，而达到与置入假体吻合。该系统精准恢复韧带正常张力，不仅使人工关节面脱位率下降到极低的水平，而且使得膝关节的动力学和功能恢复到正常。第一代和第二代牛津单髁置换 10 年的结果分别由设计者 Murray 和 Goodfellow 于 1998 年发表[12]，以及一位独立观察的外科医生 David 于 2001 年发表[13]。这两个临床研究第一次报道了牛津单髁置换术的长期效果与全膝置换术一样好。类似的报道由 Barrington 和 Emerson 发表于 2010 年。

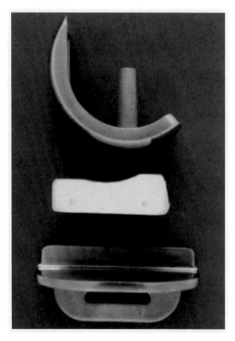

图 1-4　第二代牛津单髁（1987）

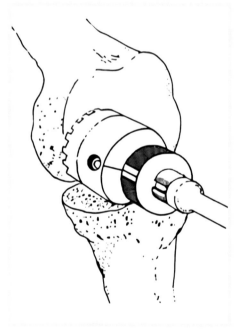

图 1-5　第二代牛津单髁置换术股骨髁的准备方法

采用下凹面由球形骨磨钻围绕插入股骨髁钻孔内的栓子旋转而制备

三、第三代牛津单髁

第一代和第二代牛津单髁假体需要像全膝置换术一样切开膝关节，并且将髌骨脱位后置入。1998年，为膝内侧单间室设计的第三代牛津单髁假体通过微创手术置入的方法被引入临床使用（图1-6）。型号单一且大小固定的第一代和第二代牛津单髁股骨髁假体，被五种大小不同的股骨髁假体所取代，而且内外通用的胫骨假体被分为左侧和右侧胫骨假体所取代。通过改进活动垫片的形状，降低了撞击和旋转的可能性。手术器械也进行了充分的小型化，便于在髌骨旁关节小切口手术中使用。结果是第三代牛津单髁假体置换的膝关节功能恢复优于前二代[14]。

2004年，在第三代牛津单髁基础上发展的非骨水泥假体首次在临床使用（图1-7）。除了多孔钛金属和羟基磷灰石涂层外，非骨水泥的第三代牛津单髁与最初的前两代假体的主要不同点是采用了双柱的股骨髁假体（图1-8）。通常情况下，非骨水泥型全膝置换术效果没有使用骨水泥的效果好[15]，因而选择非骨水泥型牛津单髁假体时需要谨慎评估。采用随机对照试验方法，通过对临床表现和放射立体计量学结果分析测试效果；采用多中心大样本队列研究分析临床合并症和禁忌证[16]。结果显示，非骨水泥型牛津单髁置换术至少与骨水泥型牛津单髁置换术效果一样好，所以很多经验丰富的外科医生现在只使用非骨水泥牛津单髁置换。

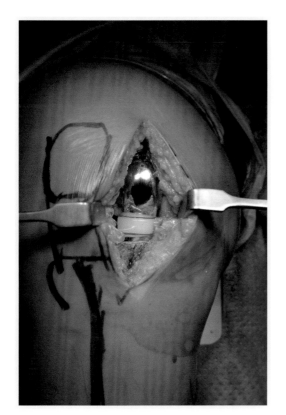

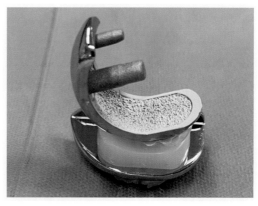

图1-7　非骨水泥假体

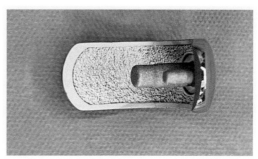

图1-6　第三代牛津单髁假体（1998）通过小切口植入

图1-8　骨水泥双柱股骨髁假体

从非骨水泥型牛津单髁假体植入的经验，双柱的股骨髁假体优于单柱，因而骨水泥型双柱股骨髁假体也被采用。临床研究显示，骨水泥型双柱牛津单髁假体同样表现良好[17]。

四、手术器械

2012 年，一套称为微成形（microplasty）（图 1-9）的新手术器械被推荐使用，该手术由此变得更为可靠。与前三代牛津单髁手术器械相比，微成形做出了非常显著的改进。例如，这套器械可以帮助确定正确的胫骨截骨厚度，方便股骨假体的定位，并且有防止撞击的系统。这套手术器械已最优化，既可在非骨水泥型双柱牛津单髁假体，也可在骨水泥双柱假体中使用。

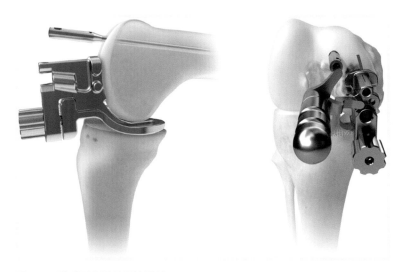

图 1-9　微成形术股骨导钻器械

2012 年，牛津单髁置换的定制专用器械首次投入使用。患者在术前进行 MRI 检查。基于 MRI 影像，确定假体部件的临时位置，外科医生从而有机会调整假体的位置。当正确的位置确定后，可以制作基于该患者的特异性手术导引部件。手术过程中这些导引部件被用于控制假体的位置，最后的平衡还是需要使用传统器械来达成。早期的定制器械没有微成形可靠，因此也不推荐给没有经验的外科医生，但是预期该技术会与时俱进。

第四节　膝外侧单髁置换术

早期的单髁假体被同时用于膝内侧和外侧单髁置换，但是外侧单髁置换的效果令人失望，脱位率高达 10%，这是因为外侧副韧带在屈膝时松弛。相比之下内侧副韧带（medial collateral ligament，MCL）在所有位置都处于紧张状态。多年来对假体和手术技术进行了很多改进，从而治疗结果取得了稳步改善。通过髌骨外侧切口膝外侧单髁置换术，假体使用了圆顶的胫骨平台和双凹面活动垫片（图 1-10），尽管脱位率仍然高于内侧假体，但脱位率已降低至可接受程度。因为膝外侧单髁置换术比内侧单髁少见，膝外侧单髁与膝内侧单髁置换术技术很不一样，圆顶的胫骨平台和双凹面活动垫片的膝外侧单髁仅被少数医生开展。活动垫片膝外侧单髁仅在熟练掌握牛津单髁技术的外科医生中取得了满意效果，建议经验不足的外科医生使用固定垫片膝外侧单髁置换术。然而，随着持续的改进，圆顶外侧胫骨平台的使用增加，脱位率会继续下降。

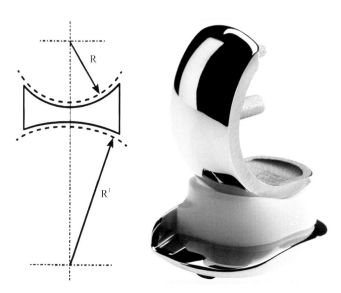

图 1-10　圆顶的胫骨平台和双凹面活动垫片设计图和实物图

第五节　固定垫片假体

2003 年，一种可以使用牛津单髁手术器械的固定垫片胫骨假体 Vanguard M 开始使用（图 1-11），此时活动垫片还没有被美国食品药品监督管理局（Food and Drug Administration，FDA）批准使用。在活动垫片被美国 FDA 批准使用之前，在美国大量的 Vangurd M 被植入。在活动垫片开始在美国使用后，Vanguard M 的使用量下降，但是外科医生仍然能使用，尤其是那些担心活动垫片单髁的稳定性或者有经常性脱位问题时可以选用。该假体最早是为膝内侧单髁而设计，但是也可以用于外侧间室。那些对牛津单髁不熟悉的外科医生，最好选择固定垫片，而不是使用活动垫片做膝外侧单髁置换术。但是 Vanguard M 是为膝内侧单髁而设计，并不是膝外侧单髁的最佳选择。为了解决该问题，一种牛津固定垫片膝外侧单髁应运而生。该假体可以与活动垫片膝外侧单髁置换术互换，因此这种组合可以让不同水平和不同经验的医生进行膝外侧单髁置换术。

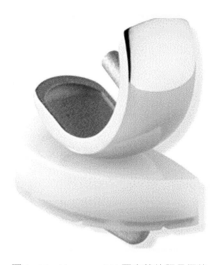

图 1-11　Vanguard M 固定垫片胫骨假体

第六节　牛津单髁置换术的适应证

膝内侧牛津单髁置换术的适应证和禁忌证在多年的实践中有了更为明确的定义。主要的适应证为前内侧骨关节炎，尽管也适用于膝自发性骨坏死（spontaneous osteonecrosis of the knee，SONK），但该病是较为罕见的适应证。诊断膝前内侧骨关节炎需满足以下几个关键标准：膝内侧间室骨关节炎，软骨磨损至骨对骨；前交叉韧带功能正常；外侧间室保留全厚层软骨，内侧副韧带功能正常；关节内畸形可纠正，但无过度矫正。如果患者症状严重，满足以上关键标准，并且没有关节置换术的一般禁忌证，那么就可以做牛津单髁。

Kozinn 和 Scott 及其他学者定义的膝单髁置换术禁忌证不再适合牛津单髁置换术，特别是患者年龄、活动水平和肥胖不再是禁忌证，疼痛部位、髌股关节炎（严重外侧磨损除外）、软骨钙化，以及外侧间室骨赘也不再是禁忌证。

目前认为，需要行膝关节置换的患者中，约50%符合牛津单髁适应证。在开展牛津单髁初期，医生担心忽略 Kozinn 和 Scott 所定义的禁忌证带来的影响不可避免，对髌股关节状况尤其担心和重视，这些使得牛津单髁使用率较低。随着时间推移和医生自信心的提升，膝单髁置换术使用率随之增加 [18]。

已经发表文献的和其他医生提供的 10 年以上第三代牛津单髁置换病例加在一起共约6 000 例，假体生存率高达 95%。文献涉及的医生严格遵循牛津推荐的手术适应证，牛津单髁在需要膝关节置换病例中的比例通常为 50%，至少也有 20%。

相比之下，英格兰与威尔士国家人工关节登记系统报告的 10 年生存率约为 85%，造成失败率高的主要原因是大多数医生年手术量相对较少。在英国，许多医生牛津单髁置换年手术量仅为 1 台，平均也只有 5 台。而此类年手术量较少的医生，假体生存率也相对较低。随着医生年手术量增加，假体生存率呈升高趋势。年手术量超过 12 台，可获得与手术量大的医生相似的临床结果。增加手术量最直接的方法是提高牛津单髁置换在膝关节置换中的比例。英格兰与威尔士国家人工关节登记系统数据表明，当牛津单髁置换术手术量达到膝关节置换术手术量的 50%（至少 20%）时，可以获得良好的手术效果。

一旦医生决心开展牛津单髁置换术，应该坚持遵循牛津推荐的适应证，忽略非必要禁忌证。当手术医生至少 20% 膝关节置换选择牛津单髁时，将会获得非常好的临床效果。

第七节　牛津单髁置换术在国内使用的历史、现状及展望

牛津单髁置换术于 2005 年被引进中国，并于当年进行了第一例牛津单髁置换术 [19]。随着膝关节阶梯治疗和快速康复理念不断推广，牛津单髁置换术也逐渐被越来越多的医生接受。时至今日，牛津单髁假体已有约 50 年历史，而在国内经历十余年的发展，开展的膝单髁置换术总量已经达到 100 000 多台，占全球总植入量 10%。2020 年，在新冠感染的影响下仍然成功完成 20 000 多例，2021 年已突破 30 000 例，实现年复合增长率 30% ～ 40%。国内多家医院都报道了超过千例的单中心膝单髁置换术经验，中长期疗效、假体生存率与日韩、欧美国家不相上下。尽管如此，这项技术在国内起步晚，认识不足，仍有许多外科医生不熟悉，传统膝单髁置换术仍有相当比例的患者出现术后力线不良和假体位置

不正，导致其推广应用受到一定程度的限制。

随着技术的进步，具有微创化、精准化和个体化特点的机器人，定制假体和导航技术等手术辅助设备有望将这种技术的难度降至最低。同济大学附属杨浦医院涂意辉教授团队针对国人解剖特点开发了一批创新技术和匹配专利工具，提出了新颖的股骨髓外定位和非髓定位法，解决了一部分股骨畸形患者的股骨假体定位难题，系列工具的开发应用使得单髁手术更加得心应手，不但显著降低了手术难度，还使得手术的精准度大大提高。并且还根据中国人的骨骼解剖学特点[20, 21]，调整了股骨髓内导杆的入口点及调整了导杆远端与踝关节皮缘的距离，使股骨假体后倾接近 10°，胫骨假体后倾接近 7°。2016 年，MAKO 骨科关节机器人被引入中国，上海市第六人民医院、中国人民解放军总医院和北京大学人民医院较早开展了机器人辅助膝单髁置换术，尽管病例较少，随访时间短，但其出色的临床疗效及精准的假体力线无疑为膝单髁置换术在国内开展起到推动作用。

现阶段膝单髁置换术尚未得到充分利用，我国人口基数大，随着老龄化增速，需要手术的单间室骨关节炎患者总体数量不少。目前，国内能够较熟练开展此项技术的医院仍然偏少，累积的病例样本少，随访时间短，且多为回顾性研究，循证医学研究很少。因此，下一阶段需要更加注重教育培训，规范手术操作，加强多中心合作，开展前瞻性随机对照研究，观察大样本、中长期的临床疗效，提高广大骨科医生对膝单髁置换术的认识，推动该技术在国内的开展，使之成为治疗膝骨关节炎可供选择的有效方法之一。

本章参考文献

[1] LAURENCIN C T, ZELICOF S B, SCOTT R D, et al. Unicompartmental versus total knee arthroplasty in the same patient. A comparative study [J]. Clin Orthop Relat Res, 1991 (273): 151−156.

[2] ROUGRAFF B T, HECK D A, GIBSON A E. A comparison of tricompartmental and unicompartmental arthroplasty for the treatment of gonarthrosis [J]. Clin Orthop Relat Res, 1991 (273): 157−164.

[3] WILSON H A, MIDDLETON R, ABRAM S G F, et al. Patient relevant outcomes of unicompartmental versus total knee replacement: systematic review and meta-analysis [J]. BMJ, 2019, 364: 1352.

[4] BEARD D J, DAVIES L J, COOK J A, et al. The clinical and cost-effectiveness of total versus partial knee replacement in patients with medial compartment osteoarthritis (TOPKAT): 5-year outcomes of a randomised controlled trial [J]. Lancet, 2019, 394(10200): 746−756.

[5] COOK R, DAVIDSON P, WHITE A, et al. Partial knee replacement could be first choice for some patients with osteoarthritis [J]. BMJ, 2019, 367: l5994.

[6] MARMOR L. Unicompartmental and total knee arthroplasty [J]. Clin Orthop Relat Res, 1985(192): 75−81.

[7] MARMOR L. The Modular (Marmor) knee: Case report with a minimum follow-up of 2 years [J]. Clin Orthop Relat Res, 1976(120): 86−94.

[8] PALMER S H, MORRISON P J, ROSS A C. Early catastrophic tibial component wear after unicompartmental knee arthroplasty [J]. Clin Orthop Relat Res, 1998(350): 143−148.

[9] GOODFELLOW J O C, PANDIT H, DODD C, MURRAY D. Unicompartmental arthroplasty with the Oxford Knee. 2nd edition [M]. Oxford: Goodfellow Publishers, 2015.

[10] GOODFELLOW J, O'CONNOR J. The anterior cruciate ligament in knee arthroplasty: A risk-factor with unconstrained meniscal prostheses [J]. Clin Orthop Relat Res, 1992(276): 245−252.

[11] WHITE S H, LUDKOWSKI P F, GOODFELLOW J W. Anteromedial osteoarthritis of the knee [J]. J Bone Joint Surg Br, 1991, 73(4): 582−586.

[12] MURRAY D W, GOODFELLOW J W, O'CONNOR J J. The Oxford medial unicompartmental arthroplasty: a ten-year survival study [J]. J Bone Joint Surg Br, 1998, 80(6): 983−989.

[13] SVäRD U C, PRICE A J. Oxford medial unicompartmental knee arthroplasty: A survival analysis of an independent series [J]. J Bone Joint Surg Br, 2001, 83(2): 191−194.

[14] PRICE A J, WEBB J, TOPF H D C G J M D. Rapid recovery after Oxford unicompartmental arthroplasty through a short incision [J]. J Arthroplasty, 2001, 16(8): 970−976.

[15] FORSYTHE M E, ENGLUND R E, LEIGHTON R K. Unicondylar knee arthroplasty: A cementless perspective [J]. Can J Surg, 2000, 43(6): 417−424.

[16] LIDDLE A D, PANDIT H, O'BRIEN S, et al. Cementless fixation in Oxford unicompartmental knee replacement: A multicentre study of 1000 knees [J]. Bone Joint J, 2013, 95-b(2): 181−187.

[17] WHITE S H, ROBERTS S, JONES P W. The twin peg Oxford partial knee replacement: The first 100 cases [J]. Knee, 2012, 19(1): 36−40.

[18] KOZINN S C, SCOTT R. Unicondylar knee arthroplasty [J]. J Bone Joint Surg Am, 1989, 71(1): 145−150.

[19] TU Y, XUE H, MA T, et al. Superior femoral component alignment can be achieved with Oxford microplasty instrumentation after minimally invasive unicompartmental knee arthroplasty [J]. Knee Surg Sports Traumatol Arthrosc, 2017, 25(3): 729−735.

[20] MA T, CAI M W, XUE H M, et al. Pre-operative assessment of the patellofemoral joint in unicompartmental knee replacement using Oxford Phase Ⅲ and its influence on outcome[J]. Zhonghua Waike Zazhi (Chinese Journal of Surgery), 2013, 51(11): 1010−1015.

[21] TU Y, XUE H, CAI M, et al. Improvement of femoral component size prediction using a C-arm intensifier guide and our established algorithm in unicompartmental knee arthroplasty: A report from a Chinese population [J]. Knee, 2014, 21(2): 435−438.

|第二章|
牛津单髁的设计与生物力学

本章由对活动垫片在膝关节假体中的功能的解释开始对牛津单髁进行说明。活动垫片的明显优势在于它最大化了关节之间接触面的面积。本章将证明活动垫片可以使聚乙烯表面磨损最小化，且使膝关节达到最佳的运动学，同时使垫片脱位风险最小化。此外，本章还将讨论生物型假体的生物力学及在胫骨侧可能出现的问题。

第一节　抗磨损设计

一、关节面形状与接触压力

无论是全膝置换还是单髁置换，绝大部分膝关节表面置换术的关节面均接近人体股骨和胫骨末端的形状（图 2-1）。股骨金属表面凸起，聚乙烯胫骨表面平坦或浅凹。这些接触面形状无论在何种相对位置都互相不匹配，因此只有部分关节面互相接触并传输应力。

大部分股骨髁假体都尝试去模仿人体股骨髁多半径的不规则形状，其中后髁的半径最小。因此，屈曲位的关节接触面积比伸直位的小。然而，在接触面传输的压力负荷在屈曲时达到最大，在上下楼梯时最高可达人体自身重量的 6 倍 [1]。对于一个给定的负荷，关节面的平均接触压力（单位面积所受负荷）与接触面积成反比。因此，接触面形状

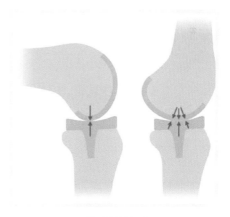

图 2-1　不匹配的膝关节假体

股骨假体与胫骨假体形状不匹配的膝关节置换，屈曲时接触面积更小

越不匹配，在接触区域的平均压力就越大。聚乙烯的磨损率随接触面积的增大呈指数增长，而并非传统磨损理论所预期的一般呈线性增长 [2]。相反，当接触面积增加，磨损率下降 [3]。

二、自然膝关节

人（与其他所有哺乳动物）膝关节中的半月板软骨起承重作用，并给予了一个完全不同的接触方式（图 2-2）。半月板的存在使一个原来形状不匹配的接触面变成了两个形状匹配的面，这两个形状互相匹配的接触面使得负荷分布更加均匀。

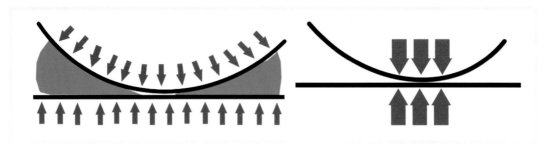

图 2-2　半月板负荷分配

半月板可增加有效接触面积并减小接触压力。半月板的缺失将减小接触面积并增加接触压力

1948 年，Fairbank 第一次推断人类半月板有承重功能，并提出如图 2-3 所示的载荷传递机制 [4]。半月板主要由环形分布的胶原纤维组成，抵抗由载荷引起的环形张力。这些应力被与胫骨连接的半月板前角和后角抵抗 [5]。据估计，人体（及动物）的半月板间接传递 45% ～ 70% 的外加负荷 [6]。胫骨平台中间三分之一被半月板包围，股骨及胫骨平台表面关节软骨直接接触，承担其他 30% ～ 55% 的负荷。

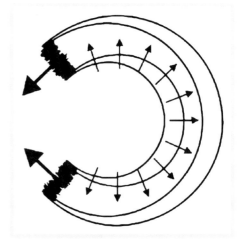

图 2-3　载荷传递机制

半月板环形分布的胶原纤维的环形应力抵抗外加负荷的径向向外的分力

三、人体半月板的活动性

在屈伸和轴向旋转时，股骨髁在胫骨上的前后运动需要由半月板的移动调节（图 2-4）。1680 年，Borelli [7] 发现，半月板在膝关节伸直时被拉向前方，在屈曲时被拉向后方。另外，一些学者在关节屈曲活动时对半月板移动数据进行估算和测量，发现不一致结果：内侧半月板移动 6 mm，外侧半月板移动 12 mm[8]；内侧半月板移动 5.1 mm（SD 0.96），外侧半月板移动 11.2 mm（SD 2.29）[9]；内侧半月板前角移动 7.1 mm（SD 2.49），内侧半月板后角移动 3.9 mm（SD 1.75），外侧半月板前角移动 9.5 mm（SD 3.96），外侧半月板后角移动 5.6 mm（SD 2.76）[10]。Freeman 和他的团队提出，膝关节内侧不活动并且以内侧为旋转中心旋转；然而，即使是 Freeman 自己的数据也显示内侧有约 8 mm 的移动（图 2-4）。

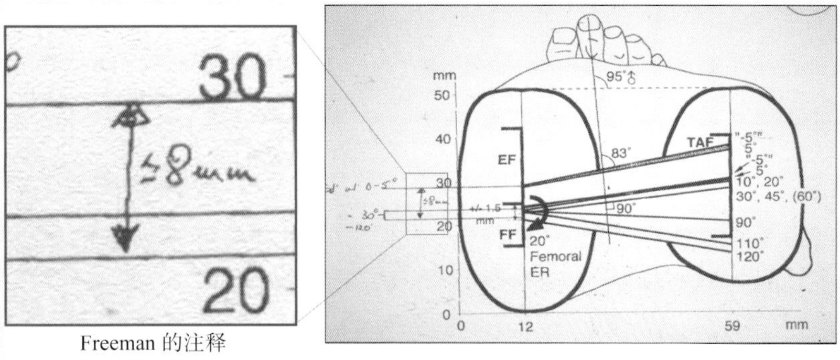

图 2-4　股骨髁相对胫骨在屈伸及轴向旋转时的前后运动

四、人体半月板的顺应性

在屈伸及轴向旋转时，半月板不仅随股骨髁在胫骨平台上移动而改变位置，还通过自身形状的改变来适配股骨髁的多半径曲率（图 2–5）。当膝关节完全伸直时，股骨髁下表面的大半径使半月板前后角间距增大。当膝关节屈曲时，股骨髁后侧的小半径使半月板前后角的间距适当减小，导致此现象的原因可能是迫使内外侧半月板分开，牵拉半月板回缩的胫骨股骨之间接触面积不同（图 2–6）[6]。Vedi 等发现，半月板前角与后角的前后运动，以及内侧半月板与外侧半月板边缘的内外侧运动反映了半月板不同形状的改变。

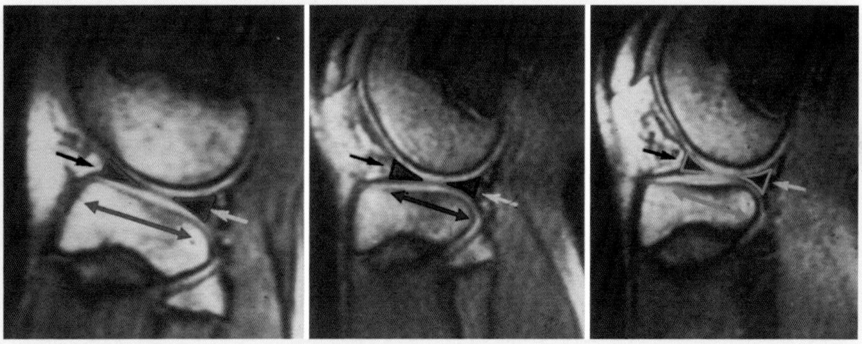

图 2-5　MRI 影像显示膝关节屈曲时半月板前后角间距的变化

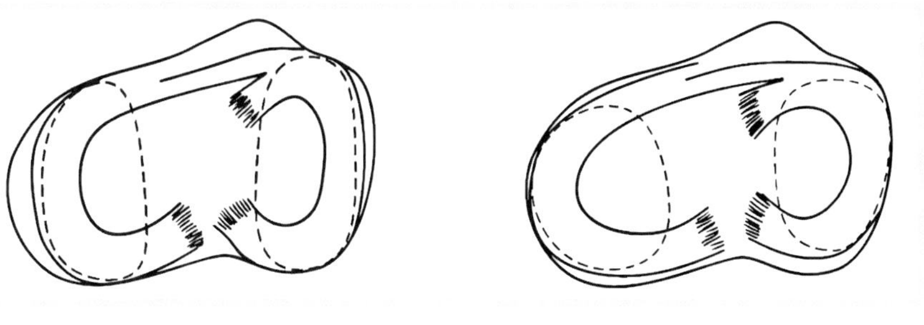

图 2-6　膝关节屈伸时半月板的形变

虚线范围表示膝关节伸直时的接触面（左）与膝关节屈曲时的接触面（右）

半月板是胫骨关节面的重要组成部分，在不限制角向和平移运动的同时，使得股骨、胫骨接触面积最大化。因此，负荷平均分散为关节软骨可承受的压力。半月板切除（或损伤）会导致病变间室剩余软骨发生退行性关节炎，这也体现了半月板这一机制的重要性[4]。

五、"半月板"型牛津单髁

如果人工膝有两个关节接触面而非一个，那么它可以具有人体半月板所拥有的力学性能。自1976年的第一次植入手术以来，牛津单髁的关节面设计没有改变过（图2-7）。金属股骨假体有一个球形表面，金属胫骨假体表面平坦。聚乙烯半月板垫片上表面为弧形，下表面平坦。半月板与股骨间的接触面（球窝状）允许屈伸时的角向运动，半月板与胫骨间的接触面（平面–平面接触）允许平移运动（图2-8），两个接触面的平移和旋转复合运动支持轴向旋转。非限制性的活动垫片在软组织、肌肉及韧带的控制下移动，关节活动度及关节功能可以得到恢复。假体表面主要经受压应力，使得假体松动的风险最小化[11]，假体长期生存率高则反映出假体松动率低的特点。

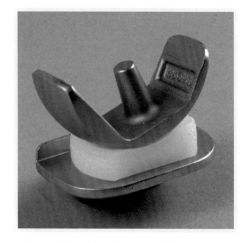

图 2-7　第一代牛津单髁假体组成部分

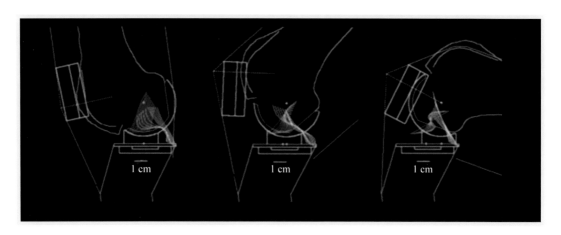

图 2-8　膝关节屈伸活动时假体界面间滑动示意图

在韧带的控制下，屈伸时，在股骨–半月板接触面与胫骨–半月板接触面的共同滑动允许股骨相对胫骨前后平移，并且保持各个部件在所有位置形状都完全匹配

当然，通过聚乙烯垫片传递负荷的方法与通过人体半月板传递负荷的方式非常不同，但两种结构的功能类似。垫片假体将一个形状不匹配的接触面转变为两个形状匹配的接触面，使可利用作为传递负荷的接触面积最大化，同时不限制关节的自由活动，这个功能使聚乙烯的磨损最小化，同时恢复了关节的生理功能。这解释了为什么牛津单髁被称作"半月板"型牛津单髁。

六、为什么牛津单髁是球形而非多半径形的股骨髁

一个坚硬的聚乙烯垫片只能模仿人体关节的活动，但无法还原它的顺应性。它不能改变形状，因此只能匹配多半径股骨髁的其中一个半径。可以在所有相对位置保持匹配的一对形状只有球 – 球窝组合，以及平面 – 平面组合。图2-9 展示了在滑车沟槽处切割的股骨远端内侧标本。一个圆形可以很好地匹配滑车沟底部软骨面的形状。另一个圆尽管与最远端的表面不匹配，但可以匹配股骨髁后端表面。因此，贴合在髁后端的一个球形股骨假体可以重建除了内侧髁最前端部分形状以外的所有形状。

七、其他活动垫片设计

图 2-9　股骨远端矢状面切面

滑车沟槽与内侧髁的绝大部分都呈圆形

自 1978 年以来，多个设计师在全膝及单髁置换中使用了活动垫片，但均使用了多半径形股骨髁[12, 13]。这些假体中，垫片上表面需要有一个曲率半径足够大以匹配股骨髁最大半径的弧度（伸直时的接触面），然而对于其他小半径（屈曲时的接触面）来说过大、不匹配（屈曲时假体部件间压应力较大）。因此这种活动垫片的功能与人体半月板的功能并不类似，并不能减小磨损。形状不匹配的活动垫片假体相较形状不匹配的固定垫片假体理论上并无优势。

第二节　牛津单髁聚乙烯垫片磨损

下文的研究证明了聚乙烯垫片低磨损的理论预期在现实中已被印证。

一、回收垫片的研究

18 个失败的双间室牛津单髁置换的 23 个垫片在术后 1 ～ 9 年后被召回[14]。每一个垫片的最薄处厚度都由千分表测量（图 2–10），然后与 25 个未使用的垫片的平均厚度进行比对。经两种方法测算，平均磨损率非常低，分别为 0.043 mm/ 年和 0.026 mm/ 年。垫片的初始最薄处厚度（3.5 ～ 10.5 mm）与磨损率没有关联。

用同样的方法研究了 16 例术后 0.8 ～ 12.8 年失败的内侧牛津单髁垫片。平均磨损率为 0.036 mm/ 年（最大值 0.08 mm/ 年）。同样，垫片的初始最薄处厚度（3.5 ～ 10.5 mm）与磨损率没有关联。

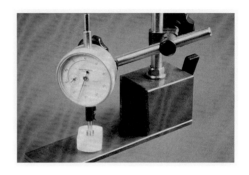

图 2-10　用来测量垫片球形窝最底部厚度的千分表

10 个垫片在非关节面上有与骨或骨水泥撞击导致的侵蚀。侵蚀最常发生在前侧，由伸直时与股骨假体前侧骨撞击导致（图 2-11）。无撞击的 6 个垫片的平均磨损率为 0.01 mm/ 年，相较于 10 个有撞击的垫片的 0.054 mm/ 年的磨损率有明显差异（$P < 0.000\,1$）（图 2-12）。经观察发现，撞击与导致假体失败机械性原因有很大的关联，如假体松动或外侧骨关节炎，这表明撞击可能导致假体失败。研究还发现，3/4 因疼痛翻修但假体并不存在机械性问题的患者，疼痛在翻修后并没有改善。

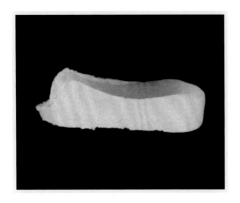

图 2-11　回收的垫片，可见由前侧撞击导致的损伤

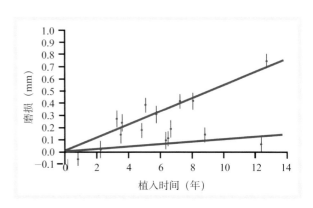

图 2-12　回收垫片研究

垫片磨损随植入时间的变化。没有发生撞击的垫片由蓝色表示，发生撞击的垫片由红色表示。经过数据点的竖线表示由制造商提供的未使用垫片的测量厚度平均值的一个标准差。经过数据点的回归线显示了磨损率（mm/ 年）

Kendrick 等[15] 用同样的方法继续研究了 47 个平均于术后 8.4 年（SD 4.1）翻修的第一代和第二代牛津单髁垫片。其中 20 个已被植入超过 10 年（最长为 17 年）。47 个垫片中，31 个有撞击的痕迹，平均磨损率为 0.07 mm/ 年。其余 16 个无撞击的垫片磨损率为 0.01 mm/ 年，与 Psychoyios 等[16] 的结果相同。第一代垫片的磨损率（由 Hostulen RCH1000 聚乙烯块制成）约为第二代垫片（由 Montel Hifax 1900H 粉末单独模压制成）的 2 倍。但是，第一代牛津单髁的假体撞击发生率（91%）却比第二代牛津单髁（58%）高出许多。

Kendrick 等[15] 继续将发生撞击的组分类为关节外撞击损伤组和关节内撞击表面损伤组（图 2-13）。发生关节内撞击表面损伤组的磨损率为只发生关节外撞击损伤组的磨损率的 2.5 倍，后者的磨损率比没有撞击发生的组的磨损率（0.01 mm/ 年）高出 5 倍。

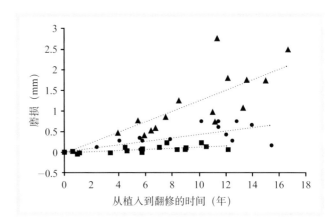

图 2-13　不同分组的磨损率（mm）

■ 没有撞击且关节面形状匹配；● 肉眼可见磨损，形状匹配的关节面与关节外撞击；▲ 非正常肉眼可见磨损，形状不匹配的关节面及关节内撞击 ± 不匹配的关节接合（mm/ 年）

二、放射立体测量分析法体内磨损研究

放射立体测量分析（radiostereometricanalysis，RSA）方法可以在体内测量聚乙烯垫片磨损，并将其应用于单髁患者[17,18]。这个方法不需要在假体或患者骨骼上做标记，因此可以用于回顾性分析。对 8 例膝单髁置换术后 3 周对照组患者及 7 例膝单髁置换术后 10 年患者的垫片磨损进行测量[17]，结果显示，对照组患者的垫片磨损为 0.1 mm，验证了这个方法的准确度。术后 10 年组的垫片平均磨损率为 0.02 mm/ 年，与回收研究中得到的无撞击垫片的磨损率相似（0.01 mm/ 年）。

Kendrick 等对 JWG 主刀的 9 例膝前内侧骨关节炎患者的 13 个膝使用了同样的 RSA 方法。平均随访时间为 20.9 年（17.2 ～ 25.9 年）[19,20]。6 个第一代牛津单髁的垫片磨损率为 0.023 ～ 0.099 mm/ 年（图 2–14），7 个第二代牛津单髁的垫片磨损率为 0.016 ～ 0.030 mm/ 年，平均磨损率为 0.022 mm/ 年，与无撞击垫片的回收研究得到的结果相似。由此推断，第二代牛津单髁的假体设计在减少撞击及减小撞击带来的影响方面更加成功，且聚乙烯在体内 20 年内，氧化没有加快磨损的速度。

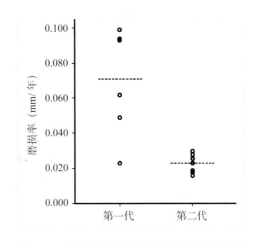

图 2-14　两代牛津单髁的垫片磨损速度的散点图

横向虚线表示各期牛津单髁的垫片的平均磨损速度

三、模拟磨损研究

回收研究和体内研究可以展示假体在环境无限变化的现实生活中的真实表现，是研究中的"黄金标准"。但模拟研究可能脱离现实并产生无效结果。它们可以用于磨损的纵向测量，在同样的控制条件下对比不同设计与不同材料之间的区别，并在几个月内模拟出多年自然磨损的效果。

一组牛津单髁垫片在 Stanmore 膝关节模拟装置[21] 上进行了 300 万次循环的测试[22]。在前 100 万次循环（代表 1 年的正常活动量）中，垫片磨损为 0.05 mm（图 2–15）。自此，磨损率维持在 0.019 mm/ 年。拥有黏弹性的聚乙烯的蠕变导致前期的高磨损率，蠕变在垫片使用约 100 万次后停止。100 万次后的磨损与无撞击的翻修垫片及体内研究中的第二代牛津单髁的垫片磨损相似。

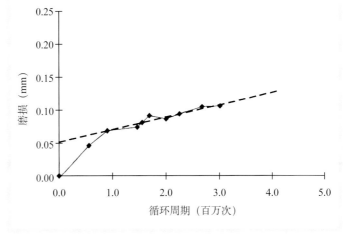

图 2-15　模拟装置研究

磨损随运动与负荷循环周期（百万次）的变化，回归线经过 100 万次循环的数据点

四、有限元分析

Morra 和 Greenwald[23] 对 4 个单髁假体进行了有限元应力分析，其中 2 个为固定垫片，2 个为活动垫片（其中一个为牛津单髁假体，另一个假体的股骨假体为多中心形）。假体表面的形状是通过坐标测量仪器测量决定的。它们模拟了日常走路时膝关节接近伸直时的三种情况，并计算了接触面积、压力及被用于测量分层倾向的范式等效应力的最大值。

正如预期，2 个固定垫片设计均有较小接触面积、高接触应力及超过材料损伤阈值（9 MPa）的高范式等效应力。2 个活动垫片单髁的关节面接触面积均是固定垫片接触面积的至少 3 倍，但均因制造公差小于其额定接触面积。牛津单髁假体的接触面积为 284 ～ 346 mm²，理想形状的假体的额定接触面积为 580 mm²。2 个活动垫片设计均有非常小的接触应力与不超过材料损伤阈值的范式等效应力（图 2-16）。膝关节屈曲 90° ～ 100° 时的情况没有被计算，此时负荷会增大，多中心活动垫片假体的接触面积会比关节面形状匹配的牛津单髁假体接触面积小。

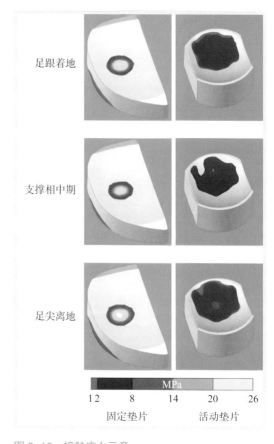

图 2-16 接触应力示意

垫片厚度之所以不断减小是由于蠕变（黏弹性材料的冷流）和在两个关节面因磨损造成的材料丢失。回收垫片的磨损测量无法估计这两个过程的占比，然而模拟研究显示，蠕变只发生在初期，此后的磨损均源于关节面磨损。

五、磨损率

有撞击痕迹的垫片有着更高的磨损率，可能是因为关节内的骨与聚乙烯的碎屑充当了关节第三体。恰当的手术技术可以避免撞击的发生，一个正确植入的垫片一般不会与骨或骨水泥发生撞击。为了防止股骨假体前方与骨发生撞击，最新一代的微成形牛津单髁手术器械包含了一个经过特别设计的前方磨钻。22 个无撞击痕迹的内侧垫片的平均磨损率、临床上手术成功的患者术后 10 年及 20 年的体内测量的磨损率，以及模拟研究的磨损率均较小（0.01 ～ 0.02 mm/ 年）。这个数字比 19 例翻修中得到的 St Georg 固定垫片假体 0.15 mm/ 年的平均磨损率低一个数量级[24]。

这个数字也比从 81 例 Collier 等[25] 设计的弧面 – 平面型固定垫片翻修中得到的 0.49 mm/ 年要小很多。他们认为，在空气中对聚乙烯进行 γ 线照射灭菌造成了高磨损率。这与在关节面形状匹配的半月板垫片中发现的低磨损率不符[14, 16]，这些垫片均是由聚乙烯材质制成，并都在空气中进行了射线照射。牛津单髁假体中的高接触面积与低接触应力使脆弱的材料也可以避免过度磨损（没有撞击发生的前提下）。在固定垫片型假体中经常发现的弧形股骨假体与平面或近平面胫骨假体之间的高接触应力也许超过了现代高交联聚乙烯材料的承受力，且交联会导致断裂韧性降低是已知的[26]。然而，在交联超高分子量聚乙烯中掺杂维生素 E 可以给予材料低磨损率及高抗疲劳能力[27]。

以短期磨损检测去预测长期磨损是不合理的。聚合物可能降解且氧化，以测量到的磨损率估算，牛津单髁垫片在 50 ~ 100 年内会丢失厚度 1 mm。牛津单髁高达 20 年的高存活率验证了这个估算数据，在关节面形状匹配的关节内，即使是使用了较薄的垫片，高分子聚乙烯也可以持续使用到患者去世[28]。

牛津单髁垫片的磨损率也比 Wroblewski[29] 所报告的关节面形状完全匹配的查恩利髋（Charnley hip）中髋臼假体的磨损要低很多（0.19 mm/ 年）。这个结果并不出乎意料，因为牛津单髁的关节接触面积要比查恩利髋中的接触面积大，接触应力也相应更小。

在拥有形状完全匹配的圆柱形关节面的固定垫片全膝假体上也发现了相似的磨损量（0.026 mm/ 年）[30]，这也说明了，相比于活动垫片的使用，关节面形状是否匹配才是能否在传递高负荷的同时减小磨损的关键因素。

现在还没有活动垫片与多半径股骨部件的假体磨损率相类似的数据发表，但是它们也许由于在膝关节活动范围内不能持续保持关节面匹配，从而无法达到如此小的磨损率。在这类假体中，最常见的翻修原因是垫片失败，由于磨损造成的垫片更换是常见的操作[31, 32]。

六、垫片厚度

在关节面形状不匹配的关节，聚乙烯的厚度越薄，磨损率越高[33]。Murray 和 Goodfellow 的翻修研究最重要的发现可能是，至少对厚于 3.5 mm 的垫片，在关节面形状匹配的关节中，磨损率与垫片的初始厚度无关，这个发现对单髁尤为重要。在全膝关节置换术中，为了可以使用较厚垫片而切除更大的骨量是没有必要的，但对于需要保留更多骨量的微创单髁置换来说是非常关键的。在固定垫片膝单髁设计中，通常认为聚乙烯厚度小于 6 mm 是不安全的[34]。然而，一个最薄部位厚度只有 3.5 mm、与关节面形状匹配的半月板垫片磨损率并不比更厚垫片高。

在最初基于斯沃德（Svard）数据的研究中，单髁的生存率与垫片的厚度无关。最近的 1 000 例第三代牛津单髁置换的数据显示，3 mm 与 4 mm 垫片的生存率（15 年生存率为 94%）要比 5 mm 及以上的垫片生存率（15 年生存率为 75%）更高[35]。尽管导致这样明显差距的原因还未知，但是这个结果确认了较薄垫片不存在严重磨损问题。

七、磨损体积

垫片厚度的改变（线性磨损加蠕变）不是测量磨损的唯一标准。另一种测量方法是通过磨损颗粒的体积计算磨损量。磨损体积随接触面积增大，接触面积增大时，垫片厚度方向上的磨损也减小，因此关节面形状匹配的假体的低接触压力可以弥补大接触面积带来的负面影响。根据磨损颗粒量计算的牛津垫片的平均磨损体积约为 6 mm^3/ 年（无撞击发生的垫片）。St Georg 固定垫片假体的磨损体积为 17.3 mm^3/ 年[24]，其他膝关节置换没有相关的数据可资借鉴。但不同设计的髋关节假体都有形状匹配的表面，髋臼关节磨损体积（体内估算）为 26 ～ 89 mm³/年 [36]。髋关节周围的组织可以承受平均 600 mm³ 的聚乙烯颗粒，超出这个范围的磨损可能造成严重的骨吸收，并需要翻修手术的介入 [37]。

因此，一个功能正常的半月板垫片所产生的磨损颗粒不太可能引起问题。但是由撞击导致的磨损加速，长时间颗粒聚集到一定量可能引起骨溶解。

形状匹配的关节面磨损产生的细小颗粒被怀疑是造成骨溶解和无菌松动的原因。然而，Kendrick 等 [15] 根据 47 例翻修手术中取出的垫片进行研究显示（图 2–13），即使是那些由于撞击导致损坏最严重的垫片也没有骨溶解的痕迹。Sathasivam 等 [3] 认为大的接触面积产生的各种大小和类型颗粒不会引起严重的后果。20 年大于 90% 的生存率也说明了并没有严重的骨溶解发生 [28]。

关节外撞击产生的碎片可能含有更大的颗粒。这些颗粒可能充当第三体并加速磨损，这也在撞击会加重磨损这一现象中有所验证。此外，撞击也可能导致假体失败。因此，医生需要采取所有可能的预防措施以确保垫片活动自由且不会发生撞击。

八、垫片断裂

图 2–17 呈现的是 8 个在体内断裂的垫片。Pegg E 等 [38] 已经报告过 10 个有植入时间记录的断裂垫片，此外还收到 4 个没有相关记录的垫片。在超过 50 万例已植入的垫片中，这些是仅有的几个断裂的垫片，其中有 7 例来自一个总病例数超过 1 000 例的诊所。经估算，在这个诊所的数据中，第一代垫片的断裂率为 3.2%，第二代垫片为 0.74%，第三代垫片为 0.35%。这些假体的平均植入时间为 16.8 年（6.6 ～ 23.9 年）。这些断裂的垫片在植入时，5 个最薄处厚度为 3.5 mm，3 个为 4.5 mm，2 个为 5.5 mm。植入时患者的平均年龄为 60.3 岁（50 ～ 69 岁），平均体重为 80.1 kg（70 ～ 100 kg）。

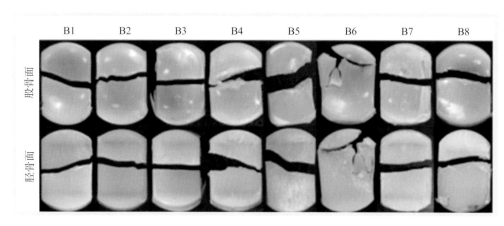

图 2–17　断裂垫片的胫骨面与股骨面

所有断裂的垫片都有撞击的痕迹并且磨损严重（＞ 0.05 mm/年）。在大多数的情况下，损坏都是规则的，几乎都发生在冠状面穿过或接近垫片最薄区域的部分。有限元分析确定，在冠状面上，垫片弧形上表面的前半部分有张应力抵抗压应力向前的分力，垫片后半部分也有张应力抵抗压应力向后的分力（图 2–18）[39]。张应力造成并延伸了疲劳裂缝。

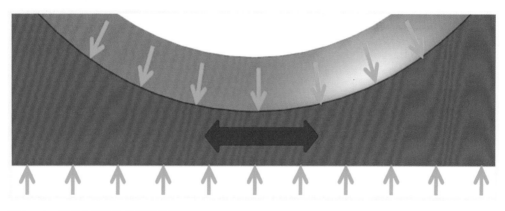

图 2-18　张应力产生的有限元分析

在垫片表面前侧向前的压力和后侧向后的压力可以产生足够导致裂缝的拉应力，但裂缝只发生少数磨损严重的垫片中

在一些假体后方用作 X 线标志的金属丝似乎对假体有影响，自 1999 年开始，金属丝被两个钽珠替代，这两个钽珠被放置在垫片后方的内侧和外侧洞内。但是 Lim 等 [40] 报告了 1 例使用钽珠标志的第三代垫片的损坏，他们描述了回收垫片撞击的痕迹。

Murray 和 Goodfellow 等研究团队得到一个结论，损坏只发生存在撞击的垫片，撞击引起磨损，磨损使其厚度大大减小。如果撞击可以被避免，损坏就不会发生。因为此时垫片厚度减小，而前后方向的张应力增加。最新的手术器械微成形加入了一个为了防止前方撞击而特别设计的前方磨钻。

九、固定垫片与活动垫片间的对比

固定垫片的单髁置换由于蠕变和磨损的影响，几乎一投入使用就会在胫骨平台上出现一块磨损区域（图 2-19），这会限制股骨相对胫骨平台的活动。相比较，除了摩擦力的影响，牛津单髁的活动垫片（图 2-20a）无论短期还是长期都能保持自由的活动。

活动垫片与固定垫片之间的区别对假体的长期功能有很大的影响。图 2-20 展示了包含交叉韧带的活动垫片假体和固定垫片假体对斜向负荷的反应。对于活动垫片假体的

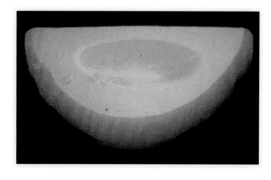

图 2-19　固定垫片膝单髁置换中垫片上的磨损区域

膝关节，股骨可以自由地沿着胫骨平台移动，拉伸一条交叉韧带，并产生张应力，平衡斜向负荷与胫骨平台平行方向上的分力。假体与胫骨之间的接触面不包含在这个平衡关系内，骨与胫骨假体间的应力始终为压力，这有助于假体的固定。

在使用一段时间之后，固定垫片表面的磨损区域会产生平行于骨-假体接触面的剪切力，阻止股骨相对胫骨的前后移动（图 2-20b），并使两根交叉韧带都保持松弛。这些剪切力会使假体倾斜，并产生张应力。剪切力和张应力会传递到骨-假体接触面，并可能造成假体松动。

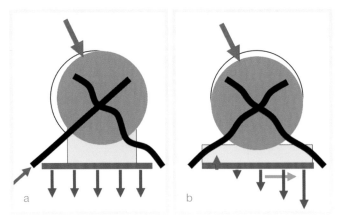

图 2-20　两种垫片假体对斜向负荷（棕色箭头）的反应

a. 活动垫片假体；b. 固定垫片假体
蓝色箭头：骨－假体接触面的压力；红色箭头：张应力；绿色箭头：剪切力

　　如果交叉韧带没有正常受力，随着时间的迁移，他们可能失去功能。Argenson 等[41]的研究验证了这个说法，这个研究显示在 Miller-Galante 固定垫片置换术的 10 年后，很多膝关节的功能与前交叉韧带功能不全的膝关节的表现类似，髌股关节的受力都有增大。对于牛津单髁的研究显示不只是在术后 1 年，而且在术后 10 年时膝关节运动学也都表现正常，垫片的活动也正常[42]。这个区别也许为"为什么在活动垫片置换术后，从长期来看髌股关节没有出现问题，而在固定垫片置换术后，髌股关节进展性骨关节炎是假体失败最常见的原因之一"这个问题提供了部分的解释[43]。

第三节　生物型牛津单髁假体

　　当骨水泥型牛津单髁置换术得到了很好的长期结果，生物型全膝置换术的结果并不像骨水泥型全膝置换一样理想时，看似没有理由去开发生物型假体[44]，但是生物型假体具有潜在的优势。例如，很多骨水泥型牛津单髁置换术失败是因为错误使用骨水泥，缺乏经验的医生使用微创手术方法时经常发生这种情况。此外，很多国家关节置换登记系统中记录的手术失败是因为假体松动。其中一些病例可能的确存在松动，但其他一些病例可能是由于对骨水泥型胫骨假体周围常见的透亮线的误判。生物型假体也许可以为这两个问题提供解决方案。

　　全膝置换与单髁置换的骨－假体接触面力学环境非常不同，全膝置换的胫骨假体受力不利于生物型假体的固定，然而单髁置换中的受力，尤其是在活动垫片单髁置换中胫骨假体受力，有利于生物型假体的固定。尽管生物型全膝置换的假体表现并不尽如人意[44]，生物型活动垫片单髁置换值得考虑。最理想的状态是骨－假体界面上只有压应力，而在牛津活动垫片单髁置换中，在不考虑摩擦力的影响的情况下，几乎都是压应力。

　　对于单髁置换，无论负荷从中间（图 2-21a）还是一侧（图 2-21c）加压，胫骨平台下的受力始终为压力。然而，对于全膝置换，中央负荷（图 2-21b）产生胫骨平台下压应力，然而偏心性负荷（图 2-21d）可能会引发胫骨假体的倾斜和松动。

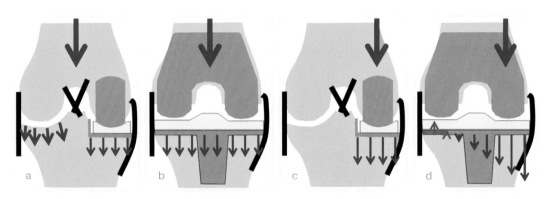

图2-21 骨－假体接触面的机械环境

膝单髁置换：a.中心受力；c.非正中心受力。全膝置换：b.中心受力；d.非正中心受力

生物型假体可能行得通的传闻来自一位意大利医生，这位医生在没有使用骨水泥的情况下植入了第二代牛津假体。尽管假体没有固定，但是功能良好。从术后 5 年的 X 线片来看，尽管有透亮线存在，但结果令人满意。这肯定了假体上的负荷几乎都为压应力，即使没有固定措施，假体也能很好地发挥功能。因此，人们期望生物型假体有一个可靠的结果。

第四节 胫骨的潜在问题

无论是骨水泥型还是生物型牛津单髁置换，术后早期并发症大都发生在胫骨侧，这些并发症包括早期疼痛、胫骨平台骨折和胫骨下陷。发生在胫骨的并发症较股骨多似乎并不出乎意料，因为截骨大大削弱了胫骨。截骨包含垂直截骨和水平截骨，截下的骨包含软骨下骨板，它通常提供支持胫骨内侧髁支撑张力带。一旦截骨完成，骨应力大大增加，同时增加了骨折和疼痛的风险。

应用有限元分析，估算疼痛常发生部位的应变，疼痛位于关节下几毫米前内侧皮质骨[45]，以及估算骨折通常发生区域内骨的应变[46]。这些分析显示，即使是完美的膝单髁置换术后，胫骨前内侧骨应力也会增加 60%，这也许解释了为什么前内侧发生疼痛（图 2-22）。随着骨重建，骨强度可能增加，应变可能减小，这也许是为什么应变逐渐停止了变化的原因。除此之外，在膝单髁置换术后，胫骨平台骨折可能发生的区域的应变也有所增加。以上分析显示，手术技术的失误很可能增加疼痛和骨折的风险（图 2-23）。需要特别注意的是，过深的垂直锯切、太低的水平锯切、龙骨槽后侧的损伤或者过于偏向内侧的垂直锯切都会增加骨折或疼痛的风险。Seeger 等[47]的一个尸体标本研究显示，生物型膝关节置换中达

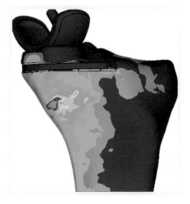

图 2-22 膝单髁置换术后胫骨应力的有限元分析

胫骨骨应力在膝单髁置换术后增加了 60%，这可能引起前内侧胫骨疼痛。随着骨重建，骨应力恢复到正常的水平，这也解释了为什么疼痛逐渐消失

到骨折需要的负荷小于骨水泥型膝关节置换中需要的负荷。胫骨在截骨过程中被削弱是毋庸置疑的，如果手术中避免了以上错误，骨折或者疼痛的风险都较小。医生要注意这些风险，并在胫骨截骨过程中保持谨慎。

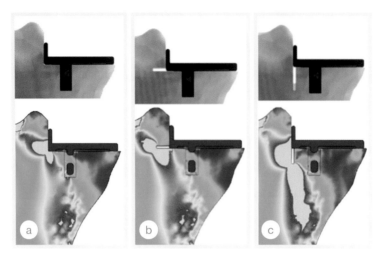

图 2-23　胫骨平台骨折与胫骨锯切关系的有限元分析

a. 标准锯切，胫骨平台骨折的风险略高于正常膝关节；b. 过深的水平锯切，没有严重增大骨折的风险；c. 过深的垂直锯切，骨折的风险较高

第五节　总结

经过验证，膝单髁置换术使用一个关节面形状匹配且无活动限制的活动垫片假体，在没有骨 – 聚乙烯或骨水泥 – 聚乙烯撞击的前提下可以使聚乙烯的磨损最小化。假体有过一些材料和处理上的变化，这个理论自单髁置换使用 40 年来始终成立。垫片损坏是一个罕见的并发症，这只在由于撞击产生严重磨损的垫片中发生。在活动垫片下方假体与骨界面的应力，对于生物型假体的固定特别理想，有助于假体松动最小化。并发症多发于胫骨，为避免这些问题发生，手术过程需谨慎。

本章参考文献

[1] TAYLOR W R, HELLER M O, BERGMANN G, et al. Tibio-femoral loading during human gait and stair climbing [J]. J Orthop Res, 2004, 22(3): 625−632.

[2] ROSTOKER W, GALANTE J O. Contact pressure dependence of wear rates of ultra high molecular weight polyethylene [J]. J Biomed Mater Res, 1979, 13(6): 957−964.

[3] SATHASIVAM S, WALKER P S, CAMPBELL P A, et al. The effect of contact area on wear in relation to fixed bearing and mobile bearing knee replacements [J]. J Biomed Mater Res, 2001, 58(3): 282−290.

[4]　FAIRBANK T J. Knee joint changes after meniscectomy [J]. J Bone Joint Surg Br, 1948, 30B(4): 664−670.

[5]　BULLOUGH P G, MUNUERA L, MURPHY J, et al. The strength of the menisci of the knee as it relates to their fine structure [J]. J Bone Joint Surg Br, 1970, 52(3): 564−567.

[6]　SHRIVE N G, O'CONNOR J J, GOODFELLOW J W. Load-bearing in the knee joint [J]. Clin Orthop Relat Res, 1978(131): 279−287.

[7]　BORELLI G A. De motu animalium [M]. Heidelberg: Springer, 1989: 1680.

[8]　KAPANDJI I A. The physiology of the joints [J]. Churchill Livingstone, 1970.

[9]　THOMPSON W O, THAETE F L, FU F H, et al. Tibial meniscal dynamics using three-dimensional reconstruction of magnetic resonance images [J]. Am J Sports Med, 1991, 19(3):210−215.

[10]　VEDI V, WILLIAMS A, TENNANT S J, et al. Meniscal movement. An *in vivo* study using dynamic MRI [J]. J Bone Joint Surg Br, 1999, 81(1): 37−41.

[11]　GOODFELLOW J, O'CONNOR J. The mechanics of the knee and prosthesis design [J]. J Bone Joint Surg Br, 1978, 60-B(3): 358−369.

[12]　BUECHEL F F, PAPPAS M J. The New Jersey Low-contact-stress knee replacement system: Biomechanical rationale and review of the first 123 cemented cases [J]. Arch Orthop Trauma Surg, 1986, 105(4): 197−204.

[13]　SCHLUETER-BRUST K, KUGLAND K, STEIN G, et al. Ten year survivorship after cemented and uncemented medial Uniglide® unicompartmental knee arthroplasties [J]. Knee, 2014, 21(5): 964−970.

[14]　ARGENSON J N, O'CONNOR J J. Polyethylene wear in meniscal knee replacement. A one to nine-year retrieval analysis of the Oxford knee [J]. J Bone Joint Surg Br, 1992, 74(2): 228−232.

[15]　KENDRICK B J L, LONGINO D, PANDIT H, et al. Polyethylene wear in Oxford unicompartmental knee replacement: a retrieval study of 47 bearings [J]. J Bone Joint Surg Br, 2010, 92(3): 367−373.

[16]　PSYCHOYIOS V, CRAWFORD R W, O'CONNOR J J, et al. Wear of congruent meniscal bearings in unicompartmental knee arthroplasty: A retrieval study of 16 specimens [J]. J Bone Joint Surg Br, 1998, 80(6): 976−982.

[17]　PRICE A J, SHORT A, KELLETT C, et al. Ten-year *in vivo* wear measurement of a fully congruent mobile bearing unicompartmental knee arthroplasty [J]. J Bone Joint Surg Br, 2005, 87(11): 1493−1497.

[18]　KENDRICK B J L, KAPTEIN B L, VALSTAR E R, et al. Cemented versus cementless Oxford unicompartmental knee arthroplasty using radiostereometric analysis: a randomised controlled trial [J]. Bone Joint J, 2015, 97-B(2): 185−191.

[19]　KENDRICK B J L, SIMPSON D J, KAPTEIN B L, et al. Polyethylene wear of mobile-bearing unicompartmental knee replacement at 20 years [J]. J Bone Joint Surg Br, 2011, 93(4): 470−475.

[20]　MURRAY D W, GOODFELLOW J W, O'CONNOR J J. The Oxford medial unicompartmental arthroplasty: A ten-year survival study [J]. J Bone Joint Surg Br, 1998, 80(6): 983−989.

[21]　WALKER P S, BLUNN G W, BROOME D R, et al. A knee simulating machine for performance evaluation of total knee replacements [J]. J Biomech, 1997, 30(1): 83−89.

[22]　SCOTT R, SCHROEDER D. Correlation of knee simulator to *in vivo* use: Evaluating the Oxford unicompartmental knee [J]. Transactions of the 46th Annual Meeting of the Orthopaedic Research Society; 2000; Orlando, Frolida: Orthopaedic Reseach Society; 2000: 434.

[23]　MORRA E A, GREENWALD A S. Effects of walking gait on ultra-high molecular weight polyethylene damage in unicompartmental knee systems: A finite element study [J]. J Bone Joint Surg Am, 2003, 85-A(Suppl 4): 111−114.

[24] ASHRAF T, NEWMAN J H, DESAI V V, et al. Polyethylene wear in a non-congruous unicompartmental knee replacement: a retrieval analysis [J]. Knee, 2004, 11(3): 177−181.

[25] COLLIER M B, ENGH C A, MCAULEY J P, et al. Factors associated with the loss of thickness of polyethylene tibial bearings after knee arthroplasty [J]. J Bone Joint Surg Am, 2007, 89(6): 1306−1314.

[26] ORAL E, CHRISTENSEN S D, MALHI A S, et al. Wear resistance and mechanical properties of highly cross-linked, ultrahigh-molecular weight polyethylene doped with vitamin E [J]. J Arthroplasty, 2006, 21(4): 580−591.

[27] ORAL E, NEILS A, YABANNAVAR P, et al. The effect of an additional phosphite stabilizer on the properties of radiation cross-linked vitamin E blends of UHMWPE [J]. J Orthop Res, 2014, 32(6): 757−761.

[28] PRICE A J, SVARD U. A second decade lifetable survival analysis of the Oxford unicompartmental knee arthroplasty [J]. Clin Orthop Relat Res, 2011, 469(1): 174−179.

[29] WROBLEWSKI B M. Direction and rate of socket wear in Charnley low-friction arthroplasty [J]. J Bone Joint Surg Br, 1985, 67(5): 757−761.

[30] PLANTE-BORDENEUVE P, FREEMAN M A. Tibial high-density polyethylene wear in conforming tibiofemoral prostheses [J]. J Bone Joint Surg Br, 1993, 75(4): 630−636.

[31] HAMELYNCK K J, STIEHL J B. LCS mobile bearing knee arthroplasty: A 25 years worldwide review [M]. Springer: Heidelberg, 2002.

[32] KEBLISH P A, BRIARD J L. Mobile-bearing unicompartmental knee arthroplasty: A 2-center study with an 11-year (mean) follow-up [J]. J Arthroplasty, 2004, 19(7 Suppl 2): 87−94.

[33] BARTEL D L, BICKNELL V L, WRIGHT T M. The effect of conformity, thickness, and material on stresses in ultra-high molecular weight components for total joint replacement [J]. J Bone Joint Surg Am, 1986, 68(7): 1041−1051.

[34] MARMOR L. The Modular (Marmor) knee: Case report with a minimum follow-up of 2 years [J]. Clin Orthop Relat Res, 1976(120): 86−94.

[35] PANDIT H, HAMILTON T W, JENKINS C, et al. The clinical outcome of minimally invasive Phase 3 Oxford unicompartmental knee arthroplasty: A 15-year follow-up of 1000 UKAs [J]. Bone Joint J, 2015, 97-B(11): 1493−1500.

[36] KABO J M, GEBHARD J S, LOREN G, et al. *In vivo* wear of polyethylene acetabular components [J]. J Bone Joint Surg Br, 1993, 75(2): 254−258.

[37] HALL R M, SINEY P, UNSWORTH A, et al. The association between rates of wear in retrieved acetabular components and the radius of the femoral head [J]. Proc Inst Mech Eng H, 1998, 212(5): 321−326.

[38] PEGG E, PANDIT H, GILL H S, et al. Examination of ten fractured Oxford unicompartmental knee bearings [J]. J Bone Joint Surg Br, 2011, 93(12): 1610−1616.

[39] PEGG E C, MURRAY D W, PANDIT H G, et al. Fracture of mobile unicompartmental knee bearings: a parametric finite element study [J]. Proc Inst Mech Eng H, 2013, 227(11): 1213−1223.

[40] LIM H-C, SHON W-Y, KIM S-J, et al. Oxford phase Ⅲ meniscal bearing fracture: Case report [J]. Knee, 2014, 21(1): 340−342.

[41] ARGENSON J-N A, KOMISTEK R D, AUBANIAC J-M, et al. *In vivo* determination of knee kinematics for subjects implanted with a unicompartmental arthroplasty [J]. J Arthroplasty, 2002, 17(8): 1049−1054.

[42] PRICE A J, REES J L, BEARD D J, et al. Sagittal plane kinematics of a mobile-bearing unicompartmental knee arthroplasty at 10 years: A comparative *in vivo* fluoroscopic analysis [J]. J Arthroplasty, 2004, 19(5): 590–597.

[43] ARGENSON J-N A, BLANC G, AUBANIAC J-M, et al. Modern unicompartmental knee arthroplasty with cement: A concise follow-up, at a mean of twenty years, of a previous report [J]. J Bone Joint Surg Am, 2013, 95(10): 905–909.

[44] RANAWAT C S, MEFTAH M, WINDSOR E N, et al. Cementless fixation in total knee arthroplasty: Down the boulevard of broken dreams-affirms [J]. J Bone Joint Surg Br, 2012, 94(11 Suppl A): 82–84.

[45] SIMPSON D J, PRICE A J, GULATI A, et al. Elevated proximal tibial strains following unicompartmental knee replacement: A possible cause of pain [J]. Med Eng Phys, 2009, 31(7): 752–757.

[46] PEGG E C, WALTER J, MELLON S J, et al. Evaluation of factors affecting tibial bone strain after unicompartmental knee replacement [J]. J Orthop Res, 2013, 31(5): 821–828.

[47] SEEGER J B, HAAS D, JÄGER S, et al. Extended sagittal saw cut significantly reduces fracture load in cementless unicompartmental knee arthroplasty compared to cemented tibia plateaus: An experimental cadaver study [J]. Knee Surg Sports Traumatol Arthrosc, 2012, 20(6): 1087–1091.

|第三章|
完整膝与置换膝的活动性与稳定性

第二章证明了形状完全匹配的活动垫片可以减小聚乙烯磨损，本章将展示一个在矢状面无限制的活动垫片假体能够重建人体自然的活动度和稳定性。

对理论背景不是非常感兴趣的读者建议直接阅读其他章节，或者直接阅读本章"承重的置换膝"。如果对该内容感兴趣，可尝试阅读"未承重的假体膝关节"。对于更想要进行研究的外科医生，从"未承重的人体膝关节"开始阅读看似更符合逻辑。

Pinskerova、Maquet 和 Freeman 对 1836 年至 1917 年关于膝关节的文献进行了综述[1]，Freeman 和 Pinskerova 对用于测量和分析膝关节运动方法的文献[2]进行了综述。本章不会重复这些文献综述。本章将展示人体膝关节的软组织是如何相互作用以控制骨骼的被动运动的，并展示这种运动在肌力、外加负荷和顺应发生的组织变形的作用下如何改变的证据，这为比较牛津单髁在尸体标本和活体患者身上的运动学与力学提供了基础。在设计这些研究时，Murray 等研究团队将 D'Arcy Thompson 的例子作为模型：韧带和膜、肌肉与肌腱连接了骨与骨；机械结构的美与力量不在于一个特定的部分，而是所有软与硬、刚与柔、张力与压力的耐受部分的和谐融合。

牛津单髁假体部件的关节面与人体膝关节的形状不同，即使相同，它们也很难能完全匹配具体每一例患者的膝关节表面形状。那么牛津单髁是怎么做到重建正常的活动度与稳定性、正常的运动学与力学的呢？

膝关节复杂的三维运动模式基于三点：①维持骨与骨之间距离的关节面表面形状；②将骨连接在一起的韧带复合体；③组织变形：取决于对重力、地面反作用力和其他外部负荷反应而产生的肌肉收缩力的大小和方向。

在任何一个特定的关节，①和②都是固定的，因此，没有负荷的膝关节的运动应该是可预测且可重复的。然而，在活动中施加的力与人类肢体的无限种用途一样是无限变化的，顺应的承重的膝关节的活动模式也是变化多样的。Blankevoort 等表示"对于膝关节运动学的理解的基础在于对其被动运动特征的描述"[3]。被动运动为外科医生在患者处于麻醉状态时在手术台上观察的那样。

第一节　未承重的人体膝关节

一、骨的相对运动

未承重的膝关节的运动模式是非常规则的。一项研究检查了 12 个切除了肌腱，完全靠完整的韧带和关节面控制运动的尸体膝关节标本，胫骨近端被固定，且胫骨平台保持基本水平，髓内针倚靠在一个通过上下移动控制膝关节屈伸的水平圆柱上（图 3-1）[4-6]。施加在水平圆柱和膝关节标本上的股骨远端的重力为唯一的负荷（约 5 N、1 lb*）。一个电磁数字化仪被用来追踪股骨相对胫骨运动的所有 6 个自由度。为防止干扰数字化仪的磁场，整个器械都由塑料制成。

图 3-2 展示了一个膝关节标本的股骨相对胫骨的轴向旋转 - 屈曲角度曲线。向外大约 20° 的旋转伴随着 120° 的屈曲，但可以观察到的是，伸直时的运动轨迹与屈曲时的运动轨迹基本一致，几乎没有滞后现象。轴向旋转角度与屈曲角度为一一对应关系。

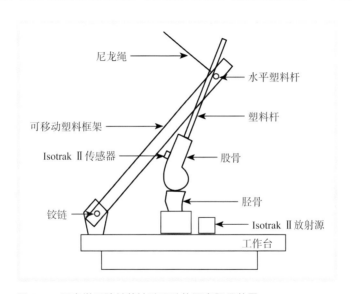

图 3-1　用来学习膝关节被动运动的固定胫骨装置

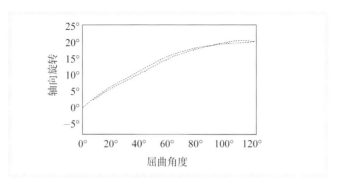

图 3-2　一个膝关节标本的股骨相对胫骨的轴向旋转 - 屈曲角度曲线

---

　* 1 lb = 0.453 592 kg。

　　图 3-2 中的轴向旋转也包含在图 3-3 中，图 3-3 为轴向旋转对外展 / 内收角度曲线和股骨上一个点相对胫骨在三个方向上的平移的曲线（虚线）。运动是相对于坐标系绘制的，其中屈曲 / 伸直根据平行于连接股骨后髁曲率中心线的内外侧方向轴计算，轴向旋转围绕垂直于内外方向轴的一条轴计算，这条轴根据 Yoshioka 等[7] 提到的方法固定于胫骨，外展、内收根据一个同时垂直于两条轴的前后方向轴计算。

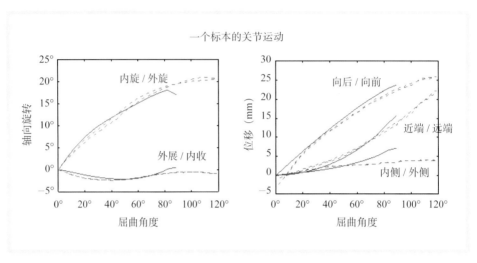

图 3-3　膝关节运动

虚线：一个标本的轴向旋转、外展 / 内收，以及股骨上定点（后交叉韧带近端起点处）在 3 个方向上的平移对屈曲角度曲线（虚线）；实线：解释见下文

　　由图所示，股骨上一个任意选择的点（在本例中后交叉韧带最近端起点处）的轴向旋转、外展 / 内收及三个方向上的平移都与屈曲角度一一对应。在这五个自由度内，伸直时的运动轨迹基本与屈曲时的运动轨迹重合，几乎没有滞后现象。因此，这些曲线是标本被动运动特有的轨迹特征。已知一个屈曲角度就能完全确认膝关节的状态，因此，膝关节可以被当作只有一个自由度的系统。接下来的部分会讨论图中的实线曲线。

　　由图 3-4 所示，所有的标本都有非常小的滞后现象。标本与标本间的结果有很高的重复性，可以说是定义了人体膝关节的被动运动轨迹。在被动屈曲角度达到 90° 时，以胫骨为基准，股骨向外旋转 22°（以股骨为基准，胫骨向内旋转）。与此同时，还有一小部分的外展 / 内收发生。平移的距离根据点的不同而变化，但都与屈曲角度呈一一对应关系。所有的标本都只有一个自由度。

　　图 3-5 中为 Zavatsky 从 10 个标本在 1 个装置中被动模拟深蹲运动得到的结果[8,9]。曲线 Z 与图 3-2 ～图 3-4 中的轴向曲线几乎一致，这证明了这些图所描绘的被动运动是人体膝关节的特点而并非测量用的装置的特征。这些结果只有在允许标本在所有 6 个独立的自由度活动装置中才可以得到，唯一的限制来源于韧带和关节面的被动限制[10]。

　　Blankevoort 等[3] 没有发现上述的特有运动轨迹，但定义了一个 40° 左右内旋 / 外旋的运动范围，这发生在膝关节先在一个内旋扭矩再在一个 3 N·m 的外旋扭矩作用下屈曲时。接下来将展示在扭矩为 ±1 N·m 或 ±2 N·m 时运动也是规则的。

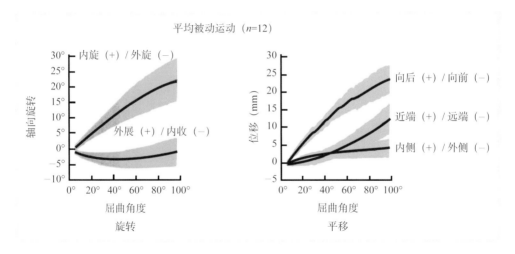

图 3-4　12 个标本在同一个装置中测量出的相似曲线

12 个标本的轴向旋转、外展 / 内收，以及股骨上一个点（后交叉韧带最近段起点处）在三个方向上的平移对屈曲角度曲线。图中实线表示平均值，蓝色阴影部分表示加减一个标准差的范围

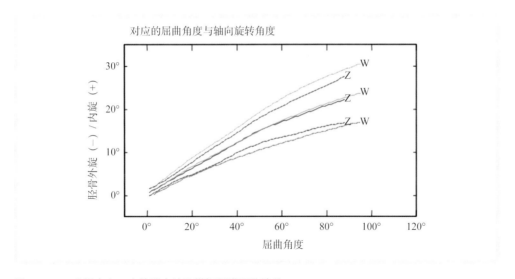

图 3-5　10 个标本在 1 个装置中被动模拟深蹲运动结果

W：胫骨固定装置组（n=12）；Z：膝关节弯曲装置组（n=10）。图 3-4 中的 12 个标本的轴向旋转（平均值 ± 一个标准差）对屈曲角度线（用 W 表示）与 10 个没有承重的标本在一个六个自由度的装置中模拟深蹲时的轴向旋转（平均值 ± 一个标准差）对屈曲角度曲线（用 Z 表示），深蹲时髋关节与踝关节的连线始终垂直于地面

　　高度规律的运动在接下来 3 个标本中都没有成立（图 3-2～图 3-4），这三个标本都有不规律的运动及大滞后回线（图 3-6）。在接下来进行的解剖中，在这三个标本中的其中两个标本的关节面上发现了病变导致的侵蚀（图 3-6a，图 3-6b），第三个有内侧副韧带部分断裂（图 3-6c）。对于每一个标本，屈曲时的运动轨迹都与伸直时的非常不同，轴向旋转的角度及其他 4 个自由度也与屈曲角度不再是一一对应。这些没有固定运动轨迹的标本的状态可能是上下两条曲线围成的范围中的任意一点。这个结果证明了人体膝关节在被动运动中的规则运动需要完整的关节面及完整的韧带。

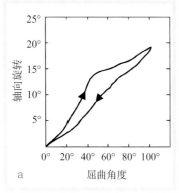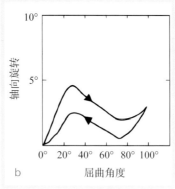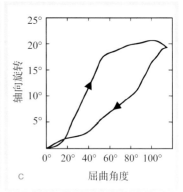

图 3-6　3 个标本的股骨外旋对屈曲角度曲线（引自 JD Feikes，1999）

a、b. 有严重的骨关节炎病变；c. 有内侧副韧带部分断裂

二、关节面的相对运动

从假体设计的角度来看，理解人体膝关节的关节面如何相对运动非常重要。

在屈曲时，股骨上的接触点明显从股骨髁下表面移动到后表面。然而，胫骨接触点的位置由于半月板的存在没有那么显而易见。由于软骨在 X 线片上不显影，对于人体膝关节 X 线片的研究通常不是很理想，MRI 可能将接触面的细节都捕捉在 VDU 显示器的一个像素中并成像为一条直线[11]。除此之外，MRI 也无法扫描持续运动的物体。负荷使软骨表面和半月板变形，并形成接触面而非接触点。这些技术上的问题也许是导致接触面有多种解读的部分原因。

在完成被动运动实验后，一些骨外表面的参照点（小钉子或塑料塞）的位置在关节完全伸直且后部关节囊紧张时被记录[4]。随后标本被从关节处分解，电磁数字化仪被用来记录骨上超过 4 000 个点的相对位置，尤其是关节面、韧带与骨连接的地方以及上述的参照点。然后，运用 Veldpaus 等[10] 开发的算法通过数学方法重构这些电子化的点在被动运动实验中的相对运动。

Feikes[4] 通过每个标本股骨髁后侧及胫骨平台关节面上的数据点用数学方法重构了表面，平均误差 < 0.5 mm。然后便能通过以每隔 5° 的测量中得到这些关节面在被动屈伸时的相对运动。

由于不可避免的实验或重构误差，在屈曲的多个位置上关节面表面会产生空隙或重合。(图 3-7c)。

Feikes 用一条线连接了两关节面的圆弧中心点，定义了两关节面最接近的点，并将其视为关节面上的接触点，并用其计算屈曲时的运动。

表 3-1 中给出了 12 个标本从完全伸直到 100° 屈曲时胫骨平台上接触点的移动。当最大移动距离大于净移动距离时，最大距离发生在屈曲不到 100° 时，然后接触点继续随着屈曲向前运动。一个假体设计师可能需要考虑的是最大移动距离而非净移动距离。

所有标本的外侧胫骨平台的接触点都在屈曲时有后移，与股骨髁在胫骨上的滚动运动一致。其中一个标本（M）在内侧胫骨平台上有向前的运动，然而其他所有的标本都有向后的滚动运动，12 个标本的平均移动距离为 7.9 mm（SD 7.0 mm）。与外侧相比，内侧的数据差更大，这也在更大的标准差上有所体现。

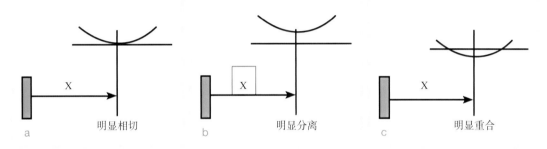

<table>
<tr><td>a</td><td>明显相切</td><td>b</td><td>明显分离</td><td>c</td><td>明显重合</td></tr>
</table>

图 3-7　用于判断关节面最接近点的临近法（引自 JD Feikes，1999）

X：从圆心到固定参照点（前交叉韧带的前侧起点）的距离。图中所示为简化关节面：球形股骨髁和平直的胫骨平台。无论关节面由于实验或重建误差导致是分离（b）还是重合（c），最接近点都取于圆心到平面的垂直距离

表 3-1　胫骨接触点在屈曲时后移的估算数据

标本	方向	内侧		外侧	
		净值（mm）	最大值（mm）	净值（mm）	最大值（mm）
J	左侧	11.4	13.1	9.2	9.2
D	右侧	6.3	6.3	13.1	13.1
L	左侧	0.7	0.7	16.5	16.5
M	右侧	−4.5	−7.3	9.0	9.0
X	右侧	7.4	7.4	18.0	18.0
I	右侧	3.3	3.5	24.6	24.6
E	右侧	1.9	1.9	22.3	22.3
G	左侧	19.6	19.8	12.9	14.5
F	左侧	9.1	9.8	10.2	10.2
B	左侧	18.0	18.1	15.2	15.2
A	左侧	8.8	10.5	11.6	11.6
H	右侧	12.4	12.4	13.5	13.5
	平均值	7.9	8.0	14.7	14.8
	标准差	7.0	7.8	5.0	4.9

注：数据负值表示向前移动。净值为从完全伸直到屈曲 100° 时的移动距离。最大值为在运动区间内的最大移动距离。

　　表 3-1 并不全面。Goodfellow 和 O'Connor[11] 引入了"滑动比"概念，这个比率是接触点在胫骨平台移动的距离除以其在股骨髁上移动的距离。对于单纯的没有滑动只有滚动的接触（可以类比作一个与地面接触的车轮），接触点会在两个表面上移动相同的距离，这时滑动比是 1。对于单纯的在胫骨上的滑动，接触点会在胫骨上保持固定，同时在股骨上移动，这时的滑动比是 0。使用这种定义，"滚动比"或许是一个更好的名字。

Feikes 以 5° 为间隔计算了每一个标本从完全伸直到屈曲 100° 时的滑动比（图 3-8）。外侧间室滑动比的平均值为 0.5，内侧间室滑动比的平均值为 0.3。无论是在内侧间室还是外侧间室，无论屈曲到什么角度，滑动比的平均值始终都不是 0，以保持滚动在持续发生，且滚动的速度在屈伸过程中基本保持恒定。在内侧间室发生的滚动比外侧间室的小。正如 Goodfellow 和 O'Connor[11] 以及 O'Connor[12] 等所描述的，在每个间室，屈曲过程中股骨都向后滚动，同时在胫骨上向前滑动，伸直时相反。两个间室内的滚动运动的差异体现了胫骨内旋和被动屈曲的耦合效应——减少但没有完全消除内侧滚动，相对增加外侧滚动。

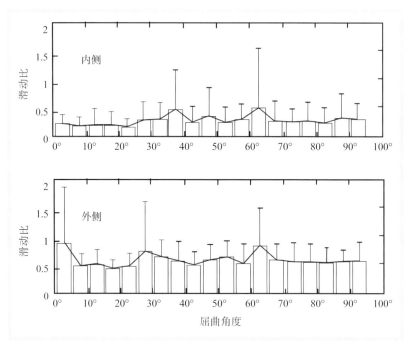

图 3-8　12 个尸体标本的内侧间室与外侧间室的平均滑动比对屈曲角度（加一个标准差）

胫骨平台的数字化证实了一个广泛持有的观点，即内侧胫骨平台呈凹面，外侧平台呈凸面，在矢状面切面上尤为明显[13]。当股骨内侧髁（小圆）与内侧胫骨平台（固定的大圆）内切，且切点由 A 移动到 B 时，小圆的圆心由 C 移动到 D（图 3-9a）。对于较为典型的股骨内侧髁后表面的半径大小（22.5 mm）与内侧胫骨平台的半径大小（约 70 mm）来说，CD 与 AB 的比约为 0.68。即使没有轴向旋转，股骨内侧髁的圆心也会移动 5.4 mm，比接触点的移动少 32%（平均值为 7.9 mm，表 3-1）。当一个小圆与一个大圆（外侧胫骨平台）外切，且切点由 A 移动到 B 时，小圆的圆心由 C 移动到 D（图 3-9b）。因此，外侧髁的圆心大约会移动 18.7 mm，比切点的移动距离多 27%。

Iwaki 等[14] 分析了未承重尸体膝关节的矢状面 MRI 影像图。与股骨后外侧髁图像拟合的圆的圆心在一条与（凸面）胫骨平台拟合的直线上向后移动了 19 mm，这与上文中得出的 18.7 mm 基本一致。两个相交的圆拟合了内侧髁的图像，两条直线拟合了内侧（凹

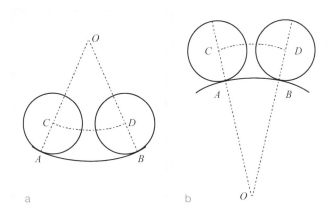

图 3-9　股骨内侧髁（小圆）与内侧胫骨平台（固定的大圆）的模拟内切示意图

a. 内侧间室，$CD=0.7\,AB$，股骨髁中心的移动距离比接触点的移动距离小；b. 外侧间室，$CD=1.3\,AB$，股骨髁中心的移动距离比接触点的移动距离大

面）胫骨平台。他们称前内侧的圆的圆心在屈曲为 -5° 到 5° 时在胫骨前侧"伸直"表面保持固定；后内侧圆的圆心在屈曲从 5° 到 120° 时在后侧"屈曲表面"上后移 ±1.5 mm。

　　然而，Iwaki 等[14] 描述当屈曲角度为 5° 到 30° 时，股骨内侧髁中心的移动有一段长 8 mm 的不连贯区间，接触点从胫骨平台的前表面移到后表面。他们认为，这个发现说明股骨髁后侧的运动不是由于在胫骨上的滚动，而是由于摆动（rocking）。这个明显的中断可能是因为他们用两条直线去表示内侧胫骨平台的关节面，在两条直线交会的地方有明显坡度的变化。

　　如果图 3-10 代表的是一个圆形的股骨髁顺时针方向在不连续的胫骨平台上屈曲时接触点转换的瞬间，那么结论一定是在 A 与 B 之间的胫骨表面上的软骨从来都没有与股骨髁有过接触，这从直觉上来说就不是一个合理的结论。

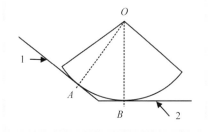

图 3-10　股骨髁顺时针方向在不连续的胫骨平台上屈曲时接触点转换的瞬间模拟图

一个圆形在两条相交的直线上的持续滚动，图为接触点由 A 转变为 B 时的瞬间
1. 第一条相交线；2. 第二条相交线

　　Murray 等研究团队得出结论，Iwaki 等[14] 的文章中提出的摆动运动是由于将关节面的 MRI 影像图拟合为不连续的直线而得出的人为现象。

三、韧带

　　图 3-11 中展示了由 Friederich、Muller 和 O'Brien 绘制并由 Feikes[4] 根据自己的观察补充的前交叉韧带束（图 3-11a）和后交叉韧带束（图 3-11b）图。这些图清晰地展示了单个束的起点在股骨上的起点位置与其在胫骨上的止点位置之间的关系，故称此关系为纤维映射[15, 16]。Mommersteeg 等[17] 的草图确认了前交叉韧带的纤维映射（图 3-11c）。Feikes[4] 也肯定了在内外侧副韧带中发现了相似的纤维映射。

图 3-12 重建了 Friederich 等发布的当膝关节在伸直、屈曲 60° 位及屈曲 120° 位时的前交叉韧带束和后交叉韧带束的草图。这些图确认了图 3-11 中的纤维映射模式，并且展示了当韧带附着区域相对彼此旋转，或当韧带起点和止点相对彼此移动时，韧带在矢状面的形状是如何改变的。图 3-12 表明大部分的前交叉韧带的前侧纤维（由直线表示）在被动屈曲时长度保持不变。其他的纤维在伸直时保持紧绷，但在屈曲时先松弛（会发生变形）后再次紧绷。Friederich 的后交叉韧带的草图显示，靠近后缘的人体韧带的纤维在被动屈曲时长度保持不变。在伸直时更多的前侧纤维是松弛的（由曲线表示），但这些纤维在屈曲时又再次紧绷。更多的后侧纤维在伸直时紧绷，在屈曲时先松弛再紧绷。

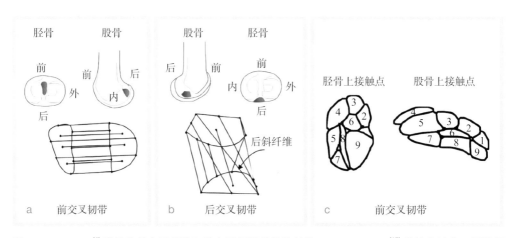

图 3-11　Feikes[4] 描绘的前交叉韧带与后交叉韧带纤维映射及 Mommersteeg[17] 描绘的前交叉韧带纤维映射

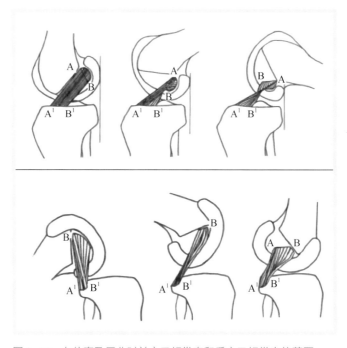

图 3-12　在伸直及屈曲时前交叉韧带束和后交叉韧带束的草图

有很多独立的证据验证了前交叉韧带长度保持不变的特质[4, 18-20]。Covey 等[21] 和 Feikes[4] 的证据也支撑了后交叉韧带内侧的纤维长度保持等长的理论。Feikes 使用后交叉韧带的纤维映射计算了不同韧带束在屈曲过程中起点到止点之间的距离。她的分析显示，韧带中的一个纤维束的长度保持不变，但同时后交叉韧带最前束的起点与止点之间的距离在膝关节屈曲到 90° 时增加了大约 30%。Brantigan 和 Voshell[22] 表示"一部分"的后交叉韧带"在任何被动屈伸位置都始终保持紧绷"。

使用同样的技术，Feikes 指出内侧副韧带的前浅层纤维在被动屈曲时也保持长度不变。

四、膝关节平行空间结构模型

使用一个被动膝关节屈曲的三维数学模型，可以预测彼此相关骨骼的轴向旋转、内收／外展及平移三个成分的耦合关系。实际上，图 3-3 中的 5 条实线是由模型计算得出的，且结果与实验数据相吻合，这为模型的相关性及其基于的假设赋予信心。

模型公式假设前交叉韧带、后交叉韧带、内侧副韧带的等长韧带纤维，以及内外侧间室关节面的持续接触限制了膝关节的被动运动[4, 5, 23, 24]。模型的数学构成基于在被动运动时，韧带纤维既不拉长也不缩短，且每个间室的关节面既不分离也不重合的假设。这五个对运动的限制将胫骨相对股骨运动时可能存在的六个自由度减少到了一个自由度，并解释了在实验中观察到的膝关节的这五种运动成分与屈曲角度的关系（图 3-2～图 3-4）。这个模型基于膝关节旋锁机制。图 3-13 展示了股骨在固定胫骨上屈曲时的外旋及伸直时的内旋。由于关节面在保持接触的同时可以保证自由的滚动以及滑动运动发生，且三个韧带纤维在保持长度不变的情况下可以围绕着它们的起点止点旋转，上文提到的五个限制可以在被动运动时被满足。这些运动可以在没有组织损伤、韧带纤维拉伸或关节面凹陷变形的情况下发生，说明了在被动运动中人体膝关节有一个无限制的自由度。

这个模型强化了由图 3-6 中得出的结论，完整的关节面及完整的韧带对完成人体膝关节被动运动是必要的。这说明现在的全膝关节置换术中交叉韧带的牺牲及内侧副韧带深层纤维的松解导致膝关节不太可能恢复规则的运动。对假体的关节面添加额外的凸状设计（避免关节面重合但不避免分离）无法代替韧带所提供的抵抗分离但不抵抗重合的限制。

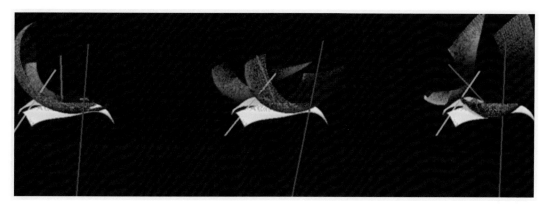

图 3-13　膝关节在伸直位、屈曲 60° 位及屈曲 120° 位时的平行空间结构模型

股骨髁的表面始终与胫骨平台接触，同时前交叉韧带（红色）、后交叉韧带（绿色）和内侧副韧带（蓝色）围绕着它们在胫骨上的止点旋转

五、膝关节在矢状面上的四杆结构模型

图 3-14 为一个膝关节在伸直位、屈曲 60° 位及屈曲 120° 位时在矢状面上的模型。膝关节由一个四杆结构表示，其中四个连杆由两个骨和两个交叉韧带的长度不变的等长纤维表示。这个模型模拟了被动的屈伸。胫骨的关节面是平直面，在外侧凸面胫骨平台及内侧凹面胫骨平台之间进行了折中。假设前交叉韧带与后交叉韧带的纤维长度在被动屈曲运动时保持不变。关节的瞬时中心在两束纤维的交点上，屈曲轴通过此中心。图 3-14 中显示这个交点随着两束韧带纤维相对旋转，屈曲时在胫骨上向后移动，伸直时向前移动。

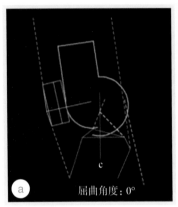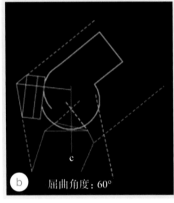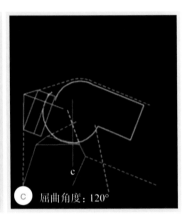

图 3-14　膝关节矢状面模型

在每个位置，由股骨髁与胫骨平台的交点延伸出的垂直于胫骨平台的垂直线（图中的 C 线）一定会穿过屈曲中心（公法线理论），股骨髁的形状是根据这个情况计算的 [14]。假定胫骨平台为凹面（内侧胫骨平台）或凸面（外侧胫骨平台），计算得出的股骨髁形状与人体关节内侧或外侧髁的旁矢状切面形状非常相似 [14]。

如果要使这些交叉韧带纤维保持长度恒定并且使关节面在屈伸时保持接触，股骨模型在被动屈曲时需要在向后滚动的同时在胫骨上向前滑动，伸直时反之。任何其他的运动都需要力的作用、纤维的拉伸或松弛，以及关节面的分离或挤压。由于胫骨模型的上表面为平直表面，在屈曲过程中股骨髁模型的曲率中心后移距离与接触点的移动距离相同。如图 3-9 所示，这对于凹面或凸面的胫骨平台不成立。

同 Zuppinger 最早绘制的四杆结构模型显示的一样，在屈曲到 140° 位时，前交叉韧带长度恒定的纤维向胫骨方向旋转 40°。后交叉韧带长度恒定的纤维向远离胫骨的方向旋转 40°。后交叉韧带围绕其在胫骨上止点的旋转的大小与方向与 Nakagawa 等 [25] 所展示的结果类似。

图 3-14a 中的滑车沟由在股骨贴近胫骨一面前侧的圆表示，由于滑车的边缘在图中没有显示，这个圆与股骨髁不连续。髌骨由一个有两个关节面的长方形表示，后侧的关节面在伸直位与屈曲 60° 位时与滑车接触 [26]。但在屈曲 120° 位时，髌骨偏前侧，代表内外表面的关节面，与股骨髁接触。

除了关于滑车及髌骨表面几何形状的假设，模型还假定髌韧带长度保持不变，且髌股接触力的作用线经过髌韧带与股四头肌肌腱的交点。后者被用来当作测量尸体标本在承重时髌股力大小的实验方法的基础[27]。因此，当与滑车接触时，髌骨在屈曲过程中在滑车上向远端滚动，在伸直过程中相反。Goodfellow 等[28]发现了这种滚动运动。这些作者还发现了在屈曲运动中的膝关节的髌骨是如何与股骨接触的。

髌韧带在屈曲状态时向后旋转的角度与 Buff 等[29]在完整的标本上进行的测量所得到的数据一致，这个数据也被用来当作术后胫股运动的测量方法。Gill[26]和 O'Connor[30]表示大约三分之二的髌韧带旋转是由于股骨远端的凸轮形状，三分之一是由于股骨在胫骨上的滚动。

图 3-14 的模型还展示了表示腘绳肌和腓肠肌力作用线的直线在屈曲时是如何改变它们相对骨的方向的。这个模型被用来讨论相互对抗的屈肌和伸肌在韧带受伤或修复后可以如何起到保护作用。

这个模型展示了股骨在胫骨上的向后滚动、等长的交叉韧带纤维关于它们在胫骨上的止点的旋转，以及在屈曲角度大约为 99° 时由髌骨 - 滑车接触到髌骨 - 股骨髁接触的转变。在整个 120° 的屈曲运动中，模型中股骨在胫骨上的向后滚动距离为 11.5 mm，与 Feikes 由她的实验中的内侧移动距离（7.9 mm）和外侧移动距离（14.7 mm）得到的接触点的平均移动距离（11.3 mm）基本一致（表 3-1）。

六、韧带纤维排列

图 3-15 中展示了一个更详细的包含了用纤维排列表示交叉韧带的模型[16, 31]。两条韧带的纤维映射是基于 Friederich 等和 Mommersteeg 等[17]的解剖研究（图 3-11）。对于两条韧带，标注了 ay 的纤维是图 3-14 中的等长纤维，股骨在胫骨上的滚动和滑动运动与更简单的模型中的运动一样。前交叉韧带是用在伸直位时穿过等长纤维且几乎与其平行的纤维排列代表的。后交叉韧带是用两束纤维表示的，一个在伸直位时从等长纤维的前侧穿过，另一个在等长纤维的后侧。在伸直位时，假定前交叉韧带的所有纤维及后交叉韧带的后侧纤维是处于刚好紧绷的状态，用直线表示。在伸直位时，假定后交叉韧带的前侧纤维处于松弛状态，用弯曲的线表示。

在屈曲到 120° 时，纤维在股骨上的附着区域 ab 与 cab 相对胫骨旋转了 120°，且起点靠近或远离胫骨使得纤维松弛或紧绷。在屈曲到 80° 的过程中，前交叉韧带的后侧纤维松弛（用曲线表示）。人体膝关节中的前交叉韧带经过股骨外侧髁并止于胫骨内侧平台。Zavatsky 和 O'Connor[32]展示了例如 bx 的后侧纤维可以从前侧纤维下方穿过，然后定位在等长纤维及屈曲轴的前侧。这样的纤维随后开始随着屈曲运动变得紧绷。这个说法同样适用于后交叉韧带最后侧的纤维，如 bz。后交叉韧带的前束在伸直时保持松弛（用曲线表示），但在关节屈曲过程中逐渐绷紧。

图 3-15 模型中的交叉韧带图与 Friederich 等的图（图 3-12）、Brantigan 和 Voshell[22]的图及 Girgis 等[33]的图非常相似。模型中韧带明显的形变与这些作者所展示的相似，且与 van Dijk 等[34]从 RSA 研究中得到的结果也相似。模型韧带松弛与绷紧的计算结果与 Sidles 等[20]，Sapega 等[19]及 Wang 和 Walker[18]得到的前交叉韧带结果相似，与 Covey 等[21]得到的后交叉韧带结果相似。

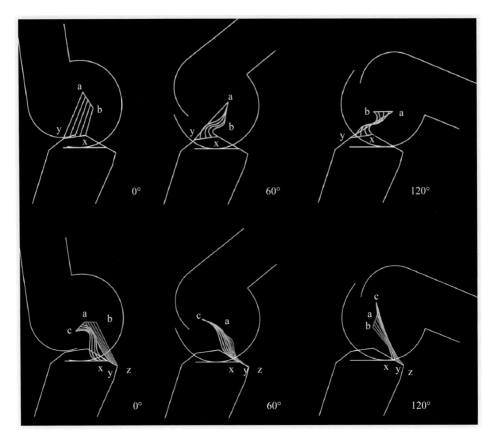

图 3-15　标有前交叉韧带纤维束以及两束后交叉韧带的纤维排列的膝关节模型

两束韧带沿 ab 和 cab 附着在股骨上（在屈曲 60° 位时，后交叉韧带的附着点 b 在纤维下，在图中不可见）

应该再次强调的是，图 3-15 的纤维排列包含图 3-14 中出现的长度保持不变的纤维。后交叉韧带的图与 Nakagawa 等 [25] 的照片相似，尽管这张照片被作者用来当作"后交叉韧带从屈曲运动的一开始就保持松弛"引用自 1917 年 Strasser 的依据。Murray 等研究团队的实验与数学分析都赞同多数研究的结果，这些研究的结论与 Nakagawa 的结论并不相同。

Lu 和 O'Connor[15] 表示模型中计算出的韧带与肌腱关于其胫骨止点的旋转与 Herzog 和 Read[35] 从尸体标本得到的测量数据一致。

七、讨论

在未承重的膝关节中，尽可能排除内部和外部负荷的影响，被动运动完全被关节面形状以及韧带设计控制。只要关节面和韧带保持完整，这些运动的模式是恒定且可重复的。屈伸运动伴随着强制性的旋转，并且在屈曲过程中需要接触面在胫骨上向后移动，其中内侧接触面的移动少于外侧接触面的移动。前交叉韧带、后交叉韧带与内侧副韧带均包含在被动屈伸运动中保持长度不变的纤维。其他的所有纤维都在膝关节屈曲或伸直的过程中松弛或绷紧以使韧带能保持松弛。所有的松弛的纤维都可以在运动中被用来承重，以使关节有被动和动态松弛性。包含韧带的膝关节三维模型和二维模型可以预测并解释与很多实验中观测到的活动类似的膝关节活动。

第二节　未承重的假体膝关节

只有在实验室中用有六个自由度的实验仪器并平衡骨自身的重量才能确定移动膝关节是否有对其施加压力，以至于拉伸了韧带或者挤压了关节面[36]。然而，临床医生在支撑患者下肢的情况下对其进行的被动运动，尤其是在没有肌肉张力的被麻醉对象身上，与实验室中的未承重状态可能是相似的。

在 1978 年，Murray 等研究团队报告了在进行了双侧间室牛津单髁置换的尸体标本中，半月板垫片（从后滚位置开始的）向前的运动对伸直运动是十分重要的，如果垫片被限制移动，伸直运动便无法完成[11]。

在深蹲仪器上用深度千分尺测量 4 例没有承重的双侧间室置换尸体膝关节垫片及股骨髁在屈曲和伸直时的运动。在屈曲 90° 的过程中，内侧垫片与股骨髁平均在胫骨上后移了 12.5 mm，外侧垫片平均移动了 15.1 mm。在进行缝合前，通常会在手术台上观察到这个数量级上的垫片移动。在 7 例进行了膝内侧牛津单髁置换术的患者身上，使用透视的方法测量了两组在被动屈伸时垫片的移动距离，一组为在缝合后且还处在麻醉状态时，另一组为术后 6 个月随访时[37]。结果显示，在 120° 的屈曲活动范围中，麻醉中患者的垫片平均向后移动了 13 mm（*SD* 3 mm），是否处于麻醉状态只对接近伸直位时的垫片移动有影响（图 3-16）。因此，在置换后的膝关节内的垫片移动包含了在股骨－垫片表面以及胫骨－垫片表面的滑动。尽管总滑动距离（包括上表面和下表面）比在固定垫片中的距离要长，Pegg 和 Murray 等学者的证据证明了相互匹配的关节面形状可以最小化表面磨损。

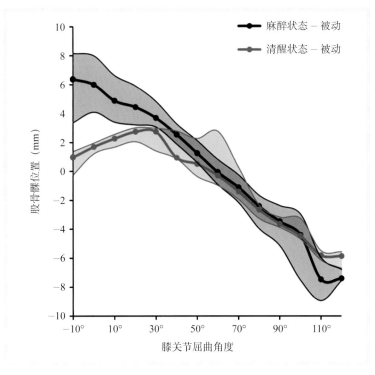

图 3-16　麻醉状态下或清醒状态下，9 个的患者的垫片与股骨髁在被动屈伸时在胫骨平台上的位置

Bradley 等[38] 对比了牛津单髁（内侧或外侧）术后以至 5 年膝关节伸直位或屈曲 90° 位时的侧位 X 线，这些影像是在患者侧卧在 X 线诊断台且肌肉尽可能放松时拍摄的。在屈曲位时，内侧垫片与股骨髁的位置比伸直时的位置平均后移 4.4 mm（0 ～ 13.5），外侧垫片与股骨髁的位置比伸直时的位置平均向后 6.0 mm（1.6 ～ 13.0）。这些观测与上文提到的观测数据之间的区别来源于透视时被动肌力存在。

麻醉的患者被动屈伸活动中，唯一可以使内侧垫片向前移动的力是关节面的压力和韧带的张力，这两种力都是由操作者尝试伸直或弯曲腿部带来的。

在术后患者还没有肌肉张力时，假体关节中垫片的移动与自然的未承重的尸体膝关节的接触面运动相似（表 3-1）。更长时间回访研究的透视片中显示，垫片在至少术后 5 年内都维持着相似的运动。然而，这个研究的结果只有约术中观测到的移动距离的一半，且数据更加分散。这个区别可能是由于清醒患者存在被动的肌肉张力。垫片与股骨髁的活动顺应股骨可以在被动屈曲时相对胫骨向后滚动。

图 3-17 中显示置换后膝关节的被动屈曲数学模型，解释对未承重的假体关节的观测。在每一个屈曲角度，股骨在胫骨上的前后位位置是在韧带没有受力的条件下得到的。在这个条件下，在屈曲 90° 的范围内，股骨在胫骨上向后移动了 7.5 mm。在每一个屈曲角度，如果股骨在中立位前方，前交叉韧带（和内侧副韧带）处于拉伸状态，后交叉韧带与外侧副韧带是松弛的，这需要外力的支持。如果股骨在中立位后方，后交叉韧带与外侧副韧带处于拉伸状态，前交叉韧带与内侧副韧带是松弛的。因此为保证置换关节在被动屈曲中后滚，需要关节被动结构、关节面及韧带不受力。

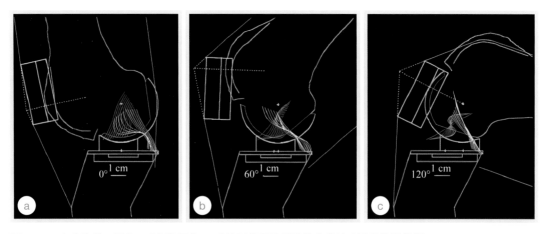

图 3-17 在伸直位、屈曲 60° 位和屈曲 120° 位时的置换后膝关节的被动屈曲数学模型

包括圆形股骨部件、平直表面胫骨部件和一个在两者间的和胫股假体形状完全匹配的半月板垫片。图 3-15 中的交叉韧带也包含在图中

需要注意的是，置换术后膝关节模型与完好整关节模型（图 3-15）及与 Friederich 等绘制的尸体标本中的韧带的形变及松弛紧绷方式（图 3-12）非常相似。出于这个原因，牛津假体可以被称为与韧带兼容的假体。尽管假体的关节面非解剖型，但它们能够与保留下来的韧带兼容以恢复自然的被动运动。从置换后膝关节的模型得到的计算结果显示，大部分前交叉韧带的前侧纤维及后交叉韧带的后束的长度在被动屈伸过程中变化不超过

0.5%。所以，这可使膝关节重建原有的被动或动态松弛度，恢复正常的运动学和力学。当然，自然松弛度的重建需要韧带恢复到原有的张力模式。这可以通过平衡屈曲 110° 位与屈曲 20° 位的胫股假体间隙，并在其间插入一个合适厚度的半月板垫片来实现。

　　还要注意的是，在模型中，髌骨在股骨前侧滚动并在图 3-17a 和图 3-17b 中与滑车接触，在图 3-17c 中与股骨假体接触。髌骨所接触的部分的变化与完好膝关节中的变化十分相似。如图 3-18 所示，在 Murray 等研究团队的模型中，从髌骨与滑车的接触到髌骨与股骨假体的接触发生在屈曲 99° 位时。这个图显示（代表髌骨中央脊的）髌骨后表面与滑车接触，同时，（代表髌骨内侧面的）髌骨前表面与金属股骨部件接触。髌骨不与滑车凸缘及假体之间的缝隙接触，这也许是翻修手术很少是由髌骨的问题导致的原因。

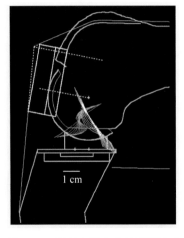

图 3-18　髌骨与滑车的接触到髌骨与股骨假体的接触之间的转换

第三节　承重的人体膝关节

　　未承重的膝关节的表现是可预测的，因为在被动运动时关节面不会改变形状，且韧带不会拉伸。当施加的负荷很大时，关节面会在压力下改变形状，韧带会在拉力作用下被拉伸，这可能打破之前的运动限制，很大程度上的改变甚至完全逆转上文中提到的运动模式。

　　韧带在控制活动模式中的作用已经进行了解释。韧带的切片研究[39-42]证明前交叉韧带主要功能是约束和限制胫骨向前移动，同时还有限制胫骨内旋的作用。后交叉韧带主要功能是限制胫骨向后移动，同时还有限制胫骨外旋的作用。副韧带功能是限制膝关节内翻和外展，同时，内侧副韧带有限制内旋的作用，外侧副韧带有限制外旋的作用。Nakagawa 等[25]表示 Freeman 团队没有给出类似的结论，他们忽略了外侧副韧带对膝关节运动学和力学的作用，认为外侧副韧带"可能是退化后留下的痕迹，而并非现在人体必需的器官"。

　　想要研究关节面在关节中的作用非常难，因为在不松弛（造成关节不稳）或绷紧（造成活动限制）韧带纤维的情况下改变关节面形状是不可能完成的。因此，不像韧带，没有任何特定的活动限制可以归于关节面特征，关节面的主要作用是通过避免互相接触而使韧带保持合适的张力。如果假体的关节面复制了这一个功能，它们便可以在没有解剖型关节面形状的条件下恢复正常的膝关节运动。

　　回到之前在图 3-1 和图 3-4 中提到的尸体标本研究中。在其中一些测试中，标本在屈曲范围内的多个位置保持静止，实验者用手指在连接于股骨的髓内针的近端施加内侧和外侧力，目的是确定被动运动的路径可以在多大程度上受到外力的影响。图 3-19 展示了图 3-2 与图 3-3 中较细的滞后回线时如何轻易被一个轻微的力影响，但这个干扰力很快就被清除，被动运动的独特运动轨迹也随之恢复。因此，运动倾向于动态稳定的轨迹。

　　由干扰的外力展现的关节的被动松弛度主要来源于韧带及关节面的变形。

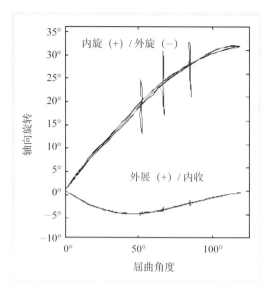

图 3-19　膝关节的扰动测试

通过在 50° 位、70° 位及 90° 位时对髓内导杆施加并移除内侧及外侧力对图 3-2 及图 3-3 中的被动运动路径的干扰影响

第四节　被动膝关节前后位松弛度

图 3-20 中展示了在拉赫曼试验及抽屉试验中，膝关节模型的前交叉韧带的纤维在胫骨未承重时的中立位（图 3-20b）后移或前移 5 mm 时是如何松弛（图 3-20a）或绷紧的（图 3-20c）。另外的实验展示了胫骨在股骨上向后移动 5 mm 便足够使前交叉韧带完全放松并拉伸外侧副韧带、后交叉韧带后束以及约一半前束的所有纤维。韧带的拉伸导致股骨在胫骨上前后移动，这是被动松弛的表现。在一个更详细的模型中，Huss 等[43] 展示了膝

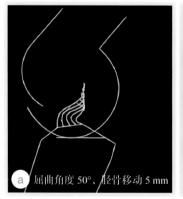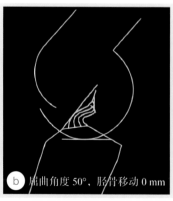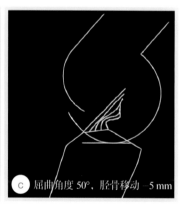

图 3-20　膝关节屈曲与胫骨平移的关系

a. 松弛；b. 弯曲的纤维是松弛的，笔直的纤维是等长的或是被拉伸的；c. 紧绷
模型在屈曲 50° 位时，胫骨从未承重中立位向前或向后移动时前交叉韧带的纤维图

关节模型软骨的变形只对计算出的被动松弛有细微的增加。受力的韧带纤维数量的逐渐增加使韧带抵抗拉伸的能力逐渐增强，并增加了韧带的拉伸劲度。这很大程度上解释了为什么在抽屉试验中抵抗骨移动的有效阻力随着移动距离的增加而增大。

图 3-21 中的数据由 Zavatsky 和 O'Connor 可伸长韧带膝关节模型得出[44]。图中同时对比了 Grood 和 Noyes 从人体膝关节上得到的测量结果[45]。67 N 是 Grood 对一个检测者在进行抽屉试验时会施加的力的估算数据。估算很好地预测了在屈曲 30° 位时总松弛度的最大值，但过高地估计了在屈曲 60° 位及 90° 位时的松弛度。Feikes[4] 也用她的三维膝关节模型（图 3-13）对前后位的总松弛度进行了估算，结果与上述相似。

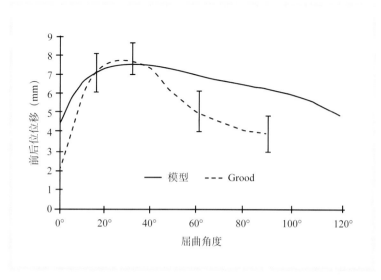

图 3-21　由 67 N 前后方向上的力导致的前后位总位移（前移及后移）对屈曲角度图

包含交叉韧带及副韧带的膝关节模型在前后方向 67 N 的力下胫骨的总前后位位移对屈曲角度曲线，图中还包括与 Grood 和 Noyes[45] 从人体膝关节上得到的测量结果的对比

一、被动旋转膝关节松弛度

O'Connor、Zavatsky 和 Gill 描述了 Zavatsky 在运动路径上所做的研究，在其他未承重的关节上施加 1 N·m、2 N·m 或 3 N·m 的内旋或外旋扭矩的同时屈曲或伸直膝关节（图 3-22）。施加的扭矩将膝关节向同侧旋转，且如果滞后回线存在，使其减小。内旋的扭矩加重了胫骨在纯被动运动时就存在的内旋（标着 0 的回线），外旋的扭矩在接近伸直位时导致的外旋在接下来发生的屈曲中与其相互抵消。±3 N·m 的扭矩的曲线与 Blankevoort 等[3] 报告的曲线相似，他们将这个曲线形容为"被动运动的区间"。图 3-22 中展示了施加了小的扭矩或没有施加扭矩的运动轨迹十分清晰且规律，包含在 Blankevoort 区间内。尽管是用不同的仪器得到的，0 号回线与图 3-2 中的回线几乎一致。

这些因素量化了图 3-19 中干扰测试的结果，并且与 Hill 等[46] 在体内与体外研究中得到的结果都一致。

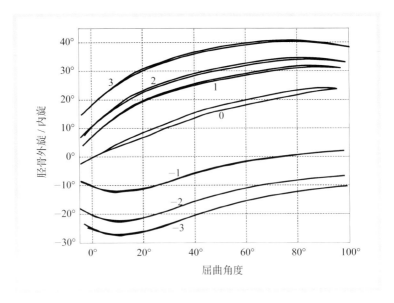

图 3-22　不同屈曲角度下胫骨的内外旋运动轨迹

一个膝关节标本在受到内旋和外旋扭矩时，不同屈曲角度下胫骨的外旋（−1、−2
及 −3 曲线）与内旋（1、2 及 3 曲线）角度，同时与未承重的膝关节的被动运动
路径对比（标有 0 的回线）

二、股四头肌与韧带相互作用、动态松弛度

很多日常的活动都需要股四头肌的参与。现在将讨论在关节动态松弛的前提下，股四
头肌是如何通过拉伸、松弛韧带、挤压关节面改变被动运动的路径的。

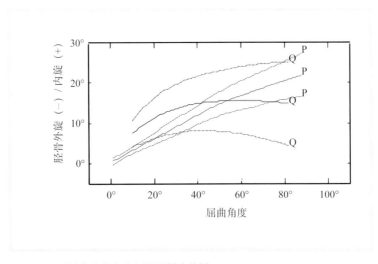

图 3-23　膝关节屈曲角度与胫骨轴向旋转

10 个尸体标本在模拟深蹲时胫骨的轴向旋转对屈曲角度图（平均值 ± 一个标准
差），且对比了当标本在没有外力时屈曲、伸展的被动运动路径（P）与当标本在
髋踝轴线上有垂直负荷时的运动轨迹，这个力通过缝在股四头肌肌腱上的金属丝
平衡（Q）

三、肌力对轴向旋转的影响

图 3-23 展示了肌腱的张力变化是如何改变首选运动路径的。它对比了 10 个标本在进行被动深蹲时的运动路径（图 3-15），以及在髋踝轴有垂直负荷的深蹲运动时的运动路径，这个力通过缝在股四头肌肌腱上的金属丝平衡。伴随着的胫骨内旋的最大值由一个约 22° 的均值降到了大约 15°，旋转主要发生在接近伸直位，当膝关节弯曲超过大约 50° 时旋转停止，也许这是为什么它被叫作"旋转终点"的原因。接近伸直位时，髌腱的张力导致了胫骨旋转角度的增加，并在屈曲的膝关节内增加了旋转阻力，同时髌骨固定在滑车沟内。

四、股四头肌等长收缩

Zavatsky 和 O'Connor[47] 在 7 个尸体标本身上模拟了股四头肌的等长运动，同时在胫骨上施加了使膝关节屈曲并与胫骨平台平行的力，这个力与通过缝在股四头肌腱上的金属丝施加的拉伸力平衡，使胫骨在不同屈曲角度能保持平衡。他们测量了肌腱、对抗力及内外侧间室胫骨相对股骨在前后方向上的位移。

结论为前后位移与屈曲角度有关。当阻力施加在胫骨平台下 30 cm 处，在伸直位、屈曲 30° 位及 60° 位时胫骨相对股骨向前移动，但在屈曲 90° 位和 120° 位胫骨相对股骨向后移动（图 3-24）。当阻力施加在胫骨平台下 20 cm 处，在伸直位和屈曲 30° 位、90° 位及 120° 位时，运动的方向保持不变，但在屈曲 60° 位时没有前后位移。对于这两组阻力，最大前移都发生在屈曲 30° 位。

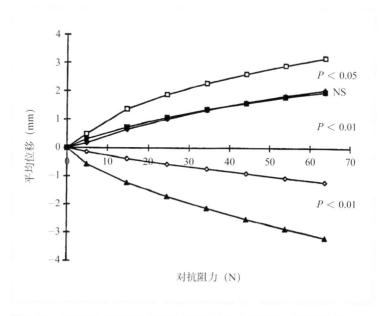

图 3-24　在股四头肌等长收缩时胫骨相对股骨的位移对应伸直时的阻力值

伸直（■）、屈曲 30° 位（□）、60° 位（◆）、90° 位（◇）及 120° 位（▲），对抗力施加在胫骨平台远端 30 cm 处。图为 7 个尸体标本的平均数据，统计分析是根据最大对抗力进行的

这个结果与 Jurist 和 Otis[48] 及 Howell[49] 的体内测量结果一致。

Zavatsky 和 O'Connor[50] 及 Huss 等[51] 的模型解释了实验的结果，他们用图 3-14 及图 3-15 中的矢状面膝关节的模型证明了，在伸直位及屈曲 65° 位之间，髌腱向前的拉力超过了向后的阻力，所以在前交叉韧带应变的支持下，胫骨相对股骨向前移动。屈曲角度变大时，髌腱围绕胫骨结节向后旋转（图 3-14），向后的阻力大于髌腱垂直向下的力，由于后交叉韧带发生应变，胫骨向后移动。

模型可以给出难以测量或不可能测量到的数据，比如此处交叉韧带传递的力的大小。

图 3-25 中展示了在考虑交叉韧带的可伸缩性（图 3-20）及软骨层的可变形性的情况下，计算出的前交叉韧带、后交叉韧带的力。当关节表面被当作一个不可压缩的表面时（图 3-25b），正如 Zavatsky 和 O'Connor[47] 所提到的，计算得出的交叉韧带力比可压缩的软骨模型中得到的力要大。在这两种情况中，一直到屈曲 60° 时交叉韧带都在受力，对于后交叉韧带，这个角度更大。

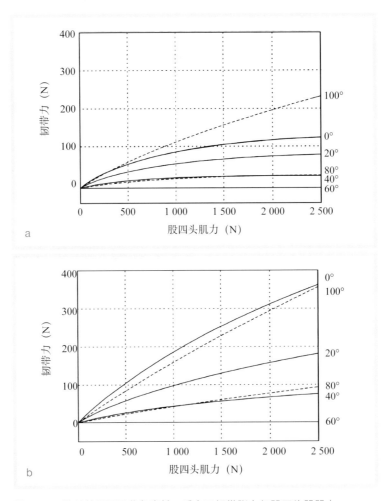

图 3-25　膝关节不同屈曲角度前、后交叉韧带张力与股四头肌肌力

当对抗阻力施加在胫骨平台远端 20 cm 处时，前交叉韧带在屈曲 0° 位、20° 位、40° 位及后交叉韧带（虚线）在屈曲 80° 位和 100° 位时的力对股四头肌力图：a. 可压缩的正常软骨；b. 不可压缩的软骨。在屈曲 60° 位时不需要任何交叉韧带力

　　尽管计算得出的前交叉韧带的力在伸直位时是最大的（图 3-25），计算得出的模型中的胫骨向前的位移在屈曲 20° 到 30° 时最大（图 3-26）。在伸直位时，所有的前交叉韧带的纤维在不受力的情况下都是紧绷的，一旦受力立刻就可以起到承重的作用，然而在屈曲的膝关节中，大部分的纤维一开始的状态都是松弛的，承重的纤维数量需要随着运动逐渐增加。因此，屈曲位时的前交叉韧带更不抵抗拉伸，一个小的前交叉韧带力便可以得到更大的拉伸。计算得出的前后方向位移（图 3-26）与 Zavatsky 和 O'Connor[44] 测量得到的数据相符（图 3-24）。

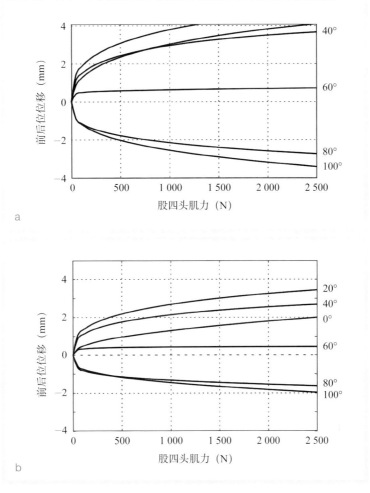

图 3-26　股四头肌肌力与胫骨平台位移的关系

在胫骨平台远端 20 cm 处施加的抵抗力而增加的股四头肌力造成的向前（正值）与向后（负值）的胫骨位移。假定韧带可拉伸：a. 关节面可压缩；b. 关节面不可压缩

　　从数学模型中得到的一个重要的结论是，当股四头肌力增加到 2 500 N 时，交叉韧带力（与拉伸）不按比例增加，但逐渐靠近一个较小的渐近值。早期的研究用不可伸展的韧带模型预测了与股四头肌运动相关的更高的交叉韧带力。Collins 和 O'Connor[52] 预测在行走时前交叉韧带的力较大，O'Connor 等预测在深蹲时后交叉韧带力较大。事实上，这个结果促使

了包含可拉伸韧带的膝关节模型的诞生（图 3-20）。可拉伸韧带膝关节模型展示了膝关节是如何做到在不涉及大的前交叉韧带力的情况下传递大肌力。然而，在一项以一群年轻志愿者为对象的关于深蹲的研究中发现，考虑到韧带的可拉伸性，尽管前交叉韧带力的最大值较小，后交叉韧带力的最大值接近人体自重的 3 倍[53]。前交叉韧带自身的弹性保护其不受巨大外力伤害。这也许有助于解释为什么相对没有很大弹性的人造韧带有着高失败率。

五、接触点在承重时的移动

Walker 等[23]用 Wilson 等[6]与 Feikes 等[4]使用的设备在尸体膝关节中研究了接触点的运动，但不同的是，尸体通过悬挂在股骨髓内针上的重物负重，并通过缝在股四头肌腱上的金属丝抵抗拉应力。使用 Feikes 的测量数据的分析方法（图 3-7），他们发现在屈曲活动的前 45° 中，内侧接触点在胫骨上向后移动了 13 mm（SD 3），外侧接触点向后移动了 14 mm（SD 3），在接下来的屈曲过程中接触点均没有位置变化。这两个实验的运动模式不同。两个实验的设置一个有负重，另一个没有负重，并且组织的变形不同。Kurosawa 等[54]使用了一样的实验装置去学习股骨髁的运动，在屈曲到 75° 时，内侧股骨髁中心向前平均移动了 4.5 mm（SD 2.1），然后在屈曲到 120° 时向后移动了 2.3 mm（SD 2.8）。外侧髁的中心在屈曲时平均平稳地向后移动了 17.0 mm（SD 5.5）。内外侧髁移动的区别表明股骨外旋了 20.2°。

六、讨论

即使是非常小的负荷也会影响膝关节独特的被动运动轨迹。这是因为韧带可以拉伸且关节面可以在负荷下形变。在活动中，韧带为肌腱力在平行于胫骨平台方向上的分力与外力之间提供平衡。每个活动都有其自身的运动轨迹、肌肉力量，也有自身的韧带力量。详细的骨之间的互动细节也随运动的不同而有所区分。一个真正韧带兼容的假体应该允许软组织以生理方式对每一种不同的活动作出反应，假体不应该抵抗软组织所需的活动。Murray 等学者认为不可能设计出只靠关节面形状就可完成所有可能的关节面活动模式的假体，即使仅仅是满足日常生活所需的活动。

第五节　承重的置换膝

髌腱角（patellar tendon angle，PTA）是肌腱与胫骨长轴在矢状面上的夹角。因为其在膝关节中心的位置，它不太受轴向旋转的影响且无法直接给出膝关节在矢状面上的运动学。肌腱在屈曲时围绕其在胫骨结节上的止点向后旋转且持续向后移动。模拟膝关节被动运动的矢状面模型（图 3-14）及模拟置换后膝关节的模型（图 3-17）预测了这一现象。髌腱角随屈曲角度改变而产生的变化部分是源于股骨远端凸轮样的形状，在近伸直位时滑车位于屈曲轴的前侧（图 3-14a），屈曲角度变大时，髌骨更靠近屈曲轴（图 3-14c）。髌腱角还随着股骨在屈曲时向后的滚动增大。

尸体研究显示[27]，当两条交叉韧带都被保留，膝内侧牛津单髁置换恢复了髌腱角在屈曲范围内正常的运动模式。在固定垫片全膝关节置换后（切除前交叉韧带后植入），股骨向前的脱位使大屈曲角度时髌腱角增加，也就是说，失去了正常的向后滚动运动。当在切除两条交叉韧带后植入一个后稳定型全膝关节置换假体时，由于假体的凸轮人工地恢复了自然的向后滚动，髌腱角在屈曲中恢复正常。

Price 等 [55] 使用动态透视测量了 5 例患者在牛津单髁置换术后 1 年时及 5 例患者在术后 10 年时在进行登阶运动时的髌腱角。这些测量数据与 5 例进行了全膝关节置换及 5 个膝关节正常的志愿者进行了比对（图 3-27）。图中没有显示出控制组与牛津单髁组的肌腱旋转有明显不同。相比之下，全膝关节置换后矢状位上的力学明显受到影响。

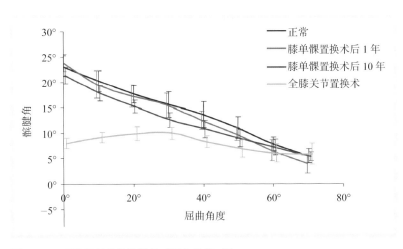

图 3-27　不同患者组的髌腱角对屈曲角度对比

第六节　活动中的垫片移动

Pegg 等 [37] 通过透视测量了牛津单髁置换术后垫片与股骨髁在主动伸直 / 屈曲运动中及登阶运动中的活动。选择这两个活动是因为股四头肌力在主动屈伸运动中伸直时最大，在登阶运动中屈曲时最大。

主动运动与被动测量中的运动（图 3-16）非常不同。在股骨固定且水平的主动屈伸中（图 3-28），在屈曲 30° 时垫片相对被动屈伸时的位置更靠后，当屈曲角度更大时，垫片相对被动屈曲时的位置更靠前。另外有实验展示了置换后的膝关节模型在主动屈伸时的运动。当膝关节完全伸直时，向前的模型髌腱相对股骨向前拉动髌骨并拉伸前交叉韧带，这使模型的胫骨可以相对股骨向前移动且垫片可以在胫骨平台上向后移动。当膝关节屈曲时，股四头肌力和前交叉韧带力减弱，减小了被动与主动运动中垫片位置之间的差别。当屈曲角度更大时，股四头肌继续减小，且髌腱更加指向后方以使后交叉韧带的拉伸可以让垫片更加向前靠近其在被动运动时的位置，在完全弯曲的膝关节中，这个距离为 4 mm。被动与主动运动之间的交集在患者体内大约发生在 30° 位时（图 3-28a），根据模型计算大约发生在 60° 位时（图 3-29a）。这个模型假定只有主动肌股四头肌的运动，并且被动与主动运动时垫片位置的区别比在患者体内的区别小很多。然而，患者可能使用了作为拮抗肌的腘绳肌以控制膝关节的运动。在屈曲的膝关节中，腘绳肌的力能大大增加后交叉韧带力 [53]，导致在屈曲时观察到明显的股骨髁前移。

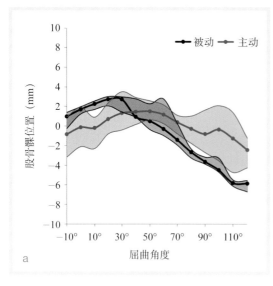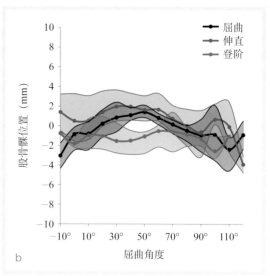

图 3-28　垫片位置对屈曲角度图

a. 在被动以及主动伸直 / 屈曲时；b. 在主动伸直、主动屈曲及登阶运动时

模型的计算显示在被动运动以及主动伸直时，胫骨的前移大约在屈曲 30° 位时达到最大（图 3-29a），这时前交叉韧带的拉伸达到最大（图 3-29b）。

患者在主动屈曲 / 伸直时垫片的位置与登阶运动时的垫片位置有很大区别（图 3-28b），尤其是在中段。然而，在膝关节主动运动时垫片先前移然后后移，在登阶时，在几乎整个屈曲范围，垫片在胫骨上都几乎保持固定。两个运动中的区别毋庸置疑是来源于肌肉运动模式的不同，以及相应的韧带拉伸的不同。

一、步态分析

Jefferson 和 Whittle[56] 在步态实验室测试了一组进行了膝内侧牛津单髁手术的患者。他们对比了这组患者与另一组没有运动问题且年龄性别与前组一致的志愿者的 7 个正常行走相关的参数（速度、步频、步幅、矢状面与冠状面角，以及在矢状面内的力矩和外展力矩）。患者所有的 7 个行走参数都恢复到了正常区间。这也许是使用保留韧带的单髁假体可以恢复正常关节功能最有说服力的证据。

Wiik 等 [57] 比较了经过人口特征匹配后选择的 19 例单髁患者与 14 例全膝患者的下坡行走特征，这些患者都有高牛津大学膝关节评分（Oxford knee scores，OKS），且都进行了手术至少一年。他们还将这些数据与 19 位年轻的对照组对象进行了比较。下坡行走分析是在装备了实验器械的跑步机上进行的，这些跑步机被从后侧垫起以制造向下 7° 的坡度。所有的实验对象在适应实验装置后都在偏好的速度和最高下坡速度下进行了测试，实验记录了相应的地面反作用力与时间空间数据。尽管步频一致 [（134.9±8.0）步 / 分 v.s.（133.9±9.6）步 / 分)]，单髁组比全膝组下坡的速度快 15%[（1.75±0.14）m/s v.s.（1.52±9.6）m/s，$P < 0.0001$)]。这 15% 的区别很有可能是由于单髁组的步幅比全膝组的步幅高 15%[（173±14）cm v.s.（150±17）cm，$P=0.0007$] 以及正常体重的接受度，单髁组的这两种数据都与对照组的相似。

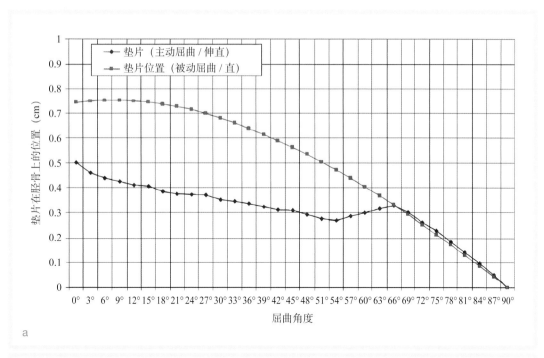

a

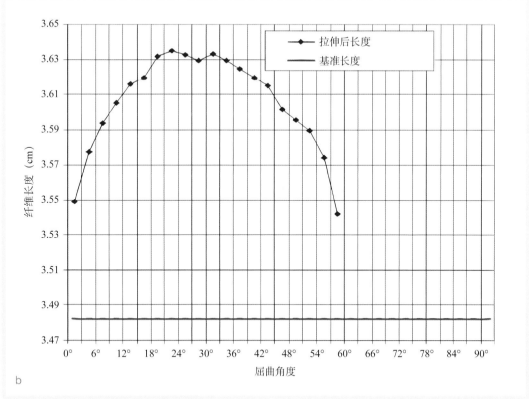

b

图 3-29 垫片位置及纤维长度对屈曲角度图

a. 抬腿实验：垫片在主动伸直/屈曲时向后移动，计算得出的模型垫片在被动及主动屈曲/伸直时在胫骨上的位置。
参照长度为垫片在屈曲 90°时的位置；垫片在屈曲过程中的位置位于参照位前侧；b. 在被动及主动屈曲/伸直时，模型
前交叉韧带最前侧的纤维长度。参照长度为等长纤维在未承重的被动运动中的长度

二、讨论

因为在负荷下膝关节的运动模式不是单一的，所以想要确认术前术后的对比数据是否有效是很困难的。只有通过特定的简单活动（如直腿抬腿、登阶、水平行走等），才能充分控制受力的模式，以产生可重复的运动模式。尸体研究与建模研究的结论是，膝关节的解剖特征（关节面形状及韧带的设计）确定了骨骼在内外部的力的作用下的活动区间。基于韧带在活动中是如何被拉伸的，这些力可以加强或者逆转未承重关节中的接触模式，这说明关节面的具体形状是容许而不是控制接触位置。如果自然关节面形状的主要功能是使韧带维持适当的张力，其他可以满足这一功能的关节面组在所有韧带都完整的情况下便可恢复正常的关节运动。

髌腱角、垫片活动及步态实验研究的结论是，一个球型的股骨髁在一个平直的胫骨平台上进行的关节活动可以替代内侧间室的自然关节活动。值得强调的是，牛津单髁假体中半月板垫片的设计与其他固定垫片膝单髁假体并没有不同，这些固定垫片假体使用平直或近平直的胫骨平台，这使这些假体的股骨髁与牛津单髁一样可在前后方向上自由活动。Parratte 等 [58] 的研究证实了这一观点。只要固定垫片假体的胫骨部件表面始终保持平坦，固定垫片与活动垫片的运动学与力学理论上应该是相同的。然而，如果由于磨损聚乙烯平面变成了凹状，股骨髁的平移可能会因此受到限制（图 2-19、图 2-20）。如果使用了牛津手术器械进行牛津单髁置换可以恢复膝关节稳定性，那么由于半月板垫片可以最小化磨损，关节将一直保持稳定。

本章参考文献

[1] PINSKEROVA V, MAQUET P, FREEMAN M A. Writings on the knee between 1836 and 1917 [J]. J Bone Joint Surg Br, 2000, 82(8): 1100−1102.

[2] FREEMAN M A, PINSKEROVA V. The movement of the normal tibio-femoral joint [J]. J Biomech, 2005, 38(2): 197−208.

[3] BLANKEVOORT L, HUISKES R, DE LANGE A. The envelope of passive knee joint motion [J]. J Biomech, 1988, 21(9): 705−720.

[4] FEIKES, DOROTHY J. The mobility and stability of the human knee joint [J]. University of Oxford, 2000.

[5] WILSON, ROBERT D. Three-dimensional kinematics of the knee [D]. University of Oxford, 1995.

[6] WILSON D R, FEIKES J D, ZAVATSKY A B, et al. The components of passive knee movement are coupled to flexion angle [J]. J Biomech, 2000, 33(4): 465−473.

[7] YOSHIOKA Y, SIU D W, SCUDAMORE R A, et al. Tibial anatomy and functional axes [J]. J Orthop Res, 1989, 7(1): 132−137.

[8] BIDEN E, O'CONNOR J J. Experimental methods used to evaluate knee ligament function//DANIEL D, AKESON W H, O'CONNER J, et al. Knee ligaments: Strueture, function, injury and repair [M]. New York: Raven Press, 1990.

[9]　ZAVATSKY A B. A kinematic-freedom analysis of a flexed-knee-stance testing rig [J]. J Biomech, 1997, 30(3): 277−280.

[10]　VELDPAUS F E, WOLTRING H J, DORTMANS L J. A least-squares algorithm for the equiform transformation from spatial marker co-ordinates [J]. J Biomech, 1988, 21(1): 45−54.

[11]　GOODFELLOW J, O'CONNOR J. The mechanics of the knee and prosthesis design [J]. J Bone Joint Surg Br, 1978, 60-b(3): 358−369.

[12]　O'CONNOR J J, SHERCLIFF T L, BIDEN E, et al. The geometry of the knee in the sagittal plane [J]. Proc Inst Mech Eng H, 1989, 203(4): 223−233.

[13]　GROOD E S, NOYES F R. Diagnosis of knee injuries: Biomechanical precepts//FEAGIN J A. The crucial ligament: Diagnosis and treatmeng of ligamentous injuries about the knee [M]. New York: Churchill Livingstone, 1988.

[14]　IWAKI H, PINSKEROVA V, FREEMAN M A. Tibiofemoral movement 1: The shapes and relative movements of the femur and tibia in the unloaded cadaver knee [J]. J Bone Joint Surg Br, 2000, 82(8): 1189−1195.

[15]　LU T W, O'CONNOR J J. Lines of action and moment arms of the major force-bearing structures crossing the human knee joint: Comparison between theory and experiment [J]. J Anat, 1996, 189 (Pt 3): 575−585.

[16]　ZAVATSKY A B, O'CONNOR J J. A model of human knee ligaments in the sagittal plane: Part 1, Response to passive flexion [J]. Proc Inst Mech Eng H, 1992, 206(3): 125−134.

[17]　MOMMERSTEEG T J, KOOLOOS J G, BLANKEVOORT L, et al. The fibre bundle anatomy of human cruciate ligaments [J]. J Anat, 1995, 187 (Pt 2): 461−471.

[18]　WANG C J, WALKER P S. The effects of flexion and rotation on the length patterns of the ligaments of the knee [J]. J Biomech, 1973, 6(6): 587−596.

[19]　SAPEGA A A, MOYER R A, SCHNECK C, et al. Testing for isometry during reconstruction of the anterior cruciate ligament: Anatomical and biomechanical considerations [J]. J Bone Joint Surg Am, 1990, 72(2): 259−267.

[20]　SIDLES J A, LARSON R V, GARBINI J L, et al. Ligament length relationships in the moving knee [J]. J Orthop Res, 1988, 6(4): 593−610.

[21]　COVEY D C, SAPEGA A A, SHERMAN G M. Testing for isometry during reconstruction of the posterior cruciate ligament: Anatomic and biomechanical considerations [J]. Am J Sports Med, 1996, 24(6): 740−746.

[22]　BRANTIGAN O C, VOSHELL A F. The mechanics of the ligament and menisci of the knee joint [J]. The Journal of Bone & Joint Surgery, 1941, 23(1): 44−46.

[23]　WILSON D R, FEIKES J D, O'CONNOR J J. Ligaments and articular contact guide passive knee flexion [J]. J Biomech, 1998, 31(12): 1127−1136.

[24]　FEIKES J D, O'CONNOR J J, ZAVATSKY A B. A constraint-based approach to modelling the mobility of the human knee joint [J]. J Biomech, 2003, 36(1): 125−129.

[25]　NAKAGAWA S, JOHAL P, PINSKEROVA V, et al. The posterior cruciate ligament during flexion of the normal knee [J]. J Bone Joint Surg Br, 2004, 86(3): 450−456.

[26]　GILL H S, O'CONNOR J J. Biarticulating two-dimensional computer model of the human patellofemoral joint [J]. Clin Biomech (Bristol, Avon), 1996, 11(2): 81−89.

[27]　MILLER R K, GOODFELLOW J W, MURRAY D W, et al. *In vitro* measurement of patellofemoral force after three types of knee replacement [J]. J Bone Joint Surg Br, 1998, 80(5): 900−906.

[28] GOODFELLOW J, HUNGERFORD D S, ZINDEL M. Patello-femoral joint mechanics and pathology. 1. Functional anatomy of the patello-femoral joint [J]. J Bone Joint Surg Br, 1976, 58(3): 287−290.

[29] BUFF H U, JONES L C, HUNGERFORD D S. Experimental determination of forces transmitted through the patello-femoral joint [J]. J Biomech, 1988, 21(1): 17−23.

[30] O'CONNOR J J. Can muscle co-contraction protect knee ligaments after injury or repair? [J]. J Bone Joint Surg Br, 1993, 75(1): 41−48.

[31] LU T W, O'CONNOR J J. Fibre recruitment and shape changes of knee ligaments during motion: as revealed by a computer graphics-based model [J]. Proc Inst Mech Eng H, 1996, 210(2): 71−79.

[32] ZAVATSKY A B, O'CONNOR J J. Three-dimensional geometrical models of human knee ligaments [J]. Proc Lnstn Mech Engrs, 1994, 208(48): 229−240.

[33] GIRGIS F G, MARSHALL J L, MONAJEM A. The cruciate ligaments of the knee joint. Anatomical, functional and experimental analysis [J]. Clin Orthop Relat Res, 1975(106): 216−231.

[34] VAN DIJK R, HUISKES R, SELVIK G. Roentgen stereophotogrammetric methods for the evaluation of the three dimensional kinematic behaviour and cruciate ligament length patterns of the human knee joint [J]. J Biomech, 1979, 12(9): 727−731.

[35] HERZOG W, READ L J. Lines of action and moment arms of the major force-carrying structures crossing the human knee joint [J]. J Anat, 1993, 182 (Pt 2): 213−230.

[36] GOODFELLOW J W, O'CONNOR J. Clinical results of the Oxford knee: Surface arthroplasty of the tibiofemoral joint with a meniscal bearing prosthesis [J]. Clin Orthop Relat Res, 1986(205): 21−42.

[37] PEGG E C, BARé J, GILL H S, et al. Influence of consciousness, muscle action and activity on medial condyle translation after Oxford unicompartmental knee replacement [J]. Knee, 2015, 22(6): 646−652.

[38] BRADLEY J, GOODFELLOW J W, O'CONNOR J J. A radiographic study of bearing movement in unicompartmental Oxford knee replacements [J]. J Bone Joint Surg Br, 1987, 69(4): 598−601.

[39] BUTLER D L, NOYES F R, GROOD E S. Ligamentous restraints to anterior-posterior drawer in the human knee. A biomechanical study [J]. J Bone Joint Surg Am, 1980, 62(2): 259−270.

[40] GROOD E S, NOYES F R, BUTLER D L, et al. Ligamentous and capsular restraints preventing straight medial and lateral laxity in intact human cadaver knees [J]. J Bone Joint Surg Am, 1981, 63(8): 1257−1269.

[41] PIZIALI R L, SEERING W P, NAGEL D A, et al. The function of the primary ligaments of the knee in anterior-posterior and medial-lateral motions [J]. J Biomech, 1980, 13(9): 777−784.

[42] SEERING W P, PIZIALI R L, NAGEL D A, et al. The function of the primary ligaments of the knee in varus-valgus and axial rotation [J]. J Biomech, 1980, 13(9): 785−794.

[43] HUSS R A, HOLSTEIN H, O'CONNOR J J. The effect of cartilage deformation on the laxity of the knee joint [J]. Proc Inst Mech Eng H, 1999, 213(1): 19−32.

[44] ZAVATSKY A B, O'CONNOR J J. A model of human knee ligaments in the sagittal plane: Part 2, Fibre recruitment under load [J]. Proc Inst Mech Eng H, 1992, 206(3): 135−145.

[45] BARE J V, GILL H S, BEARD D J et al. A convex lateral tibiab plateall for knee replacement[J]. The Knee, 2006, 13(2): 122−126.

[46] HILL P F, VEDI V, WILLIAMS A, et al. Tibiofemoral movement 2: The loaded and unloaded living knee studied by MRI [J]. J Bone Joint Surg Br, 2000, 82(8): 1196−1198.

[47] ZAVATSKY A B, O'CONNOR J J. Anteroposterior tibial translation during simulated isometric quadriceps contractions [J]. Knee, 1995, 2(2): 85−91.

[48] JURIST K A, OTIS J C. Anteroposterior tibiofemoral displacements during isometric extension efforts: The roles of external load and knee flexion angle [J]. Am J Sports Med, 1985, 13(4): 254−258.

[49] HOWELL S M. Anterior tibial translation during a maximum quadriceps contraction: Is it clinically significant? [J]. Am J Sports Med, 1990, 18(6): 573−578.

[50] ZAVATSKY A B, O'CONNOR J J. Ligament forces at the knee during isometric quadriceps contractions [J]. Proc Inst Mech Eng H, 1993, 207(1): 7−18.

[51] HUSS R A, HOLSTEIN H, O'CONNOR J J. A mathematical model of forces in the knee under isometric quadriceps contractions [J]. Clin Biomech (Bristol, Avon), 2000, 15(2): 112−122.

[52] COLLINS J J, O'CONNOR J J. Muscle-ligament interactions at the knee during walking [J]. Proc Inst Mech Eng H, 1991, 205(1): 11−18.

[53] TOUTOUNGI D E, LU T W, LEARDINI A, et al. Cruciate ligament forces in the human knee during rehabilitation exercises [J]. Clin Biomech (Bristol, Avon), 2000, 15(3): 176−87.

[54] KUROSAWA H, WALKER P S, ABE S, et al. Geometry and motion of the knee for implant and orthotic design [J]. J Biomech, 1985, 18(7): 487−499.

[55] PRICE A J, REES J L, BEARD D J, et al. Sagittal plane kinematics of a mobile-bearing unicompartmental knee arthroplasty at 10 years: A comparative *in vivo* fluoroscopic analysis [J]. J Arthroplasty, 2004, 19(5): 590−597.

[56] JEFFERSON R J, WHITTLE M W. Biomechanical assessment of unicompartmental knee arthroplasty, total condylar arthroplasty and tibial osteotom [J]. Clin Biomech, 1989, 4(4): 232−242.

[57] WIIK A V, AQIL A, TANKARD S, et al. Downhill walking gait pattern discriminates between types of knee arthroplasty: Improved physiological knee functionality in UKA versus TKA [J]. Knee Surg Sports Traumatol Arthrosc, 2015, 23(6): 1748−1755.

[58] PARRATTE S, PAULY V, AUBANIAC J M, et al. No long-term difference between fixed and mobile medial unicompartmental arthroplasty [J]. Clin Orthop Relat Res, 2012, 470(1): 61−68.

|第四章|
与膝单髁置换术有关的膝关节解剖

膝关节由股骨髁、髌骨和胫骨组成，分为内侧间室、外侧间室和髌股关节，是人体最复杂的关节。膝单髁置换术是对病变的内侧或外侧间室进行表面置换，保存对侧间室，保留膝关节交叉韧带，具有手术创伤小、术后恢复快等优点。

对于膝单髁置换术而言，获取最佳假体力线，恢复患者功能活动，不仅需要掌握膝关节基本解剖，更需要重视与膝单髁置换术相关的解剖特点。本章将介绍与膝单髁置换术有关的膝关节解剖。

第一节　膝关节胫骨近端解剖特点与临床意义

一、胫骨近端关节面解剖特点

胫骨近端宽厚，又称胫骨平台（tibial plateau），由内侧髁、外侧髁和髁间隆起组成。从形态上看，内侧髁较大，上关节面呈卵圆形，中部微凹；外侧髁较小，上关节面呈三角形，中部微凸（图 4-1）。

在膝单髁置换术中，胫骨假体选择大小至关重要，目的是完整覆盖胫骨平台。胫骨假体的选择应该尽量覆盖胫骨截骨面的前侧、后侧和内侧皮质，尤其是胫骨后侧和内侧皮质。胫骨假体覆盖面积大，避免应力集中，更有利于应力均匀传导，降低胫骨平台松动和骨折的风

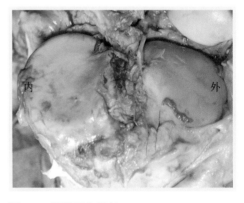

图 4-1　胫骨平台解剖

险，也可降低术后胫骨前内侧疼痛的发生率。实际操作中，以"宁大勿小"为原则，可以接受小于 2 mm 的边缘悬挂。如果假体过小，平台覆盖不足，导致术后假体下沉或假体周围骨折的风险增加。但是如果假体过大，悬挂超过 2 mm，会导致假体对周围软组织激惹，造成术后疼痛。Dai 等[1]对东亚人群进行分析发现，内侧平台前后径男性平均为

52.4 mm，女性平均为 46.3 mm，外侧平台前后径男性平均为 47 mm，女性平均为 41 mm（表 4-1）。在进行牛津单髁置换术时，胫骨平台假体具有 6 种型号进行选择。其中 AA 号与 A 号假体前后径同为 45.2 mm，A 号比 AA 号稍宽（26.0 mm *v.s.* 24.0 mm），B 号比 A 号长（48.6 mm *v.s.* 45.2 mm），基本覆盖了骨骼较小患者的假体选择（表 4-2）。有统计表明，中国人群中女性患者胫骨假体多使用 A 号或 B 号，很少选择 C 号胫骨假体。男性则多为 C 号或 D 号，身高较高的患者，可根据胫骨截骨块大小适当选择[2]。

表 4-1　亚洲人群胫骨平台前后径（平均值 ± 标准差）

性别	胫骨内侧髁（mm）	胫骨外侧髁（mm）
男性	52.4±2.1	47.3±2.1
女性	46.3±2.1	41.4±2.2

表 4-2　牛津单髁胫骨假体大小

	AA	A	B	C	D	E	F
内外径（mm）	24.0	26.0	26.2	28.0	29.8	31.6	33.4
前后径（mm）	45.2	45.2	48.6	51.8	55.0	58.2	60.9

膝内侧单髁置换术中，为使胫骨假体更好地覆盖胫骨平台表面，胫骨垂直截骨线位于前交叉韧带胫骨止点内侧 1～2 mm，截骨时平行于矢状轴，避免假体出现内外旋。以牛津单髁治疗膝内侧间室病变为例，活动垫片会随膝关节屈曲活动向后移动，胫骨假体外旋导致垫片活动轨迹前宽后窄，屈曲位垫片撞击可能性增加。过度内旋或外旋（超过 10°）会分别增加假体前后覆盖不足或假体前后悬挂概率[3]。同时，垂直截骨线内旋 10°，存在医源性后纵韧带损伤风险[4]。因此，胫骨截骨时，推荐平行于矢状轴的前后向截骨，避免外旋截骨（图 4-2）。

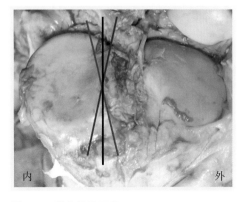

图 4-2　垂直截骨示意

黑色截骨线，平行于矢状轴的前后方向截骨；蓝色截骨线，内旋截骨；红色截骨线，外旋截骨线

二、胫骨近端矢状面解剖特点

膝内侧和外侧胫骨平台具有不同后倾角度。内侧平台平均后倾 6.9°，中位值 7.3°。外侧平台后倾较小，平均 4.7°，中位值 4.9°（图 4-1）[5]。膝单髁置换术一般以恢复胫骨平台解剖后倾为标准，膝内侧单髁置换术平台假体后倾应设定为 5°～7°，膝外侧单髁置换中，平台假体后倾略小，为 3°～5°（图 4-3）。有研究认为，对于存在前交叉韧带功能不全的患者，通过减少胫骨后倾可以限制胫骨前后移位，并与前交叉韧带正常的膝单髁置换术患者有相似的运动轨迹[6]。

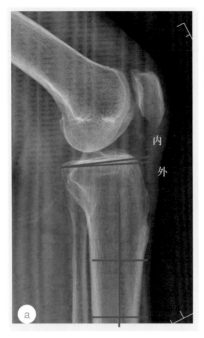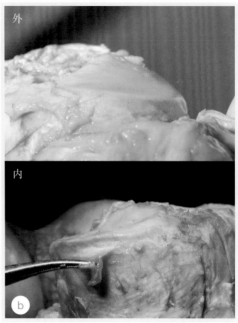

图 4-3　胫骨平台后倾角度

a. 内外侧胫骨髁后倾，外侧髁后倾<内侧髁；b. 内外侧髁解剖（侧面）

三、胫骨近端冠状面解剖特点

在冠状面上，内侧髁稍低于外侧髁，胫骨平台关节线与胫骨机械轴垂线存在 3° 内翻。目前对膝单髁置换术胫骨水平截骨角度存在争议，但无论是模拟胫骨平台自然内翻 3° 截骨，还是垂直于胫骨机械轴截骨，均可获得满意的临床疗效和假体生存率[7]。膝单髁置换术的胫骨截骨导向器一般按垂直于胫骨机械轴设计，垂直于胫骨机械轴截骨操作更简单，可重复率更高，更容易以胫骨假体位置作为参考确定术中股骨假体的放置，因此推荐垂直于胫骨机械轴进行水平截骨（图 4-4）。

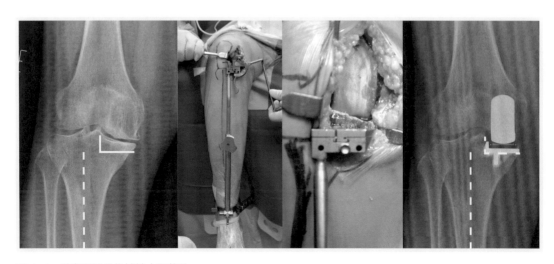

图 4-4　垂直于胫骨机械轴水平截骨

第二节 膝关节股骨远端解剖特点与临床意义

膝关节股骨远端主要由股骨内侧髁、外侧髁、股骨滑车构成。股骨滑车又称髌面（patellar surface），位于两髁前面，在外侧髁上所占面积较大，纵向呈沟状，沟外侧部比内侧稍高，此面与髌骨面相合，可防止髌骨向外脱位（图4-5）。

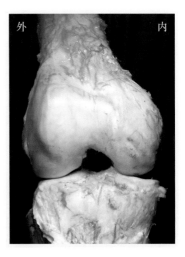

图4-5 股骨远端解剖

一、股骨远端关节面解剖特点

股骨远端关节面呈"八"字形，内侧髁关节面较宽，外侧髁关节面狭长，而且前方较突出。股骨内、外侧髁具有不同解剖轴线，内侧髁长轴与矢状面呈22°夹角，外侧髁远端长轴与矢状面基本一致。基于此解剖特点，膝关节由屈曲15°直到完全伸直时，股骨内侧髁相对胫骨发生5°～10°内旋，Sigma HP假体和JOURNEY UNI假体的股骨侧均为非对称设计，无须旋转股骨假体，在不同屈曲程度上都保持最大的接触面积（图4-6）。

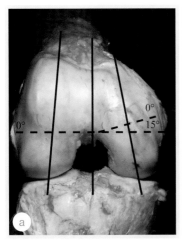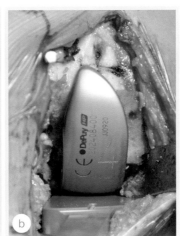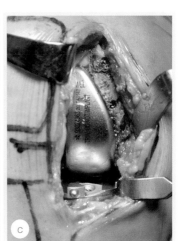

图4-6 股骨远端关节面解剖与股骨假体形态设计

a.股骨远端关节面；b.Sigma HP股骨假体；c.JOURNEY UNI股骨假体

二、股骨髁在矢状面解剖特点

股骨远端关节面为光滑凸面，中部扁平，曲率半径较大，后部及前部近似圆形，曲率半径较小。内、外侧髁关节面曲度不同：外侧股骨髁曲率变化较大，内侧股骨髁曲率半径变化范围较小，整体更接近于圆形。从关节面形态来看，外侧髁形状便于屈伸，内侧髁形状便于旋转。内、外侧髁关节面与髌面临界处分别具有斜行浅沟，外侧沟比内侧沟明显，在膝关节伸直时，可容纳内、外侧半月板前缘。

由于内侧股骨髁整体形状更接近圆形，球形股骨假体可以重建除了内侧髁最前端部分形状以外的所有形状，这也是牛津单髁球形股骨假体设计的解剖基础（图4-7）。

三、股骨远端冠状面解剖特点

在冠状面上，股骨内侧髁位置较低，但因股骨体向内倾斜，故内、外侧髁平面大致相等。如果外侧髁发育过短，可能产生膝外翻，且髌骨位置不稳。

外侧胫骨平台边缘相较于外侧股骨髁边缘更靠外[8]，股骨外侧髁与胫骨外侧髁中轴线并不一致，股骨外侧髁中轴线更加偏内（图4-8a）。因此，在膝外侧单髁置换术中，如果股骨假体放置于中轴线上，股骨假体相对于胫骨假体偏内，可能导致胫骨假体边缘载荷，

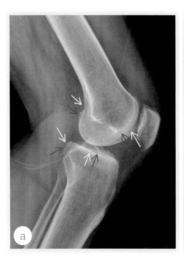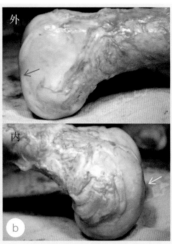

图 4-7　股骨内外侧髁（矢状面）

a. 股骨内外侧髁（黄色箭头为股骨内侧髁，蓝色箭头为股骨外侧髁）；b. 股骨内外侧髁解剖

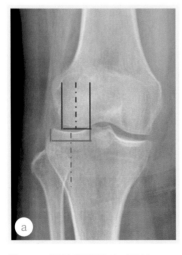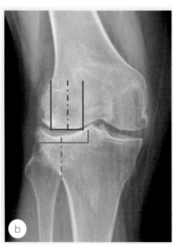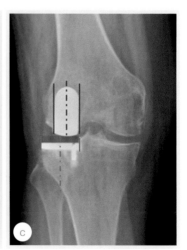

图 4-8　膝外侧间室（X线片）

a. 正常膝关节冠状面；b. 膝外侧骨关节炎；c. 膝单髁置换术后

也可能与胫骨髁间棘产生撞击（图 4-8c）。股骨假体应尽可能向外放置，紧贴股骨髁外侧缘，最大限度地提高胫骨－股骨假体在屈伸运动中的一致性（图 4-9b）。

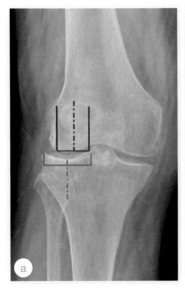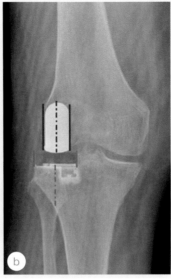

图 4-9　股骨假体偏外放置，股骨假体中线，与胫骨假体中线一致

本章参考文献

[1]　DAI Y, BISCHOFF J E. Comprehensive assessment of tibial plateau morphology in total knee arthroplasty: Influence of shape and size on anthropometric variability [J]. J Orthop Res, 2013, 31(10): 1643-1652.

[2]　TU Y, XUE H, CAI M, et al. Improvement of femoral component size prediction using a C-arm intensifier guide and our established algorithm in unicompartmental knee arthroplasty: a report from a Chinese population [J]. Knee, 2014, 21(2): 435-438.

[3]　LEE S Y, CHAY S, LIM H C, et al. Tibial component rotation during the unicompartmental knee arthroplasty: Is the anterior superior iliac spine an appropriate landmark? [J]. Knee Surg Sports Traumatol Arthrosc, 2017, 25(12): 3723-3732.

[4]　KAMENAGA T, HIRANAKA T, TAKAYAMA K, et al. Adequate positioning of the tibial component is key to avoiding bearing impingement in Oxford unicompartmental knee arthroplasty [J]. J Arthroplasty, 2019, 34(11): 2606-2613.

[5]　WEINBERG D S, WILLIAMSON D F, GEBHART J J, et al. Differences in medial and lateral posterior tibial slope: An osteological review of 1090 tibiae comparing age, sex, and race [J]. Am J Sports Med, 2017, 45(1): 106-113.

[6]　SUERO E M, CITAK M, CROSS M B, et al. Effects of tibial slope changes in the stability of fixed bearing medial unicompartmental arthroplasty in anterior cruciate ligament deficient knees [J]. Knee, 2012, 19(4): 365-369.

[7]　INNOCENTI B, PIANIGIANI S, RAMUNDO G, et al. Biomechanical effects of different varus and valgus alignments in medial unicompartmental knee arthroplasty [J]. J Arthroplasty, 2016, 31(12): 2685−2691.

[8]　SAH A P, SCOTT R D. Lateral unicompartmental knee arthroplasty through a medial approach. Surgical technique [J]. J Bone Joint Surg Am, 2008, 90−A(Suppl 2 Pt 2): 195−205.

|第五章|
骨关节炎的膝关节与膝单髁置换术后的膝关节运动学特点

膝关节是人体的主要负重运动关节，其运动同时伴随着股骨髁向后移动及胫骨的轴向内旋等一系列复合的三维空间运动。当膝关节功能结构发生改变而影响膝关节的运动学特性时，都可能引起关节功能异常及膝关节所受应力的增加。膝骨关节炎是中老年人常见的慢性退行性关节疾病，以关节软骨、软骨下骨、周围软组织共同病损为主要特征。膝骨关节炎患者膝关节变形，活动受限，行走时外观有明显改变，预示膝骨关节炎是与步态和运动学、运动力学等生物力学因素关系密切的一种疾病。本章主要探讨膝骨关节炎患者的膝关节运动学特点。

膝骨关节炎主要是膝关节软骨发生破坏并出现继发性增生导致膝关节疼痛、肿胀、僵硬，活动明显受限。因此，膝骨关节炎患者在步行过程中，其屈膝角度、冠状面膝关节最初角度和膝关节最大活动度均减小，通过角度的减小来缓冲足底刚着地时的冲力，减轻步行过程中产生的疼痛，有效补偿下肢关节功能失常，增加步行过程中下肢关节的稳定性。

第一节　骨关节炎的膝关节运动学特点

一、膝内侧骨关节炎的膝关节运动学特点

患有膝内侧骨关节炎的膝关节的运动学模式与正常膝关节的运动学模式有些相似，如下蹲和跪姿时股骨外旋逐渐增加，爬楼梯时随着伸展逐渐减少[1]。然而，膝内侧骨关节炎膝和健康膝之间仍然存在一些运动学差异。骨关节炎时，关节在股骨外旋值降低时开始屈膝，在所有运动范围内都保持这种状态。此外，在患有膝内侧骨关节炎的膝关节中，胫骨平台上的股骨内侧髁和外侧髁没有表现出明显的后移，尤其是在膝关节屈曲30°～80°[1]。Matsui 等[2] 使用 CT 检查评估股骨及胫骨旋转，研究发现，与正常膝关节相比，患有严重内侧骨关节炎的膝关节的股骨倾向于位于相对内旋位置。此外，Hamai 等[1] 在使用视频透视分析骨关节炎膝关节运动学的研究中获得了相同的结论。"锁扣机制"是健康膝关节在屈曲的0°～20°时的自然过程，膝内侧骨关节炎患者伸膝受限，"锁扣机制"缺乏，这种功能限制归因于膝单间室骨关节炎膝内侧间室的软骨退化、骨赘和半月板疾病。研究发

现，在骨关节炎关节的最后伸直过程中股骨相对于胫骨的内旋减少，并且在超声检查正常人和膝内侧骨关节炎患者膝关节伸膝过程中，胫骨外旋和股骨内旋随着膝内侧间室骨关节炎的进展成比例地减少[3]。从10°到约50°的膝关节屈曲过程中，股骨内侧髁接触点减少了胫骨平台上的移动，并且在膝关节负重运动中从膝关节半屈到完全屈曲的过程中，接触点整体前移。另一方面，在伸膝运动中，内侧髁在整个运动范围内呈渐进性前移。内侧髁缺乏后移的原因可能是由软组织挛缩和骨赘形成引起的，内侧间室的软骨－骨侵蚀可能与胫骨平台上的软骨磨损模式有关[1, 4]。此外，由于关节表面的剪切力增加，股骨内侧髁在膝关节屈曲时的前移，以及它在伸展时的向后运动，可以被认为是造成软骨和半月板损伤的原因。有研究发现，具有完整前交叉韧带的膝骨关节炎的软骨侵蚀发生在内侧平台的中央区域，而膝骨关节炎合并前交叉韧带断裂，显示出更严重的后部磨损[1, 4]，这表明胫骨内侧平台上的股骨髁接触点的整体移动，依赖于前交叉韧带的完整性。膝内侧骨关节炎的膝关节股骨外侧髁接触点整体向后运动，这有助于内侧髁的轴向旋转，随着屈曲的进行，股骨相对于胫骨向外旋转。胫骨外侧平台的相对运动似乎与骨关节炎退变无关。甚至前交叉韧带完整性似乎也不是对股骨外侧髁平移产生主要影响的因素[5]。

二、膝外侧骨关节炎的膝关节运动学特点

使用 MRI 和放射立体测量法的几项研究表明，正常的股骨髁以可重复的方式移动[6]。当膝关节患有退行性疾病时会发生一系列变化，但这些变化在膝外侧和内侧骨关节炎之间存在一定的差异。相对于内侧骨关节炎，膝外侧骨关节炎内侧髁的前后运动往往更大。研究表明，膝关节半屈曲过程中，正常膝关节内侧股骨髁旋转中心向后移动[7]。膝内侧骨关节炎的膝关节半屈膝过程中内侧股骨髁旋转中心向前位移[8]。然而，膝外侧骨关节炎的膝关节内侧股骨髁旋转中心相对于正常膝关节后移更多[7]。即在半屈位中，内侧髁旋转中心在内侧骨关节炎与外侧骨关节炎中呈现完全相反的运动。这些变化的原因尚不清楚，可能是由于髋关节和骨盆解剖结构的变化，膝外侧骨关节炎患者走路时股骨外旋增加[9, 10]。

第二节　膝单髁置换术后的膝关节运动学特点

当前对于严重的膝骨关节炎患者而言，全膝置换术已成为一种标准的手术治疗方式。全膝置换术后膝关节运动学主要有以下改变：①由于半月板的缺如，股骨髁与胫骨垫片之间的矢状面形合度较低，从而在前后向运动上有更大的自由度。②为了防止髌骨向外脱位，一般股骨假体均会稍外置。③由于股骨滑车沟的外置及胫骨假体的轻度靠内的旋转对位，Q 角通常会有减小。④因矢状面形合度较低及大部分载荷作用在胫骨后方等因素，在伸直位股骨髁的相对位置会偏后。⑤由于"四边框架连结"不复存在，特别是在后交叉韧带保留型的 CR 膝关节假体，屈膝过程中股骨髁的后滚将大为减少。在后稳定型或后交叉韧带替代型的 PS 膝关节假体，会保留最多的后滚，且股骨髁的后滚也最能够预测。⑥由于前交叉韧带的切除，"伸直锁定"功能将完全缺如。

但是近些年来，膝单髁置换术治疗单间室退行性膝骨关节炎的效果较前明显提高，该技术越来越受到关注。相比于全膝置换术，膝单髁置换术只改变膝关节的单个间室，而髌

股关节及前交叉韧带、后交叉韧带等结构均得到保留，因此理论上认为膝单髁置换术后的运动学更接近于正常。

通过对比膝单髁置换术术前与术后负荷下蹲时（屈曲 10°～ 100°）的胫股关节运动学发现，膝单髁置换术后胫骨旋转及股骨后滚模式均与术前相似，但胫骨最大旋转值及股骨外侧髁后滚均较术前有所减小，认为有很多因素影响这种运动学的变化，包括手术技术、骨关节炎程度及术后的恢复等[11,12]。有研究使用膝关节屈曲轴的股骨上髁轴来评估膝单髁置换术后的运动学，发现膝单髁置换术后的胫骨旋转与术前相比有减小的趋势，但差异无统计学意义，股骨内侧髁相对于胫骨的位置及活动均与术前相似，而外侧髁则表现出股骨后滚减小，认为膝单髁置换术后运动学并不能完全恢复正常，而是更接近于骨关节炎膝关节，这种运动学改变可能是膝骨关节炎的病理学改变引起的[13]。而膝单髁置换术术前的膝关节运动学更接近于膝骨关节炎，表现为胫骨旋转及股骨后滚的减小[14]。Hanson 等[15,16]研究发现，负重位下，膝单髁置换术后和全膝置换术后屈曲最大时胫骨内旋平均为 13.2° 和 6°，显然膝单髁置换术较全膝置换术更接近于正常值。全膝置换术后膝关节运动学异常模式（包括胫骨反向旋转和股骨外侧髁反向前滑）的报道较常见[17~19]，而膝单髁置换术后出现异常运动模式的报道很少。因此，在体内研究中，膝单髁置换术后并不能完全恢复正常膝关节运动学，但与全膝置换术相比仍具有优势。

正常髌股关节涉及复杂的生物力学，而全膝置换术后髌股关节并发症是最常见的问题之一[20,21]。全膝置换术后，髌股关节接触面积的减小会使其接触压增大，同时髌骨假体相比于正常膝关节呈现出复杂的三维运动模式改变[20,21]。研究发现，膝单髁置换术后活动时的髌骨伸屈、倾斜与旋转均与正常膝关节十分接近，显示了正常的髌骨轨迹[21]。而全膝置换术后髌骨的倾斜和旋转均变化明显，即使在大部分屈曲度时髌骨的屈曲都保持正常，但是在髌骨由股骨髁转到滑车关节时出现明显的髌骨屈曲减小，说明髌骨未能顺利地滑向滑车。因此，膝单髁置换术后的髌股关节运动学明显优于全膝置换术，这也解释了为什么膝单髁置换术后髌股关节并发症很低。

膝单髁置换术后膝关节运动学虽然可能并未完全恢复正常，但是其只改变了单侧间室，更多韧带及结构的保留使其无论是胫股关节还是髌股关节运动学均比全膝置换术更接近于正常。运动学上越接近于正常，临床效果可能越好，因此膝单髁置换术对于具有单髁置换适应证的患者可能是更佳的选择。

目前单髁置换假体主要包括活动垫片假体及固定垫片假体。研究发现，活动平台膝单髁置换术后膝关节胫骨内旋、股骨内侧髁固定和股骨外侧髁回滚更接近正常膝关节运动学[22]。由于高分子聚乙烯的脱层是膝单髁置换术后的主要磨损类型，在膝关节屈曲过程中，固定平台中股骨假体在高分子聚乙烯上滑动或滚动达 5 mm，而活动平台中股骨假体保持相对静止。因此，固定垫片假体可能增加高分子聚乙烯垫片脱层[23,24]。胫骨侧假体的松动是膝单髁置换术翻修的主要原因之一，活动平台膝单髁置换术的理论优势之一是减少了骨水泥界面处的剪切力[25]，这可能归因于垫片的自由运动，垫片在活动过程中可以缓冲剪切力并在整个运动范围内保持最大化接触面积。研究报道，活动平台膝单髁置换术中胫骨侧假体的松动率低于固定平台膝单髁置换术[26]，活动平台膝单髁置换术的假体存活率更好，但有报道称，接受固定平台膝单髁置换术假体的患者有更好的膝关节功能和疼痛缓解[26,27]，因此，对于固定平台与活动垫片假体的选择仍然存在争议，仍需要更多远期研究。

　　膝关节是人体的主要负重运动关节，膝关节的运动绝非简单的铰链式屈伸运动，而是同时伴随着股骨髁向后移动及胫骨的轴向内旋等一系列复合的三维空间运动。当膝关节功能结构发生改变而影响膝关节的运动学特性时，都可能引起关节功能异常及膝关节所受应力的增加。全膝置换术后运动学方面的多种改变一定程度上影响了患者的术后功能，也为假体设计及手术技术的改进提出了更高的要求。膝单髁置换术后膝关节运动学虽然可能并未完全恢复正常，相对于全膝置换术更接近于正常，临床效果可能越好。因此对于具有适应证的患者膝单髁置换术可能是更佳的选择。

本章参考文献

[1]　HAMAI S, MORO-OKA T A, MIURA H, et al. Knee kinematics in medial osteoarthritis during *in vivo* weight-bearing activities [J]. J Orthop Res, 2009, 27(12): 1555−1561.

[2]　MATSUI Y, KADOYA Y, UEHARA K, et al. Rotational deformity in varus osteoarthritis of the knee: Analysis with computed tomography [J]. Clin Orthop Relat Res, 2005, (433): 147−151.

[3]　NAGAO N, TACHIBANA T, MIZUNO K. The rotational angle in osteoarthritic knees [J]. Int Orthop, 1998, 22(5): 282−287.

[4]　MOSCHELLA D, BLASI A, LEARDINI A, et al. Wear patterns on tibial plateau from varus osteoarthritic knees [J]. Clin Biomech (Bristol, Avon), 2006, 21(2): 152−158.

[5]　DENNIS D A, MAHFOUZ M R, KOMISTEK R D, et al. *In vivo* determination of normal and anterior cruciate ligament-deficient knee kinematics [J]. J Biomech, 2005, 38(2): 241−253.

[6]　FREEMAN M A, PINSKEROVA V. The movement of the normal tibio-femoral joint [J]. J Biomech, 2005, 38(2): 197−208.

[7]　WEIDOW J, KARRHOLM J, SAARI T, et al. Abnormal motion of the medial femoral condyle in lateral knee osteoarthritis [J]. Clin Orthop Relat Res, 2007, 454: 27−34.

[8]　SAARI T, CARLSSON L, KARLSSON J, et al. Knee kinematics in medial arthrosis: Dynamic radiostereometry during active extension and weight-bearing [J]. J Biomech, 2005, 38(2): 285−292.

[9]　WEIDOW J, PAK J, KARRHOLM J. Different patterns of cartilage wear in medial and lateral gonarthrosis [J]. Acta Orthop Scand, 2002, 73(3): 326−329.

[10]　WEIDOW J, TRANBERG R, SAARI T, et al. Hip and knee joint rotations differ between patients with medial and lateral knee osteoarthritis: gait analysis of 30 patients and 15 controls [J]. J Orthop Res, 2006, 24(9): 1890−1899.

[11]　MOCHIZUKI T, SATO T, TANIFUJI O, et al. *In vivo* pre- and postoperative three-dimensional knee kinematics in unicompartmental knee arthroplasty [J]. J Orthop Sci, 2013, 18(1): 54−60.

[12]　TANIFUJI O, SATO T, KOBAYASHI K, et al. Three-dimensional *in vivo* motion analysis of normal knees using single-plane fluoroscopy [J]. J Orthop Sci, 2011, 16(6): 710−718.

[13]　MOCHIZUKI T, SATO T, BLAHA J D, et al. Kinematics of the knee after unicompartmental arthroplasty is not the same as normal and is similar to the kinematics of the knee with osteoarthritis [J]. Knee Surg Sports Traumatol Arthrosc, 2014, 22(8): 1911−1917.

[14]　TANIFUJI O, SATO T, KOBAYASHI K, et al. Three-dimensional *in vivo* motion analysis of normal

knees employing transepicondylar axis as an evaluation parameter [J]. Knee Surg Sports Traumatol Arthrosc, 2013, 21(10): 2301—2308.

[15] HANSON G R, MOYNIHAN A L, SUGGS J F, et al. Kinematics of medial unicondylar knee arthroplasty: An *in vivo* investigation [J]. J Knee Surg, 2009, 22(3): 237—242.

[16] HANSON G R, SUGGS J F, FREIBERG A A, et al. Investigation of *in vivo* 6DOF total knee arthoplasty kinematics using a dual orthogonal fluoroscopic system [J]. J Orthop Res, 2006, 24(5): 974—981.

[17] MECCIA B, KOMISTEK R D, MAHFOUZ M, et al. Abnormal axial rotations in TKA contribute to reduced weightbearing flexion [J]. Clin Orthop Relat Res, 2014, 472(1): 248—253.

[18] DENNIS D A, KOMISTEK R D, MAHFOUZ M R, et al. Multicenter determination of *in vivo* kinematics after total knee arthroplasty [J]. Clin Orthop Relat Res, 2003(416): 37—57.

[19] DENNIS D A, KOMISTEK R D, MAHFOUZ M R, et al. A multicenter analysis of axial femorotibial rotation after total knee arthroplasty [J]. Clin Orthop Relat Res, 2004(428): 180—189.

[20] KAINZ H, RENG W, AUGAT P, et al. Influence of total knee arthroplasty on patellar kinematics and contact characteristics [J]. Int Orthop, 2012, 36(1): 73—78.

[21] PRICE A J, OPPOLD P T, MURRAY D W, et al. Simultaneous *in vitro* measurement of patellofemoral kinematics and forces following Oxford medial unicompartmental knee replacement [J]. J Bone Joint Surg Br, 2006, 88(12): 1591—1595.

[22] LI M G, YAO F, JOSS B, et al. Mobile *v.s.* fixed bearing unicondylar knee arthroplasty: A randomized study on short term clinical outcomes and knee kinematics [J]. Knee, 2006, 13(5): 365—370.

[23] BLUNN G W, JOSHI A B, MINNS R J, et al. Wear in retrieved condylar knee arthroplasties: A comparison of wear in different designs of 280 retrieved condylar knee prostheses [J]. J Arthroplasty, 1997, 12(3): 281—290.

[24] BARTLEY R E, STULBERG S D, ROBB W J, 3RD, et al. Polyethylene wear in unicompartmental knee arthroplasty [J]. Clin Orthop Relat Res, 1994 (299): 18—24.

[25] GIOE T J, KILLEEN K K, HOEFFEL D P, et al. Analysis of unicompartmental knee arthroplasty in a community-based implant registry [J]. Clin Orthop Relat Res, 2003(416): 111—119.

[26] EMERSON R H, JR., HANSBOROUGH T, REITMAN R D, et al. Comparison of a mobile with a fixed-bearing unicompartmental knee implant [J]. Clin Orthop Relat Res, 2002(404): 62—70.

[27] GLEESON R E, EVANS R, ACKROYD C E, et al. Fixed or mobile bearing unicompartmental knee replacement? A comparative cohort study [J]. Knee, 2004, 11(5): 379—384.

第六章
与膝单髁置换术相关的膝骨关节炎病理学

第一节　膝关节关节软骨组织学

　　膝关节关节软骨属于透明软骨，是一种特殊的结缔组织，主要是由软骨细胞、胶原纤维（胶原蛋白、蛋白聚糖）和水组成。胶原纤维组织中富含水化蛋白聚糖。蛋白聚糖是一种复杂的复合糖蛋白，由一条中心蛋白链上附着众多的糖胺聚糖链组成。所形成的这种透明软骨结构并非均匀一致，依据胶原纤维的排列和软骨细胞分布可分成特殊的层次。浅层软骨细胞含量少，而深层则富含软骨细胞。最深层增殖的软骨细胞因碱化带连同基质而钙化形成海潮线。此层下方为钙化软骨层，将透明软骨连接于软骨下骨（图6-1）。迄今为止没有发现关节软骨有血液供应和神经分布，浅层软骨细胞从关节滑液中获得营养，深层软骨细胞从软骨下骨汲取营养。

　　关节软骨自身修复能力有限，大于4 mm的缺损往往不能自行修复，这与软骨细胞再生能力与分泌基质功能低下相关。随着年龄增长，这种修复能力会进一步降低，因而骨关节炎好发于50岁以后。随着体重、体力劳动或运动量（如篮球、足球运动员）增加，关节软骨磨损或对吻损伤（kissing lesion）增加，加上修复能力下降，从而导致负重区软骨表面纤维化、碎裂、剥脱，乃至全程软骨缺损（如图6-2）。

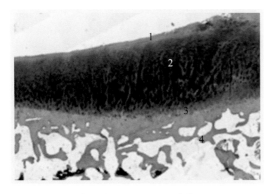

图6-1　正常膝关节透明软骨组织结构

1.浅层软骨；2.深层软骨；3.海潮线；4.软骨下骨

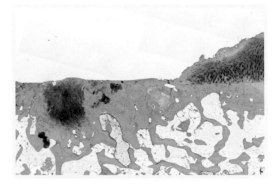

图6-2　退变的关节透明软骨组织结构

厚度不均匀、表面纤毛化、细胞失去柱状排列且不均匀、基质碎裂、基质染色异常

第二节　膝内侧间室骨关节炎病理学

膝前内侧骨关节炎是一种具有独特的临床病理学特征的疾病，是膝内侧间室骨关节炎的主要形式。股骨内侧髁软骨和骨磨损集中在远端关节面，而股骨后髁关节软骨面保存完好；内侧胫骨平台软骨和骨磨损集中在前侧或 / 和中央部，而后侧软骨正常（图 6–3）。

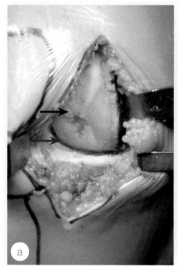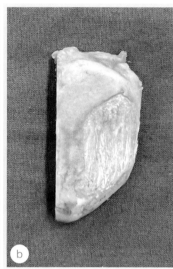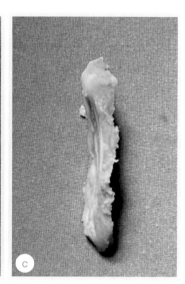

图 6-3　膝前内侧骨关节炎的病理变化

a. 股骨远端软骨磨损（黑色箭头），后髁软骨正常（蓝色箭头）；b. 单髁置换术切下的胫骨平台上面观；c. 单髁置换术切下的胫骨平台侧面观

膝关节负重区全层软骨缺损，前后负重位片显示内侧间隙消失（图 6–4a），站立位时患膝呈现内翻畸形（图 6–4b）。外侧间室全层软骨保留，前交叉韧带完整（图 6–4c）。膝关节屈曲 20°，施以外翻应力，内翻畸形可以矫正（图 6–4d）。膝关节外翻应力位片显示内侧间隙张开，恢复正常宽度，内翻畸形矫正，外侧间隙保持正常（图 6–4e）。完整的交叉韧带与保留的外侧间室关节面共同作用，使股骨内侧髁在屈曲时后滚，脱离前侧的磨损凹陷区，落在胫骨后平台的完整软骨上方（图 6–4f），内翻畸形可因双膝屈曲 90°（图 6–4g）。患者每次屈曲膝关节时，内侧副韧带均被拉伸至适当长度，内侧副韧带不会发生挛缩。

为维持膝关节稳定性，股骨内侧髁及内侧胫骨平台骨赘增生，以代偿因关节全层软骨丢失造成的负重位不稳。增生骨赘使内侧副韧带维持近乎正常的张力，站立位时膝关节稳定。膝内侧骨关节炎发展到晚期，髁间窝骨赘大量增生导致前叉韧带损伤，但外侧间室关节面软骨正常，内侧胫骨平台后部关节软骨保持完整，胫股关节仍可保留与前内侧骨关节炎相同的运动学机制和前后方向的稳定性[1, 2]。

当炎症侵犯前交叉韧带，或者髁间窝增生骨赘机械性损害前交叉韧带，前交叉韧带断裂或者消失，导致膝关节不稳，骨关节炎将进一步发展，关节软骨磨损发展到胫骨平台的后部。内翻畸形进一步加重，往往超过 15°，并出现屈曲挛缩畸形（图 6–5）。

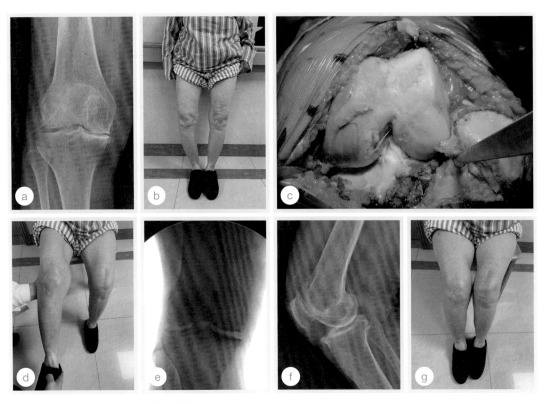

图 6-4　膝内侧间室骨关节炎患者特点

a. 前后非负重位片显示内侧间隙消失；b. 负重位片显示内翻畸形明显；c. 术中图片显示外侧间室软骨正常，前交叉韧带正常；d. 外翻应力作用下内翻畸形被矫正；e. 外翻应力位外侧间隙正常，内侧间隙张开；f. 膝关节屈曲股骨髁后滚；g. 坐位照片显示膝关节屈曲 90° 内翻畸形矫正

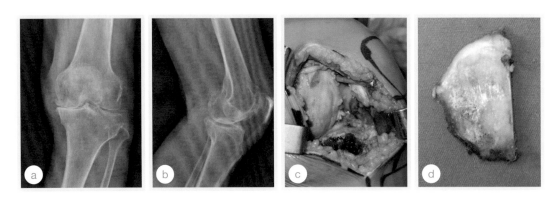

图 6-5　前交叉韧带损伤患者关节炎病理特点

a. 前后位 X 线片显示胫骨平台磨损严重；b. 侧位 X 线片显示磨损延伸至胫骨平台后侧；c. 术中见前交叉韧带消失；d. 胫骨平台磨损至后侧

　　以上所述的是膝内侧骨关节炎的自然发生发展过程，前交叉韧带损伤是终末期骨关节炎发展的结果。但是对于另一部分年轻时前交叉韧带损伤而后发生骨关节炎的患者而言，其病理过程与前述的膝前内侧骨关节炎不同。在相对年轻的患者，创伤引起前交叉韧带原

发性断裂，膝关节可能发生不稳，不稳导致软骨损伤、半月板撕裂及内侧关节边缘逐渐变薄，而骨和软骨磨损位于胫骨平台的中央和后侧，是一种由前交叉韧带损伤导致的继发性骨关节炎，也称为后内侧骨关节炎[3]。

第三节　膝外侧间室骨关节炎病理学

由于解剖和运动学的差异，膝内、外间室载荷分布不同，从而导致内外间室软骨磨损模式不同[4]。膝内侧间室骨关节炎是膝伸直状态的病变，而外侧间室是膝屈曲状态的病变。膝外侧间室骨关节炎的发病率明显低于内侧间室，约为内侧间室骨关节炎的10%[5]，占膝骨关节炎的5%～10%[6,7]。膝外侧间室骨关节炎常发生在膝关节屈曲位，通过站立前后位X线片常会评估不足和漏诊，实际的发生率可能更高。当临床上因膝外侧痛而怀疑外侧间室骨关节炎时，需要拍摄屈膝45°外翻应力位或罗森伯格（Rosenberg）X线片，以提高外侧间室骨关节炎的诊断率。

膝外侧间室骨关节炎不同于膝前内侧骨关节炎那样的软骨和骨磨损形式[8]，在外侧间室骨关节炎，软骨和骨磨损从胫骨平台中央开始，在屈曲45°股骨侧有对应的对吻损伤，随着病情进展，股骨侧的病变向前和向后扩展，通常在膝关节伸直和90°屈曲位时股骨上有一些软骨残留（图6-6）[9]。

磨损部位在膝内侧间室骨关节炎和膝外侧间室骨关节炎之间存在明显差异。Gulati等[10]对14例膝内侧及20例膝外侧间室骨关节炎患者进行研究，以明确全层软骨缺损的部位。研究发现，外侧间室骨关节炎胫骨和股骨的磨损更靠后，磨损中心位于膝关节屈曲40°（SD 3°）。膝内侧间室骨关节炎胫骨和股骨磨损更靠前中部，磨损中心位于膝关节屈曲11°（SD 3°）。

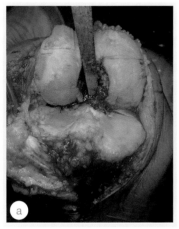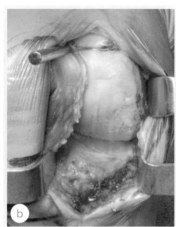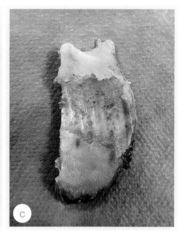

图6-6　膝外侧间室骨关节炎病理手术特点

a、b. 外侧间室骨关节炎磨损部位；c. 截下的胫骨平台的磨损部位

本章参考文献

[1] KIKUCHI K, HIRANAKA T, KAMENAGA T, et al. Anterior cruciate ligament deficiency is not always a contraindication for medial unicompartmental knee arthroplasty: A retrospective study in Nondesigner's Japanese Hospital [J]. J Arthroplasty, 2021, 36(2): 495−500.

[2] ENGH G A, AMMEEN D J. Unicondylar arthroplasty in knees with deficient anterior cruciate ligaments [J]. Clin Orthop Relat Res, 2014, 472(1): 73−77.

[3] MANCUSO F, DODD C A, MURRAY D W, et al. Medial unicompartmental knee arthroplasty in the ACL-deficient knee [J]. J Orthop Traumatol, 2016, 17(3): 267−275.

[4] SAH A P, SCOTT R D. Lateral unicompartmental knee arthroplasty through a medial approach: Study with an average five-year follow-up [J]. J Bone Joint Surg Am, 2007, 89(9): 1948−1954.

[5] SCOTT R D. Lateral unicompartmental replacement: A road less traveled [J]. Orthopedics, 2005, 28(9): 983−984.

[6] MICHAEL JOHNSON J, MAHFOUZ M R. Cartilage loss patterns within femorotibial contact regions during deep knee bend [J]. J Biomech, 2016, 49(9): 1794−1801.

[7] WEIDOW J. Lateral osteoarthritis of the knee. Etiology based on morphological, anatomical, kinematic and kinetic observations [J]. Acta Orthop Suppl, 2006, 77(322):7−44.

[8] TOKUHARA Y, KADOYA Y, NAKAGAWA S, et al. The flexion gap in normal knees: An MRI study [J]. J Bone Joint Surg Br, 2004, 86(8): 1133−1136.

[9] HARMAN M K, MARKOVICH G D, BANKS S A, et al. Wear patterns on tibial plateaus from varus and valgus osteoarthritic knees [J]. Clin Orthop Relat Res, 1998, (352): 149−158.

[10] GULATI A, CHAU R, BEARD D J, et al. Localization of the full-thickness cartilage lesions in medial and lateral unicompartmental knee osteoarthritis [J]. J Orthop Res, 2009, 27(10): 1339−1346.

第七章
膝单髁置换术的经典适应证

膝关节微创膝单髁置换术须严格把握手术适应证，一般认为其适用于膝前内侧骨关节炎和膝自发性内侧间室骨坏死。

第一节　膝前内侧骨关节炎

一、病理解剖学表现

(1) 前、后交叉韧带功能正常。

(2) 胫骨侧软骨磨损局限在胫骨平台的前内侧。

(3) 股骨内侧髁远端的软骨磨损，内侧后髁及外侧髁保存全层软骨。

(4) 内侧副韧带保持正常长度。

(5) 膝关节后关节囊短缩。

二、症状

疼痛为主要症状，患者经常感到疼痛在内侧关节线附近，可以在前、后，甚至在膝关节的外侧。常在站立和行走时疼痛明显，在坐位（这时膝关节处于屈曲状态，股骨与胫骨的相接触的部分是股骨内侧后髁以及胫骨平台后内侧，这两个结构是完好无损的）和卧位（这时存在损伤的关节面不负重）时疼痛减轻或消失。

三、体征

(1) 内翻畸形：平卧或站立位时，常有 5°～15° 内翻畸形。当患者在屈膝 90° 坐位时，内翻畸形自动矫正；当屈膝 20° 及其以上角度时，外翻应力也可矫正内翻畸形（图 7-1）。

(2) 屈曲挛缩畸形：由于后关节囊变短缩和骨赘存在，影响膝关节的伸直，常保留小于 10° 的屈曲挛缩畸形，但麻醉下患者膝关节可伸直。

(3) 膝关节活动范围（range of motion，ROM）很少受限，ROM 很少小于 100°。

(4) 膝关节可有中度肿胀和关节积液，膝内侧关节线附近常有压痛。

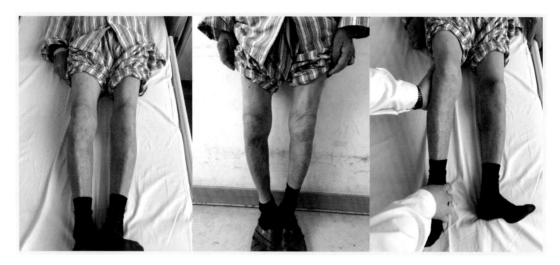

图 7-1　内翻畸形

正位显示右膝内翻约 7°，站立位内翻更明显，屈膝 20°，予以外翻应力可矫正内翻畸形

（5）常用于评估交叉韧带损伤的轴移试验、抽屉试验不推荐用于膝单髁置换术术前判断。

四、影像学检查

X 线检查（图 7-2）及 MRI 检查是判断牛津单髁置换术适应证最有用的手段。

1. X 线检查

（1）前后负重位片：内侧关节间隙明显狭窄，外侧间隙正常。

（2）内翻应力位片：内侧关节间隙消失，内侧间室"骨对骨"。

（3）外翻应力位片：膝关节内侧间隙张开，外侧间隙保持正常。

（4）侧位片：骨磨损位于胫骨平台中央，未延伸至胫骨平台后侧。

2. MRI 检查

膝关节 MRI 检查有助于判断膝关节软骨及交叉韧带损伤状态，但不作为常规的筛选手段。

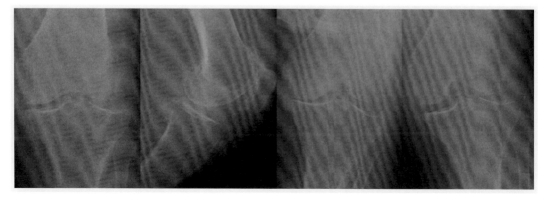

图 7-2 膝关节负重正位、侧位、内翻应力位、外翻应力位 X 线片

第二节 膝自发性内侧间室骨坏死

膝自发性骨坏死最多见于股骨内侧髁负重面深层，较少见于股骨外侧髁或胫骨平台。可分为膝关节自发性骨坏死与膝关节继发性骨坏死，以膝关节自发性骨坏死多见 [1]。

一、病理学

膝关节自发性骨坏死多表现为坏死区表面的关节面软骨纤维化、碎裂，关节面软骨塌陷，常合并软骨下骨的骨折和硬化。在早期，关节镜检查可见到坏死骨表面的关节面软骨变平坦并出现裂隙，严重者可见活瓣样软骨瓣。在晚期，受累区关节软骨脱落于关节腔内形成包含关节软骨和软骨下骨的游离体，而坏死区表面被新形成的纤维软骨覆盖。术中可见坏死区表面病变的软骨呈椭圆形，长轴位于矢状面。坏死区的中央可见空骨陷窝和脂肪细胞变性，成骨细胞、软骨样组织、富含纤维与血管的肉芽组织包绕在坏死区的周围，修复坏死区（图 7-3）。值得注意的是，病变局限于骨与软骨，周围的韧带都是完好的，这是膝单髁置换术适用于膝关节自发性骨坏死的理论基础。

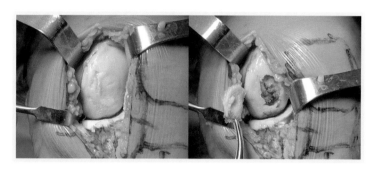

图 7-3 骨坏死术中典型征象

外表软骨光滑，局灶性凹陷，有分界沟；揭开软骨盖，可见下方坏死灶，空洞

二、病理生理学

膝关节自发性骨坏死由 Ahlback 等 [2] 于 1968 年首次报道。膝关节骨坏死的发生机制尚不明确，目前主要有两种理论：创伤源性理论和血管源性理论。创伤源性理论又称应力源性理论，该理论认为，反复的膝关节微小创伤或者应力因素，导致本来已经骨质疏松的软骨下骨出现微小骨折，引起骨髓水肿，使髓内压力增高，进一步加重骨髓水肿，形成恶性循环，最终导致骨坏死。血管源性理论认为，股骨内侧髁仅有单一滋养动脉营养软骨下骨，且该区域存在缺血区，因此容易出现骨坏死。也有学者认为该病是两大因素共同作用的结果。膝自发性内侧间室骨坏死的主要病理表现可以归纳为股骨内侧髁或胫骨平台内侧软骨下不完全骨折或局灶性软骨下骨坏死 [3]。

三、诊断

（一）症状

临床症状主要为膝内侧间室突发疼痛，负重时疼痛加重，常有夜间静息痛。

（二）体征

骨坏死的主要体征为患膝受累处压痛、肿胀、积液、不同程度的活动受限，一般无关节不稳。

（三）影像学检查

1. X 线检查

膝关节 X 线检查是最主要的检查方法（图 7-4），但在膝关节骨坏死早期的数月内，X 线常表现为正常。X 线对骨坏死的分期及预后价值较大，Koshino[4] 依据 X 线片的不同表现，将膝关节自发性骨坏死分为 4 期（表 7-1）。膝关节骨坏死晚期可继发膝骨关节炎特征性改变，因此膝关节骨坏死晚期的 X 线片与膝骨关节炎较难鉴别。

2. CT 检查

CT 检查与 X 线检查一样对膝关节骨坏死的早期诊断缺乏灵敏度。且价格较贵，射线暴露，不推荐使用。但是 CT 在判断如软骨下骨折等骨性结构改变要优于其他检查方法。

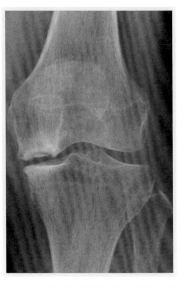

图 7-4　典型 X 线表现，见骨缺损和"新月征"

表 7-1　膝关节自发性骨坏死分期

分期	X 线表现
Ⅰ期	未见异常
Ⅱ期	股骨内髁负重区变扁平
Ⅲ期	股骨内髁出现大小不等稀疏区，近侧和远侧骨硬化
Ⅳ期	稀疏区周围骨硬化，软骨下骨塌陷，关节间隙变窄，骨唇增生

3. MRI 检查

MRI 检查对膝关节自发性骨坏死的敏感性高，特别是对 X 线检查和 CT 检查正常而又高度怀疑有膝关节自发性骨坏死时确定诊断的最佳方法（图 7-5）。MRI 检查早期发现骨坏死的灵敏度和特异性分别达 99% 和 98%。临床上，若老年患者突发的膝关节疼痛，X 线检查未见明显异常时，如一个半月内症状不能缓解，建议行 MRI 检查，有可能发现早期的膝关节自发性骨坏死[5]。

同时，MRI 的另一个优势就是对韧带情况探查较为清晰，可以准确判断膝关节内外侧副韧带、交叉韧带等是否完好，以便确定是否可行膝单髁置换术治疗。

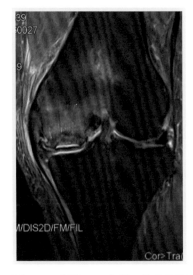

图 7-5　典型 MRI 表现，显示骨坏死区和骨髓水肿区

本章参考文献

[1] SIBILSKA A, GORALCZYK A, HERMANOVICZ K, et al. Spontaneous osteonecrosis of the knee: What do we know so far? A literature review[J]. International Orthopaedics, 2020, 44: 1063−1069.

[2] AHLBACK S, BAUER G C, BOHNE W H. Spontaneous osteonecrosis of the knee[J]. Arthritis Rheum, 1968, 11: 705−733.

[3] KAMENAGA T, HIRANAKA T, HIDA Y, et al. Unicompartmental knee arthroplasty for spontaneous osteonecrosis of the medial tibial plateau[J]. Knee, 2018, 25(4): 715−721.

[4] KOSHINO T, OKAMOTO R, TAKAMURA K, et al. Arthroscopy in spontaneous osteonecrosis of the knee[J]. Orthop Clin North Am, 1979, 10(3): 609−618.

[5] HUSAIN R, NESBITT J, TANK D, et al. Spontaneous osteonecrosis of the knee (Sonk): The role of MR imaging in predicting clinical outcome[J]. Journal of Orthopaedics, 2020, 22: 606−611.

|第八章|
膝单髁置换术的现代适应证

第一节 高龄患者（≥80 岁）

年龄被认为是初次髋关节和膝关节置换术后并发症发生和患者死亡的独立危险因素[1]。随着社会的进步，医疗水平的不断提高，老龄化已成为全球性问题。高龄骨关节炎发病率高，致残率高，老年甚至高龄（超过80岁）的膝骨关节炎已成为关节科医生所面临的常见问题。高龄患者对健康较为关注，疼痛及行走困难给患者带来极大的心理障碍，甚至有些人感觉生活绝望及无助，迫切希望得到妥善的治疗。

高龄患者身体机能下降、组织器官功能退化，夹杂症多，手术耐受性差，手术风险相对较大。老年患者可能发生韧带退变，单髁置换有潜在风险。鉴于此，多数外科医生倾向于技术更熟悉的全膝置换术，而不是膝单髁置换术[2]。但老年患者对膝关节功能要求较低，预期寿命有限，假体的使用寿命可能比患者的预期寿命长，理论上高龄患者可能更适合膝单髁置换术治疗。

相较于全膝置换术，膝单髁置换术创伤更小，手术时间更短，术后恢复更快，严重并发症发生更少[3,4]。Siman H 等[3]对照研究了年龄超过75岁的1 356例初次全膝置换术和126例初次膝单髁置换术患者的临床结果，术后随访至少2年，接受膝单髁置换术的患者术后恢复更快，具有和全膝置换术一致的中期生存率。因此，他们建议对于符合膝单髁置换术标准的老年患者，应提供膝单髁置换术作为一种选择。Fabre-Aubrespy M 等[5]对101例接受膝单髁置换术治疗的患者进行了平均8年的术后随访，与全膝置换术相比，膝单髁置换术为75岁以上患者提供更好的膝关节功能和更高的关节遗忘评分，而二者术后生存率相当。Cheng J 等[6]回顾分析了不同年龄层（60～69岁、70～79岁、大于80岁）的195名（209例）患者的术后疗效，结论是超过80岁高龄患者膝单髁置换术是一个有效且安全的手术方式。Ingale PA回顾性比较了"大于80岁"（n=51例）与"小于60岁"（n=110例）、"60～69岁"（n=164例）和"70～79岁"（n=145例）各年龄组牛津单髁置换术患者的膝关节评分和其他预后指标，结果显示，研究组与其他组的膝关节评分差异无统计学意义，假体翻修率和存活率也无明显差异，因此，认为大于80岁的患者如果符合单髁手术标准，应考虑行膝单髁置换术。

在同济大学附属杨浦医院接受膝单髁置换术治疗的患者中，我们回顾分析了40例（50

膝，≥85岁）和44例（50膝，52～81岁）患者的术后疗效，平均随访29个月和24个月。结果显示，术后住院时间两组无明显差异[超高龄组（11.24±3.40）天 *v.s.* 对照组（10.50±2.85）天]，术后血红蛋白、红细胞比容差异无统计学意义。对于超高龄组，膝关节术后美国特殊外科医院（hospital for special surgery，HSS）评分由术前（52.55±6.95）分提高到术后（87.83±4.75）分，膝关节活动度由术前（102.27±10.81）°提高到术后（115.91±4.73）°（P=0.00）；视觉模拟评分法（visual analogue scale，VAS）评分由术前（5.24±0.61）分降低到术后（1.09±0.92）分（P=0.00）；胫股角由术前（185.4±4.20）°改善到（181.1±2.20）°（P=0.00）。超高龄组术后出现尿潴留2例、血糖波动8例、心律失常4例、急性精神障碍2例、血压波动5例、无死亡及翻修病例。对于满足手术适应证，且没有手术禁忌证的超高龄患者，微创膝单髁置换术治疗是一种合适的选择方案，术后可获得满意的临床疗效[7]。

老年患者膝单髁置换术治疗效果较好，随着年龄的增长，不仅假体的生存率增加，而且结果评分和满意度提高。膝单髁置换术的并发症发生率和死亡率较低，恢复较快，因此在老年人，特别是不健康的老年人中推荐使用。如果手术指征处在边缘，老年人特别是身体不健康的老年人仍推荐膝单髁置换术治疗。

第二节　年轻患者（≤60岁）

年轻患者年龄通常定义为≤60岁。相对于老年患者而言，年轻患者具有自身的特殊性，目前对于年轻患者的骨关节炎最佳治疗方案仍存在争议。

1989年，Kozinn SC和Scott R[8]提出的膝单髁置换术适应证把患者的年龄限定为大于60岁，因此小于60岁的年轻患者相当长一段时间被认为是膝单髁置换术的禁忌证。尽管严格遵守这些标准可能会改善结果，随着手术技术和假体设计不断完善，这个年龄标准似乎过于严苛，一些学者尝试扩展它们，并取得了非常好的临床疗效。

Baker等[9]报道，在1 000名活动垫片膝单髁置换术的患者中，各个年龄段的假体失败时间、失败机制，以及15年生存率没有差异。Von Keudell等[10]注意到接受膝内侧单髁置换术治疗的年轻患者与接受全膝关节置换的患者相比有更高的满意度。在为期6年的随访中，Liebs和Herzberg[11]发现44～91岁膝单髁置换术患者的年龄和手术失败之间没有关联。Kim YJ等[12]报道了82例年龄小于60岁患者接受第三代牛津单髁置换的临床结果，最短随访时间5年（5.3～12年），10年累计生存率达到94.7%，并发症包括3例垫片脱位，1例内侧胫骨平台塌陷，1例进展性外侧骨关节炎，没有垫片磨损而导致失败的病例。Kim KT等[13]报告了106例60岁以下年轻患者接受第三代牛津单髁手术的临床结果，以翻修为终点，10年生存率为89.3%；而以翻修为全膝关节置换为终点，10年生存率达到92.8%。也有研究报道了年龄小于50岁（平均46.5岁）接受膝单髁置换术的年轻患者平均随访6年的结果，假体生存率达到94%，未发现因高分子聚乙烯垫片磨损或断裂导致翻修的病例。Mannan A等则报道了固定平台单髁在60岁以下患者的长期随访结果，10年假体生存率92.9%，患者满意度97%[14]。最近几位学者在他们的系列研究中纳入了60岁以下的患者，与之前的研究相比，年轻患者的预后良好，生存率和功能预后与60岁以上的患者相似，在恢复运动能力方面更优[15]。

相对于老龄，年轻是一个独立的影响单髁假体生存率的危险因素。因为年轻患者更具有活力，对术后膝关节功能的要求更高，活动量大，膝关节使用更频繁，在假体－骨界面产生更大的机械负荷，这些可能影响假体的使用寿命。另外，年轻患者预期寿命更长，假体使用寿命要求更高，所以年轻患者可能面临更高的翻修风险[16-18]。但随着膝单髁置换术技术的成熟和材料科学的发展，活动垫片高分子聚乙烯的磨损已到非常低的水平，约 0.028～0.07 mm/年[13,14]，理论上活动垫片有更长的生存时间。然而，年轻患者的膝单髁置换术翻修率仍然较高[19,20]。

年轻患者膝单髁置换术与全膝置换术后同样面临翻修风险。多项研究结果显示，膝单髁置换术与全膝置换术后假体生存率相似，翻修时间无差异。但膝单髁置换术后翻修相对更加简单，60%～80% 可以使用初次全膝假体，翻修效果与初次全膝置换术相似[21-24]。

尽管有一些研究评估年龄对膝单髁置换术的影响，目前年龄对假体生存率和临床结果的影响尚存在争议，但并不认为年龄是一个严格的禁忌证。对于年龄小于等于 60 岁的年轻骨关节炎患者，只要符合膝前内侧骨关节炎诊断标准，膝单髁置换术也是一个可供选择的治疗方式。

除牛津单髁置换术活动垫片假体外，固定垫片假体也在临床广泛应用。多项研究结果表明，二者中长期生存率无明显差异[25,26]。相较于固定垫片假体，活动垫片假体更符合生理状态下的膝关节运动状态，具有更低的磨损率，有学者研究认为更加适合于年轻、膝关节活动需求高的患者[27]。但活动垫片假体的垫片脱位仍然是术后需要特别关注的并发症之一，而此问题在固定垫片假体中并不存在。源自两种不同理念的假体设计均在临床上取得了良好疗效和生存率，关键是合适的适应证选择和精准的手术技术。

同济大学附属杨浦医院随访了 109 例年龄 60 岁以内（包括 60 岁）接受牛津单髁置换术的年轻患者，平均随访年限为 3 年（1.0～9.5 年）。术后 OKS 为（39.78±0.33）分，较术前（14.38±0.39）分有明显改善；HSS 评分也由术前（55.54±0.49）分提高到术后（85.79±0.63）分（P=0.00）；术后膝关节 VAS 评分从术前的（5.23±0.07）分降低到（1.08±0.11）分（P=0.00）；膝关节活动度也由术前的平均（103.65±2.07）°增加到术后的（115.96±1.00）°（P=0.00）。仅 1 例因不明原因疼痛翻修为全膝置换术，未发现其他相关并发症[28]。因此，对于满足手术适应证的年龄患者，膝单髁置换术是安全、可靠的手术方式。

第三节　肥胖

Kozinn SC 和 Scott R[8] 基于对 100 个膝单髁置换术中失败病例进行总结分析，提出膝单髁置换术严苛的手术适应证标准，具有里程碑式的意义。这些标准在过去的 30 多年里得到推广应用，使膝单髁置换术后功能得到巨大改善。确保符合所有必要的适应证条件很重要，但不应用非必要禁忌证也很重要。按照膝单髁置换术的手术适应证而不是其禁忌证考虑时，患者的选择变得简单。如果患者确定有膝前内侧骨关节炎，以及症状严重足以证明手术的必要，采取膝单髁置换术治疗是合理的。

随着生活水平的提高，肥胖型膝骨关节炎的患者日益增加，多项研究显示，肥胖与膝骨关节炎的发生存在着密切的联系[29,30]。Kozinn SC 和 Scott R 等[8] 提出的膝单髁置换术指征对体重进行了严格的界定，体重超过 82 kg 的肥胖患者应避免接受膝单髁置换术。随着膝单髁置换术的逐渐成熟和假体材料性能的不断提高，肥胖或高体重指数（body mass index，BMI）作为膝单髁置换术禁忌证的观点也在不断被质疑。最近 10 年，许多外科医生将这些手术适应证进一步拓展，最常见的是在患者的年龄和体重方面，因为现在的患者更年轻和肥胖。膝单髁置换术骨保存的优势是驱动手术适应证扩展的主要原因，扩展手术适应证的临床应用已被证明中长期疗效满意。

1998 年，Murray DW 等[31] 已不再把体重作为膝单髁置换术的禁忌证指标，认为活动平台膝单髁置换术摩擦系数小，应力分散均匀，假体磨损率和使用寿命不会受患者体重的影响，即使是 BMI 大于 45 的患者假体长期生存率并没有明显降低。Affatato S 等[32] 通过多中心回顾性分析了 4 964 名膝单髁置换术后患者，其中包括肥胖（BMI 30 ~ 39 kg/m^2）和病理性肥胖患者（BMI ≥ 40 kg/m^2）。研究结果显示，病理性肥胖组更年轻，手术时间更长，但在垫片类型、胫骨假体组件、股骨假体组件及假体固定方面均与非肥胖组无明显差异。不仅如此，研究结果还表明，肥胖并不增加术后感染、假体脱位、假体松动的风险。最近，Agarwal N 等[33] 通过荟萃分析纳入了 30 项研究，包含 80 798 名患者，平均随访 5.42 年，结论与 Affatato S 等学者的观点一致，肥胖并不导致膝单髁置换术后不良率的增加，不应视为膝单髁置换术的禁忌证。Cavaignac E 等[34] 回顾了 212 例膝单髁置换术后患者，平均随访时间 12 年（7 ~ 22 年），结果显示，体重和 BMI 与临床相关的结果无统计学意义，BMI 并不影响单髁假体的长期生存率。而对于术后短期并发症的发生风险，Sundaram K 等[35] 分析了 8 029 名膝单髁置换术患者术后 30 天的并发症发生率与体重的关系，回归分析发现超重（BMI 25 ~ 29.99 kg/m^2）和肥胖患者（BMI 30 ~ 39.99 kg/m^2）与正常体重患者（BMI 18.5 ~ 24.99 kg/m^2）相比，术后 30 天的并发症发生风险并没有增加。因此，目前普遍认为体重或高 BMI 不应该是膝单髁置换术的禁忌证。

在关于固定平台膝单髁置换术的研究中，Xu 等[36] 通过 10 年随访指出，肥胖患者接受手术的年龄更早，术前膝关节活动度也更差。但相对于正常体重患者，二者均能获得很好的术后满意度与膝关节功能改善[37]。但是需要指出的是，当 BMI 超过 30 时，固定平台膝单髁置换术出现了较高的翻修率[38]。所以，肥胖患者仍需警惕体重对假体的影响，可能选择活动平台膝单髁置换术更加合适。

在同济大学附属杨浦医院接受膝单髁置换术治疗的患者中，我们回顾分析了 20 例（27 膝）中重度肥胖（BMI ≥ 35 kg/m^2）和 21 例（27 膝）非肥胖患者（BMI < 25 kg/m^2）的术后疗效，平均随访时间为 27 个月和 24 个月。结果显示，两组在平均住院日上差异无统计学意义 [肥胖组（11.96±4.83）天 *v.s.* 非肥胖组（10.59±3.03）天]。对于肥胖组，膝关节术后 HSS 评分由术前（51.37±7.34）分提高到术后（91.30±4.91）分，膝关节活动度也由术前（98.13±8.82）°改善到术后（114.29±8.40）°（P=0.00）；VAS 评分从术前的（5.15±0.60）分降低到术后（1.11±1.05）分（P=0.00）；在两组之间（肥胖组 *v.s.* 非肥胖组），所有评价指标均差异无统计学意义（P > 0.05）。肥胖组术后出现 1 例 I 型呼吸衰竭、双侧肺炎合并左侧胸腔积液，经抗生素治疗、胸腔闭式引流后痊愈。非肥胖组出现 1 例伤口浅表感染，经抗生素治疗痊愈后；膝关节术后僵硬 1 例，在腰椎麻醉下手法复位后好转。两组均无死亡及翻修病例[39]。因此，对于满足手术适应证的中重度肥胖患者，尤其对于合并较多内科疾病，无法耐受全膝置换术的肥胖患者，微创膝单髁置换术治疗是可行的手术方案。

尽管肥胖患者假体有下沉和早期松动的危险，研究表明肥胖患者膝单髁置换术临床结果并不比所谓理想患者结果差。Kozinn SC 和 Scott R[8] 提出的被广泛接受的禁忌证（体重 > 82 kg）可以被忽略，按照膝单髁置换术适应证而不是其禁忌证选择合适患者。

第四节　髌股关节炎

髌股关节炎是否为膝单髁置换术的禁忌证既往多有争论。反对观点多认为，单间室的手术并不能解决髌股关节问题。而越来越多的临床研究发现，膝单髁置换术治疗后均取得良好的手术疗效和长期的假体生存率，手术效果与术前是否存在膝前痛和 X 线表现的髌股关节退变情况并无关联，不应视为手术禁忌证[40-42]。在 Beard 等[40] 报道的 824 例行膝单髁置换术的患者中 128 髌股关节全层软骨破坏，在最长 7 年的随访期中无翻修病例，术前无论有无髌股关节损害，术后功能评分差异均无统计学意义，认为髌股关节损害并非牛津假体膝单髁置换术禁忌证。髌股关节的退变程度对膝单髁置换术的临床疗效和假体生存率无任何影响。在 Kang 等[41] 针对 163 例（195 膝）单中心膝单髁置换术患者，髌股关节退变程度和部位均不会影响手术疗效。牛津 Nuffield 骨科中心一直不认为髌股关节炎是膝单髁置换术的手术禁忌证，在该中心 1 000 例随访中，未发现术前髌股关节退变会影响单髁手术疗效和长期的假体生存率[42,43]。进一步将髌股关节损害部位分为髌骨内侧面、髌外侧面、滑车面和其他部位进行研究，认为除非出现外侧面严重的沟槽样改变和骨丢失，髌股关节面软骨即使全层丢失也不是牛津假体膝单髁置换术的手术禁忌证[44]。在另一项针对外侧髌股炎关节对膝单髁置换术疗效影响的研究，26 膝严重外侧髌股关节炎，88 膝无髌股关节炎做对照，术后美国膝关节学会评分系统（Knee Society Scoring System，KSS）评分无差异，认为外侧髌股关节炎对内侧单髁疗效无影响[45]。另有多篇针对固定垫片的膝单髁置换术研究，认为术前髌股关节退变情况不影响术后疗效，和长期假体生存率[46-48]。

虽然具体原因不详，目前的研究尝试了以下几点进行解释。第一，对于髌股关节疼痛的病因多认为与髌股对合不良导致髌骨滑移时侧向剪切力异常增加有关。由于内侧胫股关节磨损导致内翻畸形，力线的改变导致髌股关节内侧面应力增大，引起关节面磨损，异常的髌骨轨迹导致异常的剪切力传导至软骨下骨，导致或加重疼痛症状。而膝单髁置换术纠正了下肢力线，髌股关节内侧面应力的减小阻止了关节面的进一步磨损和缓解了疼痛，即我们推测此时髌股关节损害的改变为继发于膝内侧间室骨关节炎，单纯的内侧间室置换即可起到治疗目的。这一推论也可解释在本研究中内侧髌股关节损害要远多于外侧，在其他行膝单髁置换术治疗的报道中亦有相同情况，而非以往文献中认为由于伸肌装置的外翻矢量作用，髌股关节炎在大部分病例中主要影响外侧关节间隙。有些研究认为，膝单髁置换术内侧间室打开后，导致了股骨髁的外旋，改善了髌股关节的压力分布和对合情况，即使对外侧髌股关节炎也有阻止或缓解其进一步发展作用[49]。在我们的病例中，也发现了外侧髌股关节炎，术后疼痛和髌股对合情况显著改善的情况（图 8-1）。第二，髌股关节面损害常见于中老年膝关节中，很多时候并无不适症状，仅在尸检或其他原因进行关节镜检查时才被发现；其可能并非导致关节不适和功能障碍的原因[50]。第三，髌股关节面的损害多发于髌骨边缘，尤其是髌骨的奇面，此面仅在膝关节屈曲 135° 才与股骨滑车相接触，而在正常的活动范围内很少需要膝关节屈曲到如此大的角度[50]。最后，术中对髌骨骨赘的去除和去神经化处理，起到改善髌股关节对合和缓解膝前痛的作用[51]。

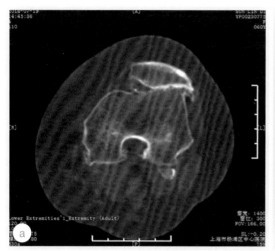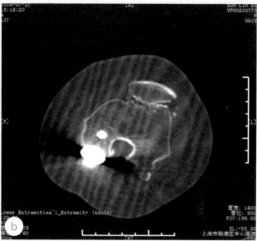

图 8-1　术前与术后髌股关节对应关系的变化

a. 术前 CT 显示髌股外侧关节炎较重，骨赘增生明显，髌骨半脱位；b. 膝单髁置换术后，术中去除了骨赘，髌股关节面对合关系也明显改善

　　另一个关心的问题是，膝单髁置换术后，髌股关节退变会进一步进展吗？在 Misir 等[52]对 146 膝牛津单髁置换术的平均 7.4 年随访中，术后进展性髌股关节炎占 45.2%，是否进展与疗效无关，无因进展性髌股关节炎而手术翻修病例。作者认为，术后进展性髌股关节炎很常见，不影响疗效和假体生存率。年龄、术前髌股关节情况、屈曲挛缩是导致术后髌股关节炎进展的危险因素。

第五节　前交叉韧带功能缺陷

一、前交叉韧带功能缺陷对膝单髁置换术的影响

　　目前对于前交叉韧带功能缺陷（anterior cruciate ligament dificiency，ACLD）的患者中行膝单髁置换术是否能获得长期的假体生存率争议较大。在早期研究中认为，前交叉韧带功能缺陷导致极高的单髁假体早期失败率，在 Goodfellow 等[53]对前交叉韧带功能缺陷患者行膝单髁置换术手术，2 年内假体失败率高达 21.4%，胫骨假体无菌性松动是手术失败的主要原因。进一步研究发现，前交叉韧带功能缺陷可引起外侧间室进展性骨关节炎而导致膝单髁置换术手术失败[54]。体外实验也证明，前交叉韧带功能缺陷的膝单髁置换术

后，会发生膝关节前后向和旋转的不稳定，可能加速高分子聚乙烯垫片的磨损或胫骨假体松动而导致早期假体翻修[55]。不少学者对这一问题仍然有不同的看法，他们认为前交叉韧带的完整与否对于膝单髁置换术后良好功能的恢复及长期生存率的维持不是必需的。比较有代表性的是两位学者的报告。Christensen 等[56]于 1991 年报道了一组 575 例病例，大部分患者伴有前交叉韧带缺陷，44 例行全膝置换，而其余均为膝单髁置换术。所用假体大部分（＞ 90%）为 St Georg 单髁假体。经过长达 8 年时间的随访，失败率仅为 1.2%。1996 年，Cartier 等[57]报道了 60 例膝单髁置换术，所用假体为 Marmor 单髁假体。经过长达最少 10 年的随访，87 例没有一例需要翻修，而其中 10 例术前确认为合并前交叉韧带功能缺陷的患者中，7 例无任何不适症状，2 例轻度不稳，1 例需要行前交叉韧带重建（anterior cruciate ligament reconstruction，ACLR）术。

近期的研究结果更倾向于功能完整的前交叉韧带不是膝单髁置换术所必需。在一项针对 42 例（46 膝）前交叉韧带功能缺陷患者接受牛津单髁假体的回顾性研究中，患者平均年龄 65 岁，平均随访 5 年，无胫骨假体无菌性松动，无垫片脱位，仅 1 例因外侧间室进展性关节炎翻修全膝，与 45 例配对比较的前交叉韧带完整者在假体生存率方面差异无统计学意义[58]。作者认为可能有以下几种原因：一是工具和技术的提高，相对牛津单髁第一代，第三代允许手术中韧带平衡，更精确重建原始肌肉韧带长度，使得腘绳肌能很好稳定胫骨，阻止胫骨前脱位倾向；二是严格的手术指征过滤了一些不合格的患者，早期的报道中，存在诸如内侧副韧带严重短缩，内翻畸形大于 20° 仍行膝单髁置换术手术的病例。作者统计，按照如今的手术标准，有 37% 的患者应行全膝置换。另一项针对固定垫片膝单髁假体研究也取得满意结果，60 例（68 膝）前交叉韧带功能缺陷患者，平均年龄 65 岁，平均随访 6 年（2.9 ～ 10 年），5 例翻修（7%），其中 2 例外侧间室进展性关节炎，1 例因胫骨假体无菌性松动；同期对照的 706 膝前交叉韧带完整患者翻修率为 5%。作者认为假体消毒方式、工具和手术技巧的改进是使假体失败率降低的重要原因[59]。

二、继发于骨关节炎的前交叉韧带损伤机制和病理过程

前交叉韧带的损伤过程可分为以下 5 个步骤：正常组织→前交叉韧带缺乏滑液保护→裸露的韧带纵裂→胶原纤维束拉伸缺乏强度→破裂或最终韧带消失[60]。目前骨关节炎中前交叉韧带的损伤机制尚不确切，推测最可能的原因为髁间凹骨赘的长期撞击和磨损，骨关节炎中髁间凹骨赘将使髁间凹明显狭窄，膝关节活动时骨赘长期对前交叉韧带起点处的磨损和撞击将导致其反复损伤甚至完全消失[60,61]。继发于骨关节炎的前交叉韧带损伤，一般而言病变早期前交叉韧带是完整的，主要以胫骨平台前内侧软骨磨损为主。前交叉韧带可能因为受到周围骨赘的磨损、应力过载或韧带缺乏营养供应等因素而发生继发性断裂，而胫骨平台的磨损则进一步向后侧发展，同时伴有其他退变现象如内侧副韧带挛缩、髌股关节或外侧间室骨关节炎[60]。这些患者年纪通常比较大，活动量少，无明显剧烈活动受伤史，病程长，膝关节退变比较重。

三、前交叉韧带功能缺陷的患者选择标准

合适的患者选择是手术成功的关键，膝关节稳定是关键因素，术前膝关节不稳定患者，原发创伤性前交叉韧带断裂患者不适合行膝单髁置换术。不同于原发前交叉韧带损

伤，在前内侧骨关节炎中，前交叉韧带损伤为继发性的，为关节软骨破坏引起的炎症反应和髁间凹骨赘的磨损造成，前交叉韧带经历了滑膜破损，韧带纵裂、松弛、破损至最终消失等一系列病理过程，在这缓慢的病理变化中发生了膝关节自稳，通过后方关节囊的增强和骨赘增生维持膝关节稳定，再进一步发展才会导致内侧副韧带挛缩和膝关节失稳，最终磨损延伸至后方或其他间室 [54, 60, 62]。在 Plancher 等 [62] 的研究中指出，由于紧张的关节囊可维持膝关节稳定，查体和影像学检查显示无膝关节失稳的情况，单纯的膝单髁置换术可取得良好的手术效果。因而 Plancher 等认为合适的手术指针为内外翻稳定（不超过 8 mm 移位并有硬性终点）；内翻畸形不超过 15°并可纠正到中立位；影像学上无胫骨假性半脱位；屈伸范围大于 105°；屈曲畸形小于 5°并可被纠正，侧位 X 线可有轻微胫骨前向半脱位。在本研究前交叉韧带功能缺陷组患者中，术前膝关节稳定，影像学显示膝关节无假性半脱位，磨损并未延伸至后方或外侧间室。

运动量是手术成功另一个需考量因素。因撞击导致的胫骨假体松动和 Bearing 垫片的磨损都与运动量有很强的相关性，诸多研究也证明在膝关节活动 30°～ 90°的范围内在前后位移和内外旋上有无前交叉韧带无显著性差别，明显的位移、旋转、假体撞击和反常运动出现在完全伸直和极度屈曲的情况下 [63, 64]。在 Iacono[65] 和 W-Dahl[18] 的研究中发现高龄患者具有更低的假体失败率，认为与老年患者低运动量的生活方式和更少的膝关节使用有关。我们研究认为，在高龄患者中，对减轻疼痛的要求远高于对运动的需求，日常少量而平缓的运动可能并不显著增加无菌性松动和磨损率。推荐的手术方案选择见图 8-2。

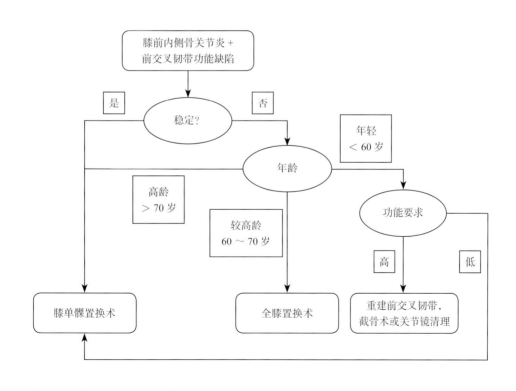

图 8-2 基于膝关节稳定性、年龄和预期运动量的手术方案选择

第六节　初次截骨矫形术后失败

胫骨高位截骨术（high tibial osteotomy，HTO）最早于 20 世纪 60 年代被认为是治疗年轻和活跃成年人内翻骨关节炎的一种成功方法，它将载荷转移至未受影响的膝关节外侧间室[66]。胫骨高位截骨术主要包括外侧闭合楔形截骨和内侧开放楔形截骨。传统上外侧闭合楔形胫骨高位截骨术较为常见。然而，在 20 世纪 90 年代末和 21 世纪初，作为外侧闭合楔形胫骨高位截骨术的替代方案，内侧开放楔形胫骨高位截骨术越来越受欢迎。它的潜在优点包括更容易矫正内翻畸形，保留胫骨近端骨量，不破坏胫腓骨近端稳定，避免腓总神经损伤，以及减少筋膜间室综合征的发生率[67]。

胫骨高位截骨术治疗内翻膝骨关节炎短中期疗效仍有争议，后期随着骨关节炎进展往往需要全膝置换术。Insall 等[68]报道，既往胫骨高位截骨术患者中有 23% 需要全膝置换术翻修。胫骨高位截骨术失败后全膝置换术与初次全膝置换术相比，生存率和结果相似，但翻修率更高[69, 70]。胫骨高位截骨术失败后另一种治疗选择是膝内侧单髁置换术，但既往有胫骨高位截骨术手术一度被视为内侧活动垫片膝单髁置换术的禁忌证。Rees 等[71]报告了一组 18 例胫骨高位截骨术失败患者使用膝内侧牛津单髁置换术治疗的效果。有 5 例（27.8%）患者在平均 5.4 年中期随访中需要全膝置换术翻修，翻修率大约是初次膝单髁置换术的 9 倍。生存分析表明，10 年累积生存率仅为 66%。他们发现早期失败的原因是术后外翻力线导致渐进性外侧间室退变。因而作者认为既往胫骨高位截骨术手术是膝单髁置换术的禁忌证。

与之相反，Valenzuela 等[72]报道了 22 例胫骨高位截骨术失败后采用内侧固定垫片膝单髁置换术治疗取得了良好的效果，这种疗效等同于胫骨高位截骨术失败后全膝置换术翻修和初次膝内侧单髁置换术。作者认为手术关键在于避免过度矫正导致力线外翻。

既往胫骨高位截骨术治疗内侧骨关节炎的患者往往合并外翻力线和胫骨近端解剖异常[73]。内侧开放楔形胫骨高位截骨术后内侧间隙能否撑开以减少内侧间室载荷，取决于膝关节内侧松弛度。术中需要常规松解内侧副韧带的浅层纤维导致内侧结构松弛[74]。由于担心垫片脱位的风险，采用膝内侧单髁置换术需要使用更厚的活动垫片以保持内侧副韧带的良好张力，而这可能导致更大的外翻力线[75, 76]。Schlumberger 等[77]报道了 30 例胫骨高位截骨术失败后内侧活动垫片膝单髁置换术病例。经过平均 4.3 年的中期随访获得了优良的结果，生存率达到 93%。作者认为既往胫骨高位截骨术并不是膝内侧单髁置换术的禁忌，手术中应避免过度矫正导致力线外翻。严格地筛选患者，特别是术前下肢力线外翻不建议实施膝单髁置换术手术。同时，准确评估内侧结构松弛，术前机械轴，关节线会聚和胫骨近端解剖非常重要。

一般认为不同的垫片设计会影响膝单髁置换术的功能和生存率，但对于接受胫骨高位截骨术的患者，缺乏临床证据支持其决策过程。一项系统回顾研究[78]报告了固定垫片或活动垫片膝内侧单髁置换术治疗胫骨高位截骨术失败患者的结果。固定方式为固定垫片膝单髁置换术 40 例，活动垫片膝单髁置换术 47 例。生存率比较，固定垫片膝单髁置换术平均随访 10 年为 92%，活动垫片膝单髁置换术平均随访 4.2 年为 35.7% ～ 93%。固定垫片膝单髁置换术平均翻修时间为 9.3 年，翻修率为 8%，而活动垫片膝单髁置换术翻修时间为 1.2、2.5 和 2.91 年不等，翻修率高达 17%。固定垫片膝单髁置换术与活动垫片膝单髁置换术相比，功能评分相似，但翻修率更低，生存时间更长。

第七节　创伤后骨关节炎

胫骨平台骨折是一种较为常见的骨科损伤，常引发膝关节创伤后骨关节炎（post-traumatic osteoarthritis，PTOA）。与原发性骨关节炎患者相比，创伤后骨关节炎患者通常更加年轻，许多患者容易在早期发生创伤后末期骨关节炎，发生率为 21% ～ 83%，受伤至终末期继发性骨关节炎发生的平均时间为 7 年（2 ～ 11 年）[79-83]。年轻患者具有较高的工作或娱乐活动的功能需求，因而创伤后骨关节炎的治疗非常重要而且必要。胫骨平台骨折的发生是由于外翻和膝关节轴向力的联合作用，导致胫骨外侧平台的损伤比内侧平台更常见[84]。研究表明，关节面塌陷、骨折复位不充分、力线不良和半月板切除是骨关节炎的主要危险因素[79, 81, 85]。

有研究报道，全膝置换术治疗创伤后骨关节炎和全膝置换术治疗原发性骨关节炎在临床和功能评分上没有差异[86]，生存率相当[87]，但也有报道称创伤后骨关节炎经全膝置换术治疗功能降低，并发症发生率高（13% ～ 34%）[86-88]，预后差[88]。最常见的并发症是膝关节僵硬、伤口延迟愈合、皮肤坏死、浅表和深部感染、假体周围骨折、髌腱损伤、血肿、腓总神经麻痹和全膝置换术翻修。

一些研究报道了膝单髁置换术在创伤后骨关节炎中的治疗效果。Edmiston 等[89] 在平均 82 个月的随访中评估了 65 例膝外侧单髁置换术，其中 2 例为创伤后骨关节炎。作者指出，创伤后骨关节炎是需要进行翻修手术的一个独立风险因素。Argenson 等[90] 对 40 例膝外侧单髁置换术进行了一系列评估，平均随访时间为 12.6 年，其中 12 例（30%）为胫骨平台骨折继发骨关节炎。在末次随访中，KSS 评分获得显著改善，10 年存活率是 92%。但该研究没有根据骨关节炎的病因来区分预后或生存率。Lustig 等[91] 回顾性研究了 13 例胫骨外侧平台骨折继发骨关节炎患者采用膝外侧单髁置换术治疗的功能结果以及生存率。在经过平均 10.2 年随访，国际膝关节协会（International Knee Soceity，IKS）膝关节评分和功能评分分别从 51 分和 51 分提高到 88 分及 87 分，5 年和 10 年的假体生存率均为 100%。Romagnoli 等[92] 的一项研究也表明，在平均 9.9 年的随访中，膝外侧单髁置换术可以促进胫骨外侧平台骨折继发骨关节炎患者的功能恢复并有效缓解疼痛，9 年生存率为 92%。此外，膝单髁置换术有效地纠正了创伤后骨关节炎导致的外翻畸形。

现阶段膝单髁置换术治疗原发性骨关节炎和创伤后骨关节炎的对比研究相对较少。尽管膝单髁置换术通常效果很好，但有胫骨平台骨折史患者的预后明显不如原发性骨关节炎患者。创伤后骨关节炎患者平均年龄更小，这些患者的胫骨植入物尺寸更大以适应更多的骨缺损。术后膝关节评分低于原发性骨关节炎患者，对手术结果的满意度也较低。这与全膝置换术治疗创伤后骨关节炎的结果相似[80, 93]。Sah 等[94] 比较了 38 例原发性骨关节炎和 10 例创伤后骨关节炎采用膝外侧单髁置换术治疗的疗效。经过平均 5.2 年的随访，他们发现原发性骨关节炎患者术后的临床和功能评分明显优于创伤后骨关节炎患者。国内薛华明等[95] 回顾分析了 248 例（260 膝关节）膝外侧单髁置换术患者，其中原发性骨关节炎为 186 膝，创伤后骨关节炎为 12 膝，经过平均 5 年随访，他们还发现创伤后骨关节炎的临床结果满意率显著低于原发性骨关节炎患者（$P < 0.01$），并且是影响膝外侧单髁置换术后功能恢复的一个独立风险因素（$P=0.007$）。导致这些不良结果的可能因素包括以前的手术或创伤后疤痕、多次手术切口继发的伤口愈合问题、可能的深部感染、僵硬和伸肌机制破坏[96]。骨缺损或与外伤相关的韧带、肌肉或神经损伤也可能影响膝单髁置换术的效果。

本章参考文献

[1] D'APUZZO M R, PAO A W, NOVICOFF W M, et al. Age as an independent risk factor for postoperative morbidity and mortality after total joint arthroplasty in patients 90 years of age or older [J]. J Arthroplasty, 2014, 29(3): 477−480.

[2] LIDDLE A D, JUDGE A, PANDIT H, et al. Determinants of revision and functional outcome following unicompartmental knee replacement [J]. Osteoarthritis Cartilage, 2014, 22(9): 1241−1250.

[3] SIMAN H, KAMATH A F, CARRILLO N, et al. Unicompartmental knee arthroplasty *v.s.* total knee arthroplasty for medial compartment arthritis in patients older than 75 years: Comparable reoperation, revision, and complication rates [J]. J Arthroplasty, 2017, 32(6): 1792−1797.

[4] WILSON H A, MIDDLETON R, ABRAM S G F, et al. Patient relevant outcomes of unicompartmental versus total knee replacement: Systematic review and meta-analysis [J]. BMJ, 2019, 364: 1352.

[5] FABRE-AUBRESPY M, OLLIVIER M, PESENTI S, et al. Unicompartmental knee arthroplasty in patients older than 75 results in better clinical outcomes and similar survivorship compared to total knee arthroplasty: A matched controlled study [J]. J Arthroplasty, 2016, 31(12): 2668−2671.

[6] CHENG J, FENG M, CAO G, et al. Patient outcomes in anteromedial osteoarthritis patients over 80 years old undergoing Oxford unicompartmental knee arthroplasty in China [J]. BMC Musculoskelet Disord, 2020, 21(1): 446.

[7] 王方兴, 薛华明, 马童, 等. 人工单髁关节置换术治疗超高龄膝关节骨关节炎患者的近期疗效 [J]. 中国修复重建外科杂志, 2019, 33(8): 947−952.

[8] KOZINN S C, SCOTT R. Unicondylar knee arthroplasty [J]. J Bone Joint Surg Am, 1989, 71(1): 145−150.

[9] BAKER P N, JAMESON S S, DEEHAN D J, et al. Mid-term equivalent survival of medial and lateral unicondylar knee replacement: an analysis of data from a National Joint Registry [J]. J Bone Joint Surg Br, 2012, 94(12): 1641−1648.

[10] VON KEUDELL A, SODHA S, COLLINS J, et al. Patient satisfaction after primary total and unicompartmental knee arthroplasty: An age-dependent analysis [J]. Knee, 2014, 21(1): 180−184.

[11] LIEBS T R, HERZBERG W. Better quality of life after medial versus lateral unicondylar knee arthroplasty [J]. Clin Orthop Relat Res, 2013, 471(8): 2629−2640.

[12] WOOLF K, REESE C E, MASON M P, et al. Physical activity is associated with risk factors for chronic disease across adult women's life cycle [J]. J Am Diet Assoc, 2008, 108(6): 948−959.

[13] KENDRICK B J L, LONGINO D, PANDIT H, et al. Polyethylene wear in Oxford unicompartmental knee replacement: A retrieval study of 47 bearings [J]. J Bone Joint Surg Br, 2010, 92(3): 367−373.

[14] TEETER M G, HOWARD J L, MCCALDEN R W, et al. Comparison of articular and backside polyethylene wear in mobile bearing unicompartmental knee replacement [J]. Knee, 2017, 24(2): 429−433.

[15] WITJES S, GOUTTEBARGE V, KUIJER P P F M, et al. Return to sports and physical activity after total and unicondylar knee arthroplasty: A systematic review and meta-analysis [J]. Sports Med, 2016, 46(2): 269−292.

[16] KORT N P, VAN RAAY J J A M, VAN HORN J J. The Oxford phase III unicompartmental knee replacement in patients less than 60 years of age [J]. Knee Surg Sports Traumatol Arthrosc, 2007, 15(4): 356−360.

[17] PENNINGTON D W, SWIENCKOWSKI J J, LUTES W B, et al. Unicompartmental knee arthroplasty in patients sixty years of age or younger [J]. J Bone Joint Surg Am, 2003, 85(10): 1968−1973.

[18] W-DAHL A, ROBERTSSON O, LIDGREN L, et al. Unicompartmental knee arthroplasty in patients aged less than 65 [J]. Acta Orthop, 2010, 81(1): 90−94.

[19] VAN DER LIST J P, CHAWLA H, ZUIDERBAAN H A, et al. The role of preoperative patient characteristics on outcomes of unicompartmental knee arthroplasty: A meta-analysis critique [J]. J Arthroplasty, 2016, 31(11): 2617−2627.

[20] JESCHKE E, GEHRKE T, GÜNSTER C, et al. Five-year survival of 20,946 unicondylar knee replacements and patient risk factors for failure: An analysis of German insurance data [J]. J Bone Joint Surg Am, 2016, 98(20): 1691−1698.

[21] DUDLEY T E, GIOE T J, SINNER P, et al. Registry outcomes of unicompartmental knee arthroplasty revisions [J]. Clin Orthop Relat Res, 2008, 466(7): 1666−1670.

[22] JOHNSON S, JONES P, NEWMAN J H. The survivorship and results of total knee replacements converted from unicompartmental knee replacements [J]. Knee, 2007, 14(2): 154−157.

[23] MCAULEY J P, ENGH G A, AMMEEN D J. Revision of failed unicompartmental knee arthroplasty [J]. Clin Orthop Relat Res, 2001(392): 279−282.

[24] SALDANHA K A N, KEYS G W, SVARD U C G, et al. Revision of Oxford medial unicompartmental knee arthroplasty to total knee arthroplasty results of a multicentre study [J]. Knee, 2007, 14(4): 275−279.

[25] WHITTAKER J-P, NAUDIE D D R, MCAULEY J P, et al. Does bearing design influence midterm survivorship of unicompartmental arthroplasty? [J]. Clin Orthop Relat Res, 2010, 468(1): 73−81.

[26] KOSKINEN E, PAAVOLAINEN P, ESKELINEN A, et al. Unicondylar knee replacement for primary osteoarthritis: A prospective follow-up study of 1,819 patients from the Finnish Arthroplasty Register [J]. Acta Orthop, 2007, 78(1): 128−135.

[27] GLEESON R E, EVANS R, ACKROYD C E, et al. Fixed or mobile bearing unicompartmental knee replacement? A comparative cohort study [J]. Knee, 2004, 11(5): 379−384.

[28] WANG F, XUE H, MA T, et al. Short-term effectiveness of medial unicompartmental knee arthroplasty in young patients aged less than or equal to 60 years [J]. J Orthop Surg (Hong Kong), 2020, 28(3): 2309499020945118.

[29] SINGER S P, DAMMERER D, KRISMER M, et al. Maximum lifetime body mass index is the appropriate predictor of knee and hip osteoarthritis [J]. Arch Orthop Trauma Surg, 2018, 138(1):99−103.

[30] HART H F, BARTON C J, KHAN K M, et al. Is body mass index associated with patellofemoral pain and patellofemoral osteoarthritis? A systematic review and meta-regression and analysis [J]. Br J Sports Med, 2017, 51(10): 781−790.

[31] MURRAY DW G J, O'CONNOR JJ. The Oxford medial unicompartmental arthroplasty. [J]. J Bone Joint Surg Br, 1998, 80(6): 983−989.

[32] AFFATATO S, CAPUTO D, BORDINI B. Does the body mass index influence the long-term survival of unicompartmental knee prostheses? A retrospective multi-centre study [J]. Int Orthop, 2019, 43(6): 1365−1370.

[33] AGARWAL N, TO K, ZHANG B, et al. Obesity does not adversely impact the outcome of unicompartmental knee arthroplasty for osteoarthritis: A meta-analysis of 80,798 subjects [J]. Int J Obes (Lond), 2021, 45(4): 715−724.

[34] CAVAIGNAC E L V, REINA N, PAILHÉ R, WARGNY M, LAFFOSSE JM, CHIRON P. Obesity has no adverse effect on the outcome of unicompartmental knee replacement at a minimum follow-up of seven years. [J]. Bone Joint J, 2013, 95-B(8): 1064−1068.

[35] SUNDARAM K, WARREN J, ANIS H, et al. An increased body mass index was not associated with higher rates of 30-day postoperative complications after unicompartmental knee arthroplasty [J]. Knee, 2019, 26(3): 720−728.

[36] XU S, LIM W A J, CHEN J Y, et al. The influence of obesity on clinical outcome of the fixed-bearing unicompartmental knee arthroplasty[J]. Bone Jt J, 2019, 101−B(2): 213−220.

[37] KUIPERS B M, KOLLEN B J, BOTS P C K, et al. Factors associated with reduced early survival in the Oxford phase Ⅲ medial unicompartment knee replacement [J]. Knee, 2010, 17(1): 48−52.

[38] MURRAY D W, PANDIT H, WESTON-SIMONS J S, et al. Does body mass index affect the outcome of unicompartmental knee replacement? [J]. Knee, 2013, 20(6): 461−465.

[39] 王方兴, 薛华明, 马童, 等. 单髁关节置换术治疗中重度肥胖膝前内侧骨关节炎患者的近期疗效分析 [J]. 中国骨与关节杂志, 2019, 8(04): 249−254.

[40] BEARD D J, PANDIT H, OSTLERE S, et al. Pre-operative clinical and radiological assessment of the patellofemoral joint in unicompartmental knee replacement and its influence on outcome [J]. J Bone Joint Surg Br, 2007, 89(12): 1602−1607.

[41] KANG S N, SMITH T O, SPRENGER DE ROVER W B, et al. Pre-operative patellofemoral degenerative changes do not affect the outcome after medial Oxford unicompartmental knee replacement: A report from an independent centre [J]. J Bone Joint Surg Br, 2011, 93(4): 476−478.

[42] PANDIT H, JENKINS C, GILL H S, et al. Unnecessary contraindications for mobile-bearing unicompartmental knee replacement [J]. J Bone Joint Surg Br, 2011, 93(5): 622−628.

[43] PANDIT H, JENKINS C, BARKER K, et al. The Oxford medial unicompartmental knee replacement using a minimally-invasive approach [J]. J Bone Joint Surg Br, 2006, 88(1): 54−60.

[44] BEARD D J, PANDIT H, GILL H S, et al. The influence of the presence and severity of pre-existing patellofemoral degenerative changes on the outcome of the Oxford medial unicompartmental knee replacement [J]. J Bone Joint Surg Br, 2007, 89(12): 1597−1601.

[45] PONGCHAROEN B, REUTIWARANGKOON C. The comparison of anterior knee pain in severe and non severe arthritis of the lateral facet of the patella following a mobile bearing unicompartmental knee arthroplasty [J]. Springerplus, 2016, 5: 202.

[46] SONG E-K, PARK J-K, PARK C-H, et al. No difference in anterior knee pain after medial unicompartmental knee arthroplasty in patients with or without patellofemoral osteoarthritis [J]. Knee Surg Sports Traumatol Arthrosc, 2016, 24(1): 208−213.

[47] BURGER J A, KLEEBLAD L J, LAAS N, et al. The influence of preoperative radiographic patellofemoral degenerative changes and malalignment on patellofemoral-specific outcome scores

following fixed-bearing medial unicompartmental knee arthroplasty [J]. J Bone Joint Surg Am, 2019, 101(18): 1662−1669.

[48] LIM J W-A, CHEN J Y, CHONG H C, et al. Pre-existing patellofemoral disease does not affect 10-year survivorship in fixed bearing unicompartmental knee arthroplasty [J]. Knee Surg Sports Traumatol Arthrosc, 2019, 27(6): 2030−2036.

[49] THEIN R, ZUIDERBAAN H A, KHAMAISY S, et al. Medial unicondylar knee arthroplasty improves patellofemoral congruence: A possible mechanistic explanation for poor association between patellofemoral degeneration and clinical outcome [J]. J Arthroplasty, 2015, 30(11): 1917−1922.

[50] GOODFELLOW J, O'CONNOR J, DODD C, et al. Unicompartmental arthroplasty with the Oxford knee [M]. Oxford: Oxford University Press, 2006: 103−109.

[51] SUWANKOMONKUL P, ARIRACHAKARAN A, KONGTHARVONSKUL J. Short-term improvement of patellofemoral pain in medial unicompartmental knee arthroplasty with patellar denervation: a prospective comparative study [J]. Musculoskelet Surg, 2022, 106(1): 75−82.

[52] MISIR A, UZUN E, KIZKAPAN T B, et al. Lateral and patellofemoral compartment osteoarthritis progression after medial unicompartmental knee arthroplasty: A five- to 10-year follow-up study [J]. Knee, 2020, 27(4): 1135−1142.

[53] GOODFELLOW J W, KERSHAW C J, BENSON M K, et al. The Oxford knee for unicompartmental osteoarthritis. The first 103 cases [J]. J Bone Joint Surg Br, 1988, 70(5): 692−701.

[54] PRICE A J, WAITE J C, SVARD U. Long-term clinical results of the medial Oxford unicompartmental knee arthroplasty [J]. Clin Orthop Relat Res, 2005(435): 171−180.

[55] ARGENSON J-N A, KOMISTEK R D, AUBANIAC J-M, et al. *In vivo* determination of knee kinematics for subjects implanted with a unicompartmental arthroplasty [J]. J Arthroplasty, 2002, 17(8): 1049−1054.

[56] CHRISTENSEN N O. Unicompartmental prosthesis for gonarthrosis: A nine-year series of 575 knees from a Swedish hospital [J]. Clin Orthop Relat Res, 1991(273): 165−169.

[57] CARTIER P, SANOUILLER J L, GRELSAMER R P. Unicompartmental knee arthroplasty surgery: 10-year minimum follow-up period [J]. J Arthroplasty, 1996, 11(7): 782−788.

[58] BOISSONNEAULT A, PANDIT H, PEGG E, et al. No difference in survivorship after unicompartmental knee arthroplasty with or without an intact anterior cruciate ligament [J]. Knee Surg Sports Traumatol Arthrosc, 2013, 21(11): 2480−2486.

[59] ENGH G A, AMMEEN D J. Unicondylar arthroplasty in knees with deficient anterior cruciate ligaments [J]. Clin Orthop Relat Res, 2014, 472(1): 73−77.

[60] KIKUCHI K, HIRANAKA T, KAMENAGA K, et al. Antenor cruciate ligament deficiency is not always a contraindication for medial unilempartmental knee arthroplasty: A retrospective study in a nondesigner's Japanese hospital[J]. Jarthroplasty, 2001, 36: 495−500.

[61] IRVINE G B, GLASGOW M M. The natural history of the meniscus in anterior cruciate insufficiency. Arthroscopic analysis [J]. J Bone Joint Surg Br, 1992, 74(3): 403−405.

[62] PLANCHER K D, DUNN A S M, PETTERSON S C. The anterior cruciate ligament-deficient knee and unicompartmental arthritis [J]. Clin Sports Med, 2014, 33(1): 43−55.

[63] SUGGS J F, LI G, PARK S E, et al. Knee biomechanics after UKA and its relation to the ACL: A robotic investigation [J]. J Orthop Res, 2006, 24(4): 588−594.

[64] SUGGS J F, LI G, PARK S E, et al. Function of the anterior cruciate ligament after unicompartmental knee arthroplasty: An *in vitro* robotic study [J]. J Arthroplasty, 2004, 19(2): 224−229.

[65] IACONO F, RASPUGLI G F, AKKAWI I, et al. Unicompartmental knee arthroplasty in patients over 75 years: a definitive solution? [J]. Arch Orthop Trauma Surg, 2016, 136(1): 117−23.

[66] MCNAMARA I, BIRMINGHAM T B, FOWLER P J, et al. High tibial osteotomy: Evolution of research and clinical applications a Canadian experience [J]. Knee Surg Sports Traumatol Arthrosc, 2013, 21(1): 23−31.

[67] HOOPER G, LESLIE H, BURN J, et al. Oblique upper tibial opening wedge osteotomy for genu varum [J]. Oper Orthop Traumatol, 2005, 17(6): 662−673.

[68] INSALL J N, JOSEPH D M, MSIKA C. High tibial osteotomy for varus gonarthrosis: A long-term follow-up study [J]. J Bone Joint Surg Am, 1984, 66(7): 1040−1048.

[69] CHEN X, YANG Z, LI H, et al. Higher risk of revision in total knee arthroplasty after high tibial osteotomy: A systematic review and updated meta-analysis [J]. BMC Musculoskelet Disord, 2020, 21(1): 153.

[70] EL-GALALY A, NIELSEN P T, JENSEN S L, et al. Prior high tibial osteotomy does not affect the survival of total knee arthroplasties: results from the danish knee arthroplasty registry [J]. J Arthroplasty, 2018, 33(7):2131−2135.

[71] REES J L, PRICE A J, LYNSKEY T G, et al. Medial unicompartmental arthroplasty after failed high tibial osteotomy [J]. J Bone Joint Surg Br, 2001, 83(7): 1034−1036.

[72] VALENZUELA G A, JACOBSON N A, BUZAS D, et al. Unicompartmental knee replacement after high tibial osteotomy: Invalidating a contraindication [J]. Bone Joint J, 2013, 95-B(10): 1348−1353.

[73] LEE K M, CHANG C B, PARK M S, et al. Changes of knee joint and ankle joint orientations after high tibial osteotomy [J]. Osteoarthritis Cartilage, 2015, 23(2): 232−238.

[74] BAGHERIFARD A, JABALAMELI M, MIRZAEI A, et al. Retaining the medial collateral ligament in high tibial medial open-wedge osteotomy mostly results in post-operative intra-articular gap reduction [J]. Knee Surg Sports Traumatol Arthrosc, 2020, 28(5): 1388−1393.

[75] HEYSE T J, SLANE J, PEERSMAN G, et al. Balancing mobile-bearing unicondylar knee arthroplasty in vitro [J]. Knee Surg Sports Traumatol Arthrosc, 2017, 25(12): 3733−3740.

[76] LEE S Y, BAE J H, KIM J G, et al. The influence of surgical factors on dislocation of the meniscal bearing after Oxford medial unicompartmental knee replacement: A case-control study [J]. Bone Joint J, 2014, 96-B(7): 914−922.

[77] SCHLUMBERGER M, OREMEK D, BRIELMAIER M, et al. Prior high tibial osteotomy is not a contraindication for medial unicompartmental knee arthroplasty [J]. Knee Surg Sports Traumatol Arthrosc, 2021, 29(10): 3279−3286.

[78] MORALES-AVALOS R, PERELLI S, RAYGOZA-CORTEZ K, et al. Fixed-bearing unicompartmental knee arthroplasty provides a lower failure rate than mobile-bearing unicompartimental knee arthroplasty when used after a failed high tibial osteotomy: A systematic review and meta-analysis [J]. Knee Surg Sports Traumatol Arthrosc, 2022, 30(9): 3228−3235.

[79] LARSON A N, HANSSEN A D, CASS J R. Does prior infection alter the outcome of TKA after tibial plateau fracture? [J]. Clin Orthop Relat Res, 2009, 467(7): 1793−1799.

[80] LONNER J H, PEDLOW F X, SILISKI J M. Total knee arthroplasty for post-traumatic arthrosis [J]. J Arthroplasty, 1999, 14(8): 969−975.

[81] LUNEBOURG A, PARRATTE S, GAY A, et al. Lower function, quality of life, and survival rate after total knee arthroplasty for posttraumatic arthritis than for primary arthritis [J]. Acta Orthop, 2015, 86(2): 189−194.

[82] MANIDAKIS N, DOSANI A, DIMITRIOU R, et al. Tibial plateau fractures: functional outcome and incidence of osteoarthritis in 125 cases [J]. Int Orthop, 2010, 34(4): 565−570.

[83] GAUDINEZ R F, MALLIK A R, SZPORN M. Hybrid external fixation of comminuted tibial plateau fractures [J]. Clin Orthop Relat Res, 1996(328): 203−210.

[84] LANSINGER O, BERGMAN B, KÖRNER L, et al. Tibial condylar fractures: A twenty-year follow-up [J]. J Bone Joint Surg Am, 1986, 68(1): 13−19.

[85] PARKKINEN M, MADANAT R, MUSTONEN A, et al. Factors predicting the development of early osteoarthritis following lateral tibial plateau fractures: Mid-term clinical and radiographic outcomes of 73 operatively treated patients [J]. Scand J Surg, 2014, 103(4): 256−262.

[86] LIZAUR-UTRILLA A, COLLADOS-MAESTRE I, MIRALLES-MUÑOZ F A, et al. Total knee arthroplasty for osteoarthritis secondary to fracture of the tibial plateau. a prospective matched cohort study [J]. J Arthroplasty, 2015, 30(8): 1328−1332.

[87] BALA A, PENROSE C T, SEYLER T M, et al. Outcomes after total knee arthroplasty for post-traumatic arthritis [J]. Knee, 2015, 22(6): 630−639.

[88] HOUDEK M T, WATTS C D, SHANNON S F, et al. Posttraumatic total knee arthroplasty continues to have worse outcome than total knee arthroplasty for osteoarthritis [J]. J Arthroplasty, 2016, 31(1): 118−123.

[89] EDMISTON T A, MANISTA G C, COURTNEY P M, et al. Clinical outcomes and survivorship of lateral unicompartmental knee arthroplasty: Does surgical approach matter? [J]. J Arthroplasty, 2018, 33(2): 362−365.

[90] ARGENSON J-N A, PARRATTE S, BERTANI A, et al. Long-term results with a lateral unicondylar replacement [J]. Clin Orthop Relat Res, 2008, 466(11): 2686−2693.

[91] LUSTIG S, PARRATTE S, MAGNUSSEN R A, et al. Lateral unicompartmental knee arthroplasty relieves pain and improves function in posttraumatic osteoarthritis [J]. Clin Orthop Relat Res, 2012, 470(1): 69−76.

[92] ROMAGNOLI S, VITALE J A, MARULLO M. Outcomes of lateral unicompartmental knee arthroplasty in post-traumatic osteoarthritis, a retrospective comparative study [J]. Int Orthop, 2020, 44(11): 2321−2328.

[93] KETTELKAMP D B, HILLBERRY B M, MURRISH D E, et al. Degenerative arthritis of the knee secondary to fracture malunion [J]. Clin Orthop Relat Res, 1988(234): 159−169.

[94] SAH A P, SCOTT R D. Lateral unicompartmental knee arthroplasty through a medial approach. Study with an average five-year follow-up [J]. J Bone Joint Surg Am, 2007, 89(9): 1948−1954.

[95] XUE H, MA T, WEN T, et al. Predictors of satisfactory outcomes with fixed-bearing lateral unicompartmental knee arthroplasty: Up to 7-year follow-up [J]. J Arthroplasty, 2021, 36(3): 910−916.

[96] WEISS N G, PARVIZI J, HANSSEN A D, et al. Total knee arthroplasty in post-traumatic arthrosis of the knee [J]. J Arthroplasty, 2003, 18(3 Suppl 1): 23−26.

|第九章|
膝单髁置换术的禁忌证

Kozinn 和 Scott[1] 基于对 100 例单髁置换病例中失败病例进行总结分析，提出了单髁置换术严苛的手术适应证标准，具有里程碑式意义。确保符合所有必要的适应证，对于单髁置换术的成功至关重要。按照手术适应证而不是禁忌证考虑时，患者的选择变得简单。下面介绍一些获得外科医生广泛接受——膝单髁置换术禁忌证。

第一节　膝单髁置换术禁忌证的回顾与发展

回顾单髁置换的禁忌证，经历了从宽泛到严格再到精确，其发展和膝单髁置换术的临床应用十分相似，从广泛应用到充满争议再到合理应用。早期膝单髁置换术并没有明确的手术禁忌证，仅仅将关节置换禁忌证作为指导，加之假体设计和材料的落后，导致了较高的失败率。随后 Kozinn 等 [1] 提出单髁置换的适应证和禁忌证，该禁忌证十分严格，被关节外科医生广泛接受并视为经典，但其制定依据当时更多使用的固定平台膝单髁置换术，使用该禁忌证后虽降低了膝单髁置换术高失败率，但同时也减少了膝单髁置换术的应用率。该经典禁忌证包括：①年龄小于 60 周岁；②活动量大；③大于 5° 屈曲挛缩；④难以矫正内翻畸形；⑤体重超过 82 kg；⑥肥胖：BMI > 30 kg/m²；⑦髌股关节炎，后又增加了膝前疼痛和前交叉韧带功能缺失。严苛的禁忌证在当时假体设计不成熟、材料易磨损的时代对固定平台单髁置换有一定的指导意义。但是随着新一代牛津活动平台膝单髁置换术的产生，以及更多医生临床研究的进行，该禁忌证也面临了挑战。一系列临床研究已经认为，肥胖、高活动量已不再是膝单髁置换术的禁忌证 [2]。对于膝前疼痛和髌股关节炎是否为单髁置换的禁忌证，学者们也做了大量研究，Hamilton 等 [3] 的一项长达 15 年研究显示，出现膝前疼痛或髌股关节炎并不影响长期假体生存率与术后功能。在屈曲挛缩方面，最早的禁忌证为屈曲挛缩 > 5°，但随着近年来临床研究的开展，证实该禁忌证已不再适用，大于 5° 甚至 10° 屈曲挛缩的患者同样可以获得良好的临床疗效和长久的假体生存率 [4]。这些临床研究用有力的证据支持了活动单髁的禁忌证的转变。

单髁置换禁忌证改变的原因较多，包括更成熟的假体设计、更耐磨的假体材料、更好的手术技术、不同间室置换的证据更新等，但根本原因是其理念与全膝关节置换术的不同。膝单髁置换术旨在更换磨损的部分关节，尽量保持自然膝关节的生物力学，而全膝置换术则是对膝关节进行重建，其生物力学有所改变。这导致膝单髁置换术的适应证和禁忌证应切合自然膝的不同假体设计及位置，如活动平台和固定平台禁忌证有所区别，外侧和内侧间室禁忌证有所区别。另外，术者应重视单髁置换后另外两个间室的继发改变，单髁置换的理想状态是更换了病损的单间室后，其余间室因力线的恢复及患者进一步的康复锻炼而长久保持健康。此外，膝单髁置换术联合其他治疗手段也使单髁置换术禁忌证发生改变，如膝内侧牛津单髁的禁忌证有前交叉韧带功能缺失，但牛津单髁置换术联合前交叉韧带重建术则同样可以给患者术后带来满意的效果 [5]。

膝单髁置换术禁忌证会随着假体设计、手术技术的进步及新的临床证据的出现而改变，本章所提及的禁忌证是基于 2022 年前的临床证据。作为合格的关节外科医生，要与时俱进，依据最新且权威的指南或临床证据，适当地扩大或缩小手术禁忌证，从而更好地给患者带来长久健康。

第二节　膝单髁置换术的禁忌证

关节置换的常规禁忌证均适用于膝单髁置换术，不在此书中赘述。编者仅对单髁置换术的专有禁忌证予以阐述，这些禁忌证对单间室膝关节置换具有普适性，关节外科医生更需警惕这些禁忌证：①炎性关节炎；②对侧间室负重区进展的骨关节炎；③难以矫正的内外翻畸形；④麻醉后膝关节活动度小于 100°；⑤屈曲挛缩 > 15°。

以上单髁置换术的禁忌证基于目前的临床证据且具有普适性，但因不同间室置换的位置和假体设计理念不同，又导致其相应禁忌证有所区别。以下分别对活动平台和固定平台单髁的禁忌证进行归纳，并综述了近年来关于单髁置换术禁忌证发展的临床研究。

一、牛津活动平台单髁的禁忌证

外侧牛津活动平台单髁在治疗膝外侧间室骨关节炎有较高的垫片脱位率。研究显示，其术后 1 年内脱位率达 10%，是内侧牛津活动平台单髁的 10 倍，进而导致外侧活动平台单髁的累积生存率较低。主要原因为外侧间室的生物力学与内侧不同，垫片活动空间更大，特别是对于外侧间室关节线上移的患者，垫片限制性更差，所以不建议术者对外侧间室骨关节炎患者采用活动平台单髁 [6]。尽管 Weston-Simons 的一项对新型牛津球形外侧单髁中期研究显示，牛津外侧单髁假体 8 年生存率为 92%，仅有 1.5% 脱位率，但该研究纳入患者数量较少，其长期疗效有待进一步证实 [7]。此外，外侧间室骨关节炎只占膝关节骨关节炎的 10%，整体使用范围较小，故仅阐述并分析内侧牛津活动平台单髁的禁忌证。

（一）炎性关节炎

炎性关节炎作为单髁的专有禁忌证同样适用于牛津单髁，因该病的全关节侵蚀结局，仅置换发病早期的单间室无法获得关节的长期功能保障。该禁忌证是牛津单髁的绝对禁忌证，应被重视。

（二）严重的外侧髌股关节炎

外侧髌股关节炎较少与膝内侧间室骨关节炎同时发生，外侧髌股关节炎多是因为膝外翻或髌骨发育异常[3]，故两者同时发生常提示病变不单为膝内侧间室骨关节炎，行内侧单髁无法完全从源头解决外侧髌股关节问题，患者术后仍会有髌股关节疼痛的临床症状。因此，我们将外侧髌股关节炎作为绝对禁忌证[3]，不建议术者对外侧髌股关节炎同时伴有膝内侧间室骨关节炎患者单纯行膝内侧单髁置换，特别是髌骨外侧出现沟槽或半脱位的患者，应选择全膝关节置换术。

（三）外侧间室负重区全层软骨缺损

对侧间室骨关节炎进展是单髁置换翻修的常见原因，部分翻修患者是由于初次膝单髁置换术前检查和术中探查不到位，错误评估了外侧间室负重区软骨情况，导致手术失败。牛津单髁对膝内侧间室骨关节炎治疗无法解决膝外侧间室骨关节炎，因此术前 MRI 检查、外翻应力平片及术中探查评估外侧间室负重区软骨状态尤为重要。

（四）不可矫正的内翻畸形

不可矫正的内翻畸形常常提示该患者骨关节炎不仅局限于内侧间室，其他间室及关节周围软组织也可能受到影响。另外，可能由于过多的骨赘，膝单髁置换术中难以彻底清除骨赘并矫正畸形，同样作为牛津单髁的绝对禁忌证。

虽然牛津单髁手术原则中并未提及内侧副韧带功能情况对于术后假体生存率的影响，但牛津单髁的手术原则是保持屈伸间隙平衡及恢复内侧副韧带张力，以避免活动垫片脱位。如果内侧副韧带损伤，术中则难以恢复内侧副韧带张力，术后垫片脱位率增加，因此，需要关注术前及术中内侧副韧带功能情况。

二、固定平台单髁的禁忌证

固定平台单髁的使用率近年来有所上升，曾经提出较为严格的禁忌证也随着固定平台单髁材料与设计的进步及新的临床证据的出现有所改变。以下将有临床证据支持且普遍被关节外科医生所接受的固定平台单髁禁忌证加以归纳，与单髁置换的专有禁忌证重复的仅罗列不再展开阐述，见上文单髁置换的专有禁忌证。

（一）内侧固定平台

近年来，一些研究者将牛津活动平台相关的临床研究同样应用在固定平台单髁上，其中部分研究显示，内侧髌股关节炎患者行固定平台单髁置换可以获得同样好的治疗效果，内侧髌股关节炎作为禁忌证对内侧固定平台单髁已不再适用[8-11]，无论是依据影像学评估还是术中评估，诊断内侧髌股关节疾病不应作为内侧固定平台单髁的禁忌证。

禁忌证：①炎性关节炎；②外侧间室进展的骨关节炎；③难以矫正的内翻畸形；④严重的外侧髌股关节炎。

（二）外侧固定平台

外侧间室骨关节炎发病率较内侧低，外侧单髁置换仅占单髁置换的 5% ～ 12%[12]。外侧单髁和内侧单髁的解剖和生物力学完全不同[13]，其胫骨平台随着膝关节屈曲而内旋，相应的股骨外侧髁较内侧后移更多，这也解释了膝骨关节炎软骨磨损及关节置换术后垫片磨损部位的不同，内侧多磨损前方，外侧则多磨损后方。此外，外侧间室对垫片的包容性更差，所以不能完全套用内侧单髁（尤其是活动平台）的适应证和禁忌证，其术后疗效评估也不能参考内侧单髁置换的相关研究。

禁忌证：①炎性关节炎；②内侧间室进展的骨关节炎；③固定的外翻畸形[14]；④屈曲挛缩＞10°。

屈曲挛缩＞10°时很难通过清理骨赘得到矫正，多项研究者将屈曲挛缩超过10°的外侧骨关节炎视为外侧单髁的禁忌证[1, 12, 14]。

膝单髁置换术作为骨关节炎阶梯化治疗的重要组成部分，值得普及开展，但我们也要时刻警惕随之而来的问题。未经系统性的学习及过度的开展容易降低单髁治疗单间室骨关节炎的总体疗效和满意度。正确掌握适应单髁发展的手术禁忌证，严格按照禁忌证规范化治疗是提高假体生存率、提高患者术后临床效果的关键。

本节结合作者的诊疗经验及最新的临床研究证据，对不同的单髁置换禁忌证加以归纳，并针对不同间室不同种类的单髁置换分别进行阐述，希望可以为读者在开展单髁治疗骨关节炎的工作中提供一定的帮助。

本章参考文献

[1] KOZINN S C, SCOTT R. Unicondylar knee arthroplasty [J]. J Bone Joint Surg Am, 1989, 71(1): 145−150.

[2] CAMPI S, PAPALIA G F, ESPOSITO C, et al. Unicompartmental knee replacement in obese patients: a systematic review and meta-analysis [J]. J Clin Med, 2021, 10(16): 3594.

[3] HAMILTON T W, PANDIT H G, MAURER D G, et al. Anterior knee pain and evidence of osteoarthritis of the patellofemoral joint should not be considered contraindications to mobile-bearing unicompartmental knee arthroplasty: a 15-year follow-up [J]. Bone Joint J, 2017, 99-B(5): 632−639.

[4] PURCELL R L, CODY J P, AMMEEN D J, et al. Elimination of preoperative flexion contracture as a contraindication for unicompartmental knee arthroplasty [J]. J Am Acad Orthop Surg, 2018, 26(7): e158−e163.

[5] ALBO E, CAMPI S, ZAMPOGNA B, et al. Results of simultaneous unicompartmental knee arthroplasty and anterior cruciate ligament reconstruction: A systematic review [J]. J Clin Med, 2021, 10(19):4290.

[6] WALKER T, ZAHN N, BRUCKNER T, et al. Mid-term results of lateral unicondylar mobile bearing knee arthroplasty: A multicentre study of 363 cases [J]. Bone Joint J, 2018, 100-b(1): 42−49.

[7] WESTON-SIMONS J S, PANDIT H, KENDRICK B J, et al. The mid-term outcomes of the Oxford domed lateral unicompartmental knee replacement [J]. Bone Joint J, 2014, 96-B(1): 59−64.

[8] BERGER Y, FTAITA S, THIENPONT E. Does medial patellofemoral osteoarthritis influence outcome scores and risk of revision after fixed-bearing unicompartmental knee arthroplasty? [J]. Clin Orthop Relat Res, 2019, 477(9): 2041−2047.

[9] LIM J, CHEN J, CHONG H, et al. Pre-existing patellofemoral disease does not affect 10-year survivorship in fixed bearing unicompartmental knee arthroplasty [J]. Knee Surg Sports Traumatol Arthrosc, 2019, 27(6): 2030−2036.

[10] ADAMS A, KAZARIAN G, LONNER J. Preoperative patellofemoral chondromalacia is not a contraindication for fixed-bearing medial unicompartmental knee arthroplasty [J]. J Arthroplasty, 2017, 32(6): 1786−1791.

[11] DECKARD E R, JANSEN K, ZIEMBA-DAVIS M, et al. Does patellofemoral disease affect outcomes in contemporary medial fixed-bearing unicompartmental knee arthroplasty? [J]. J Arthroplasty, 2020, 35(8): 2009−2015.

[12] PENNINGTON D W, SWIENCKOWSKI J J, LUTES W B, et al. Lateral unicompartmental knee arthroplasty: Survivorship and technical considerations at an average follow-up of 12.4 years [J]. J Arthroplasty, 2006, 21(1): 13−17.

[13] SAH A, SCOTT R. Lateral unicompartmental knee arthroplasty through a medial approach. Study with an average five-year follow-up [J]. J Bone Joint Surg Am, 2007, 89(9): 1948−1954.

[14] ASHRAF T, NEWMAN J, EVANS R, et al. Lateral unicompartmental knee replacement survivorship and clinical experience over 21 years [J]. J Bone Joint Surg Br, 2002, 84(8): 1126−1130.

第十章
膝单髁置换术前和术后影像学诊断

尽管符合单髁置换术适应证的标准，犹豫不决的医生往往会找到放弃做单髁置换术的理由。为避免在术中放弃单髁置换，术前必须做出某一特定膝关节患有膝前内侧骨性关节炎的明确诊断，术前影像学检查是确定这一诊断的重要手段。良好的术后 X 线片是与后期片子比较的基线，也是手术技术质量控制的必要条件。定期拍摄标准的 X 线片可以早期发现假体松动、假体下沉、垫片脱位等术后并发症，以便这些问题得到早期处理。

第一节　膝前内侧骨关节炎影像学特点

膝前内侧骨关节炎是指累及膝内侧间室的骨关节炎，其典型表现为内侧间室股骨髁与胫骨平台出现"骨对骨"接触，影像学分级达四级或股骨髁和胫骨平台明显的硬化。同时，膝前内侧骨关节炎是行膝单髁置换术手术的最佳适应证。膝前内侧骨关节炎的成像可以通过多种方式获得。目前，X 线检查、CT 检查和 MRI 检查，以及超声检查等技术在临床都得到广泛的应用和发展。其他技术如 PET 和 SPECT/ 显像用来评估膝关节骨关节炎情况的临床试验也正在进行。

一、X 线检查

传统 X 线检查简单经济，是临床上应用最广泛的成像技术。患膝关节局部的关节摄片能够显示如骨赘、软骨下骨硬化和骨囊肿等骨结构改变，也为了解骨关节炎严重程度及分级提供依据。常规 X 线检查无法显示软骨厚度和半月板等关节内的结构，但其可以测量关节间隙宽度间接反映软骨破坏情况。关节间隙狭窄的进展是评估骨关节炎进展最常用的标准，而关节间隙的消失，即 X 线片上出现骨对骨表现时，是进行关节置换的指征之一。

（一）膝关节正位片

由膝关节前方至后方的正位片（anteroposterior，AP）是最常用来评估胫骨与股骨关节病变的 X 线摄片位。在正位片图像中，可以观察到关节周围骨赘增生，评估及测量内外侧间室的狭窄以及膝关节的内翻或外翻畸形。内侧间室退变导致的膝前内侧骨关节炎，通常可以在正位片中观察到明显的内侧间室狭窄（图 10-1a，绿色箭头）。严重的膝前内侧骨关节炎，由于软骨全层缺损和半月板损伤，在正位片上可出现股骨内侧髁与胫骨平台"骨对骨"表现（图 10-1b）。与骨关节炎正位片表现类似，在膝前内侧骨关节炎正位片中，可以观察到胫骨及股骨内侧髁周围存在骨赘增生（图 10-1a，黄色箭头）。需要注意的是，即使在外侧间室周围观察到增生的骨赘，也不能以此作为行膝单髁置换术的禁忌。正位片中内侧间室的关节边缘可出现白亮区域的增加，即软骨下骨的硬化带（图 10-1a，白色箭头）。膝前内侧骨关节炎的前交叉韧带功能完好，外侧间室的软骨有完整保留，在正位片外侧关节间隙无明显狭窄，也不会出现胫股关节的脱位或半脱位。

如果临床怀疑内侧间室已出现全层软骨磨损，但负重位片未见明显"骨对骨"，使用内翻应力位片可确认内侧间隙的严重程度（图 10-1c，绿色箭头）。外翻应力位片可以提示膝关节韧带及外侧间室软骨保留情况，因此是诊断膝前内侧骨关节炎的重要影像学手段。内侧副韧带及外侧间室功能正常的膝前内侧骨关节炎患膝在施加外翻应力后，内侧关节间隙狭窄得到改善（图 10-1d）。如外翻应力位片出现内侧关节间隙狭窄无改善，则应考虑内侧副韧带挛缩及前交叉韧带损伤的存在。

膝前内侧骨关节炎的内翻畸形只累及关节内，膝前内侧骨关节炎的内翻畸形能够在屈膝 20° 施加外翻应力后被完全矫正（图 10-1d，绿色双箭头）。需要注意的是，膝前内侧骨关节炎必须具有功能正常的外侧间室，即施加外翻应力纠正内翻畸形，必须在外侧间室保留正常的关节间隙的前提下实现（图 10-1d，黑色双箭头）。对于膝关节内翻畸形的评估，比起局部的膝关节正位片，以往推荐采用下肢全长片。膝前内侧骨关节炎可以纠正的内翻畸形需要在机械轴力线内翻小于 10°，屈曲挛缩小于 15°，内翻畸形超过 15° 是进行膝单髁置换术的禁忌。

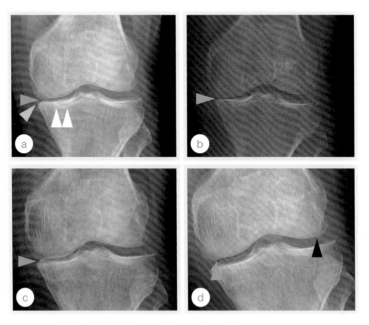

图 10-1　膝前内侧骨关节炎正位及应力位 X 线片

a. 非负重位；b. 负重位；c. 内翻应力位；d. 外翻应力位

仰卧位图像获取容易且便捷，但其是在非负重状态下拍摄，无法准确显示真实的关节间隙宽度及狭窄情况。如图 10-2 中的膝内侧骨关节炎患者，在术时已确认其内侧间室软骨全层缺损及骨裸露。术前非负重位 X 线片上未能显示关节间隙的严重狭窄（图 10-2a），负重前后位 X 线摄片即证实患者膝关节内侧间室狭窄情况，以及内侧间室骨对骨的表现（图 10-2b）。患膝由于内侧间室退变导致的内翻畸形，也能在负重正位片中得到更好的显示。因此，在临床实践中最常采用的是站立位膝关节正位片。

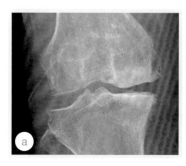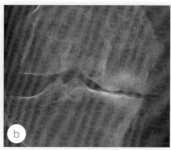

图 10-2　膝前内侧骨关节炎正位 X 线片

a.卧位非负重位；b.站立负重位

（二）膝关节侧位片

前交叉韧带的完整和功能完好是影响膝单髁置换术疗效的关键。膝关节的侧位片可以提供前交叉韧带功能完好的证据，是膝单髁置换术术前非常重要的 X 线检查（详见本章第二节）（图 10-3）。

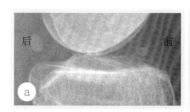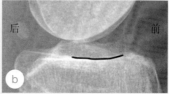

图 10-3　膝前内侧骨关节炎侧位 X 线片

二、CT 检查

CT 检查与 X 线检查相比可以提供更多的补充信息。在上述 X 线片的同一个患者 CT 影像中，可以发现其胫骨内侧平台存在骨囊肿（图 10-4a，白色箭头）。CT 提供了不同断面内侧间隙的狭窄情况，可以方便获取骨对骨的证据（图 10-4b，绿色箭头），软骨下骨的硬化情况（图 10-4b，白色箭头）和内侧间室的骨赘形成（图 10-4b，黄色箭头）。在矢状位的重建图形中，可以观察到类似 X 线侧位片中软骨侵蚀的累及范围（图 10-4c，黑色双箭头）。相似的，也能清楚地显示髌骨关节内外侧间室的退变情况（图 10-4d）。

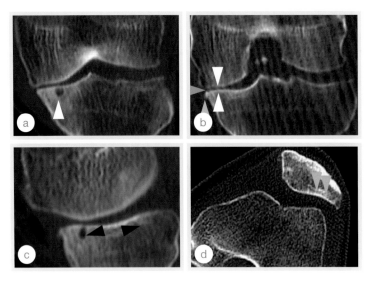

图 10-4　膝前内侧骨关节炎 CT 影像

三、MRI 检查

MRI 检查可以评估膝关节的所有结构，包括软骨、半月板、韧带、肌肉、关节下骨髓和滑膜。标准侧位片和应力位摄片可以间接证实前交叉韧带功能和外侧间室软骨完整，但若操作不当则可能造成错误诊断。而 MRI 可以在三维上直观显示膝前内侧骨关节炎患者前交叉韧带（图 10-5a）和内侧副韧带的完整性（图 10-5b）。不过 MRI 影像上无法评估内侧副韧带挛缩情况与弹性，仍需借助外翻应力位片进行评估。另一方面，MRI 对于骨关节炎的前交叉韧带退变信号过于敏感，而骨赘增生也可能导致对前交叉韧带损伤的错误判断。

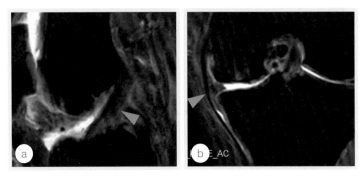

图 10-5　膝前内侧骨关节炎 MRI 影像

显示前交叉韧带及内侧副韧带完整

软骨损伤并非造成关节间隙狭窄的唯一原因，半月板的改变如半月板外移和半月板损伤破裂也可导致关节间隙的狭窄（图 10-6b，红线）。而传统影像在显示膝关节内部结构上存在局限，这种情况容易错误判断内侧间隙软骨存在全层损伤。而利用 MRI 可定位大的软骨缺损，对股骨髁软骨的全层缺损也有较好的显示（图 10-6a，绿色箭头；图 10-6c，黄色箭头）。另外，MRI 可以直观显示外侧间室内软骨及半月板等结构，证实外侧间室完整性（图 10-6b，绿色框内）。尤其是膝前内侧骨关节炎患者存在膝外侧疼痛时，MRI 可以明确外侧间室受累情况。相比髌骨轴位片，MRI 对髌股关节内外侧间室内的软骨的损伤情况也有更好的显示（图 10-6d，绿色箭头示外侧间室软骨完整保留）。另一方面，对于只累及内侧间室的特发性骨坏死，MRI 可以明确诊断。但需要注意的是，MRI 同时也会呈现出更加广泛的骨髓水肿而引起对关节炎严重程度和骨量丢失的错误判断。

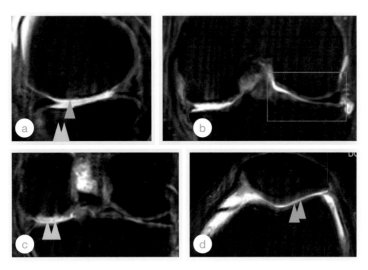

图 10-6 膝前内侧骨关节炎 MRI 影像

第二节 与单髁置换有关的膝关节术前影像学评估

尽管有些患者符合膝单髁置换术适应证，犹豫不决的医生往往会找到放弃膝单髁置换术的理由。要避免在术中放弃膝单髁置换术，术前必须做出明确的决定。本节重点描述术前确定膝前内侧骨关节炎的影像学方法。

一、X 线评估

（一）标准正位 X 线片

正位 X 线片可在患者仰卧位或负重时拍摄。拍摄时患者仰卧在诊查台上，膝下垫枕或者医生操作使膝关节屈曲 20°，放射线球管向远侧倾斜 10°，这样 X 线与胫骨平台平行。确保下肢无内外旋转。

正位 X 线片可以很好地显示胫骨、股骨和胫股关节。胫骨内、外侧平台，髁间隆起，股骨内、外侧髁和髁间切迹都很容易辨识。可以看到腓骨和腓骨头的骨轮廓，重叠的髌骨图像。正常的解剖标志包括内侧髁上的内收肌结节（黄色箭头），外侧髁侧面腘肌沟（绿色箭头）清晰可见（图 10-7）。

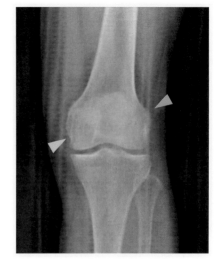

图 10-7 膝骨关节炎正位 X 线片特征

标准正位 X 线片图像应显示对称的股骨髁，内、外间室相等的关节间隙，胫股关节间隙应略大于 5 mm。胫骨平台前后缘重叠成一条直线，髌骨位于中央，腓骨头位于胫骨平台下方 1 cm，与胫骨有 25% 的重叠（图 10-8）。

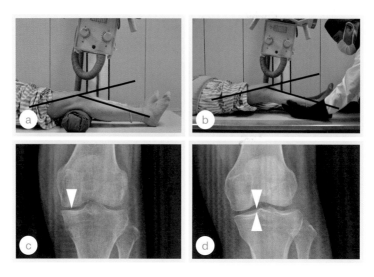

图 10-8　标准正位 X 线片拍摄方法

a、b. 拍摄方法；c. 胫骨平台前后缘重叠；d. 胫骨平台前后缘未重叠

（二）负重位 X 线片

负重位 X 线片对于胫股关节的准确评估是必需的，不仅可以评估膝关节的静态骨性结构，还可以评估胫股关节间隙和冠状面对齐。如果患者可以接受，最好拍负重位片。拍摄时要求患者双膝完全伸展站立，射线束水平且垂直于膝关节中心（图 10-9a）。

负重位 X 线片已被证明比仰卧位片能更准确地评估关节间隙[1]。它们也可以更好地显示对合不良，如膝内翻或膝外翻（图 10-9b）。通常情况下，在严重膝骨关节炎负重位 X 线片能显示内侧股骨髁和胫骨平台全层软骨磨损导致的骨对骨接触。如果有怀疑，需要内翻应力位片确认。对年龄大于 40 岁在负重片上存在 50% 以上关节间隙狭窄的患者可行 MRI 检查，但在大多数情况下 MRI 检查没有必要[2]。

（三）内翻应力位 X 线片

临床医生的经验、患者的疼痛耐受或保护，以及同时发生的韧带损伤可能会影响体检的解释，在某些情况下影响其临床应用。应力位 X 线片一直被用于检测内翻/外翻膝关节松弛程度，并为评估膝骨关节炎内侧及外侧间室受累的程度提供了一种较为客观的方法[3]（图 10-10）。

患者仰卧位，医生站在患肢远端，穿戴防护衣和手套，对膝关节施加持续的内翻应力。内翻应力位 X 线片对判断骨与软骨损伤比普通负重位 X 线片更为精确和有效。当负重位 X 线片并未显示内侧间室骨对骨时，内翻应力位可确认存在骨对骨。如果不能确认骨对骨，只是内侧间隙一定程度的狭窄，是膝单髁置换术的禁忌证。因为此时的疼痛来源不一定是膝内翻，而可能来源于髌关节骨关节炎或者腰椎病变。

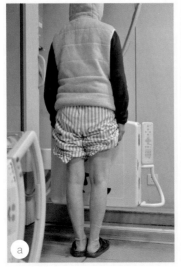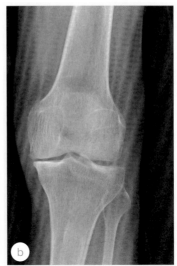

图 10-9 负重位 X 线片拍摄方法

a. 拍摄方法；b. 负重站立位

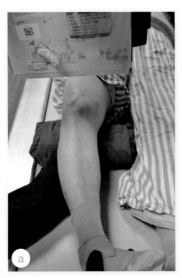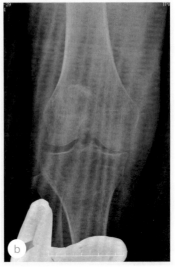

图 10-10 内翻应力位 X 线片拍摄方法

a. 拍摄方法；b. 内翻应力位

（四）外翻应力位 X 线片

膝内侧单髁置换要求外侧间室完整的软骨，外翻应力被用于测量外侧间室软骨厚度。Waldstein 等 [4] 发现外翻应力 X 线片可以评估膝关节外侧腔室的复合软骨厚度，但不能很好地预测软骨退化。

患者仰卧位，医生站在患肢远端，穿戴防护衣和手套，同时确保下肢处于中立位摄片。将下肢置于检查台上，膝关节屈曲 20°～30°。将一只手放在关节线上，另外一只手握着脚和脚踝部，内翻压力施加到膝关节上。在进行这项测试时，不要抓住胫骨远端，也不要通过脚部和踝关节施加应力。

当患者站立时，内翻膝的力线通过内侧间隙，使得外侧间隙张开。因此，只有在平卧时对膝关节施加外翻应力使股骨髁和胫骨平台彼此靠近，才能确定软骨的厚度。外翻应力位可以确定外侧间室软骨是否正常和证明内翻畸形是否可以矫正。

外侧间室两层正常软骨厚度之和约等于 4 mm，如果外翻应力位显示外侧间隙不小于 4 mm，提示外侧间室正常。如果小于 4 mm，提示软骨变薄，是膝单髁置换术禁忌证。

如果内侧间隙完全张开，宽度大于 4 mm，意味着内翻畸形完全矫正，内侧副韧带没有短缩。

（五）标准侧位 X 线片

侧位 X 线片拍摄时患者侧躺在诊查床上，膝关节弯曲大约 20°，膝关节外侧接触床板，X 射线源大约 1 m 远。

膝关节侧位 X 线片可以识别重要的骨性标志：股骨内外髁表面、内外侧胫骨平台表面、滑车沟和滑车的前缘、髌骨的外侧小关节面、腓骨头和颈部，以及特殊软组织结构包括伸膝装置和髌韧带。

侧位 X 线片上显示股骨内外髁部应该重叠，髌韧带结构清晰可辨。内侧股骨髁与外侧股骨髁轮廓不一样。内侧股骨髁远端呈圆形，关节面的前中 2/3 处有一个沟槽，后髁向上收起；外侧股骨髁远端扁平，胫股和髌股曲率半径交界处有一个扁平的沟槽，又称半月板压迹，后髁更饱满。内外侧胫骨平台后侧的形态区别明显，内侧平台后角接近于直角，外侧平台后角接近 130° 的圆弧，外侧平台后缘被包含在内侧平台后缘内（图 10-11）。

侧位 X 线片可显示胫骨平台磨损部位和程度，以及膝关节稳定性。当磨损位于胫骨平台后侧，甚至达到边缘时，提示前交叉韧带功能不全，是膝单髁置换术禁忌证（图 10-12）。

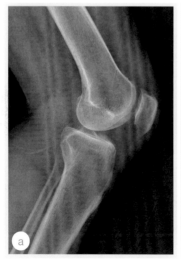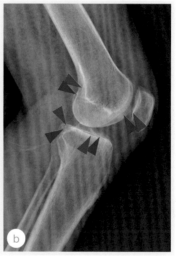

图 10-11　标准侧位 X 线片

a.标准侧位；b.标识内外髁、内外侧胫骨平台（内侧：红色箭头；外侧，蓝色箭头）

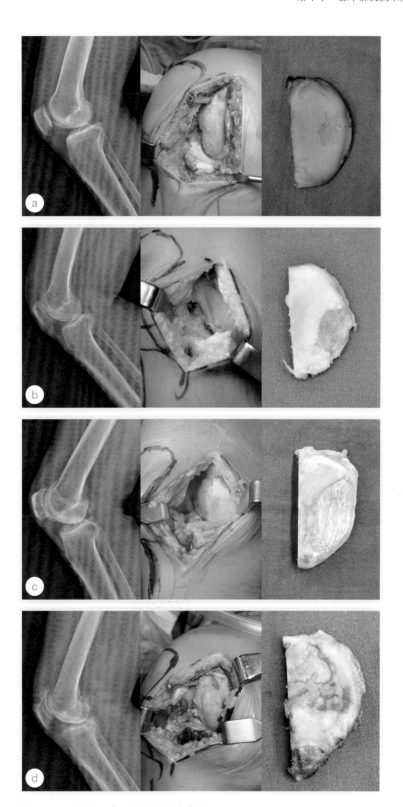

图 10-12 胫骨平台不同磨损程度表现

a. 胫骨平台部分磨损；b. 胫骨平台磨损至软骨下骨；c. 胫骨平台前方磨损；d. 胫骨平台后方磨损

（六）下肢全长片

双下肢全长片需要患者负重站立位下拍摄，拍摄范围包括骨盆、髋关节、膝关节及踝关节（图10-13）。

评估生理性冠状面下肢力线最准确的方法是髋关节到踝关节的负重下肢全长X线片，这项技术能准确地描述内翻和外翻的畸形，直观且可靠。许多不同的技术可以用于长腿X线摄片，可以使用以臀部和大腿近端、膝关节，脚踝为中心独立曝光，然后将产生的图像手工拼接在一起，数字成像可以实现图像拼接过程的自动化，目前也有下肢全长一次成像技术（图10-13）。随着CT的出现及CT获得低曝光、全长扫描图像的能力，推测下肢全长X线摄片将被CT取代。然而，常规仰卧位CT扫描不具备功能性，与负重下肢全长X线片相比，两种检查显示的外翻程度的平均差异为1.2°～3.4°，这也说明了功能性负重全长片的重要性[5]。

在膝关节轻度旋转情况下拍摄的下肢全长X线片会提供错误的信息。当患肢处于外旋姿态，X线片会显示为膝关节内翻畸形；当患肢处于内旋姿态，X线片则会显示为外翻畸形。外科医师对下肢全长片的判断需审慎。下肢全长片不是膝单髁置换术术前必需的放射学检查。

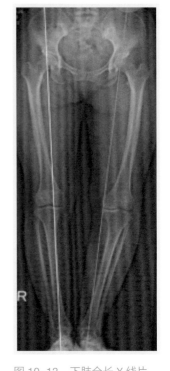

图 10-13　下肢全长 X 线片

显示左膝轻度内翻畸形，内侧间室早期骨关节炎

（七）罗森伯格（Rosenberg）X线片

1988年，Rosenberg等首先描述了膝关节屈曲45°负重后前位X线片的技术（Rosenberg X线片），对胫股关节的全面评估是一个有效的补充。膝关节屈曲45°时，胫股关节接触点发生改变，股骨髁后负重面与胫骨平台后面接触，Rosenberg X线片关节间隙狭窄（图10-14）。

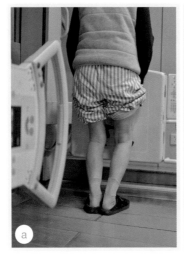
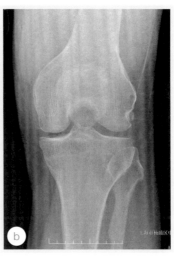

图 10-14　负重半屈曲后前位 Rosenberg X 线片

a. 拍摄方法；b. Rosenberg X 线片

对于大多数临床适应证，后前位 X 线片与前后位 X 线片相当。然而，后前位 X 线片与负重时膝关节不同程度的屈曲相结合时，在检测胫股关节间隙狭窄方面比完全伸直的前后位 X 线片具有更高的敏感性和特异性。Fontbote RC 等 [6] 比较膝关节 X 线检查中两种摄片方法对骨关节炎的诊断率，结果证实 Rosenberg X 线片在检测膝关节间隙变窄方面更敏感。鉴于外侧间室骨关节炎是屈曲位病变，磨损部位位于股骨髁后负重面及胫骨平台后面，因而 Rosenberg X 线片在挑选外侧单髁手术适应证患者方面具有特别意义。

（八）髌骨轴位片

髌骨轴位片又称切线 / 日出 / 天际线髌股关节 X 线片，为髌股关节提供最佳评估手段，它能准确判断髌股关节是否存在骨赘、关节间隙狭窄及骨和软骨侵蚀情况。

髌骨轴位片 Merchant 位投射方法：患者采取平卧位，膝关节屈曲 45°，小腿或足置于可调角度的平台上，X 线的投射方向与水平面成 30° 夹角，由头侧指向足侧，X 线片盒置于膝关节远端 30 cm 处，与 X 线的投射方向垂直。

在膝前内侧骨关节炎中，髌股关节软骨软化、纤维化和软骨侵蚀，甚至骨暴露非常常见。这些病变主要分布在髌骨内侧纵面（或奇面）、内侧面及对应的股骨滑车面上，它们也可骑跨髌骨内侧脊及滑车沟，但外侧关节面很少受累。

髌骨轴位片显示全层软骨缺损，或者髌股关节炎应忽略，不是单髁置换的禁忌证。如果髌股关节外侧面出现骨质丢失，有硬化骨，或者出现纵向沟槽改变，尽管很少遇到这种情况（1%），目前通常被视为禁忌证（图 10-15）。

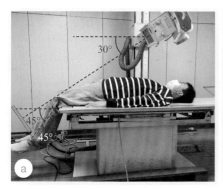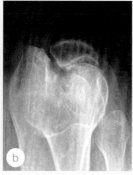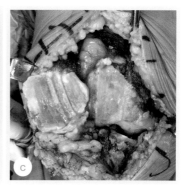

图 10-15　髌骨轴位 X 线片拍摄方法

a. 拍摄方法；b. 髌骨轴位；c. 髌股关节"沟槽样"改变

二、MRI 评估

在判断膝关节病变是否符合膝单髁置换术适应证时，X 线片的敏感度为 92%，特异性为 88%[7]。术前 X 线检查可能无法明确外侧间室病变状况、内侧间室软骨损伤程度、前交叉韧带及侧副韧带功能状态。膝单髁置换术术前 MRI 检查并非完全必要，但 MRI 检查可以辅助判断软骨损伤情况，观察骨髓水肿范围及评价韧带完整性。

膝单髁置换术前 MRI 检查的意义如下。

（1）软骨损伤情况：对于关节间隙消失不明显的患者，MRI 检查可以明确关节软骨缺损的范围和大小（图 10-16）。

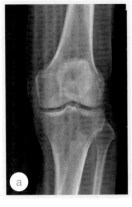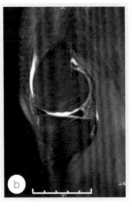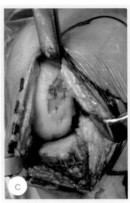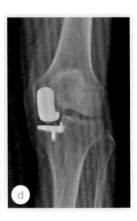

图 10-16　股骨髁软骨损伤表现

a. 术前 X 线片示非骨对骨；b. 术前 MRI 提示股骨髁负重区软骨丢失；c. 术中证实软骨剥脱；d. 术后 X 线片

（2）诊断缺血性骨坏死：X 线平片早期表现正常，随病情进展，表现为圆弧状股骨髁轻度变平、变扁，进一步发展，股骨髁软骨下出现大小不等透亮区，周围骨质硬化。骨片分离后股骨髁出现新月征，最终病变区继发退行性改变，包括关节间隙变窄、软骨下骨硬化、骨赘形成等。

MRI 特征性的表现：软骨下区病变在 T_1W_1 和 T_2W_1 都呈线状低信号，且平行于关节面，反映组织病理上的骨折线和周围修复组织，常伴大范围骨髓水肿，且水肿信号常局限在股骨髁的软骨下区病变周围。当软骨下骨质与软骨一同分离时，缺损处可形成新月征（crescent sign）。随病变进展，表现为股骨内侧髁或内侧胫骨平台软骨下半圆形 T_1W_1 低信号 T_2W_1 高信号，周围伴低信号带。进一步发展，骨软骨片与骨皮质分离形成骨软骨缺损区，继发骨关节炎表现（图 10-17）。

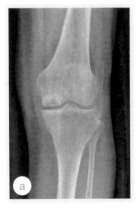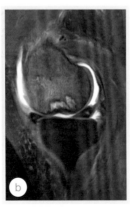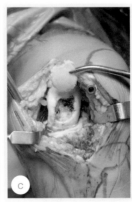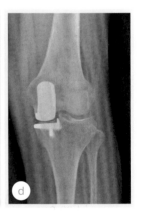

图 10-17　股骨髁缺血性骨坏死特征性表现

a. 术前 X 线片；b. 术前 MRI 影像；c. 术中证实骨缺损；d. 术后 X 线片

（3）明确骨髓水肿的程度和范围：骨髓水肿样病变（bone marrow edema like leison，BML）是一种在关节 MRI 上发现的位于软骨下骨局部区域内的异常信号改变，常见于外伤所致骨挫伤、微骨折、特发性骨坏死、骨肿瘤、骨感染，以及重度骨关节炎等（图 10-18）。T_1W_1 像中表现为低信号，而在 T_2W_1 像、PDWI 和 STIR 像中表现为高信号。在膝骨关节炎过程中，骨髓水肿样病变体积可能随病程的进展而改变，多数患者骨髓水肿样病变随膝关节骨性关节炎严重程度增加，而也有部分患者骨髓水肿样病变体积在随访过程中减小或消失。研究认为，术前膝关节骨髓水肿的范围和位置并不会影响单髁置换的疗效[8]。

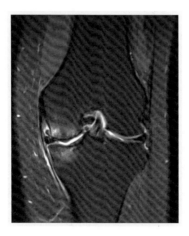

图 10-18　骨髓水肿

（4）判断明确 ACL 损伤情况：Sharpe 等[9] 对 MRI 是否在膝单髁置换术患者术前评估中发挥作用进行了研究。15 例术前有 MRI 资料的患者，其中 5 例（33%）提示前交叉韧带损伤。然而术中检查发现，仅有 2 例（13%）存在事实上的前交叉韧带功能不全。因此，认为 MRI 在评价骨关节炎患者前交叉韧带变化时，过于敏感，作用相对局限。

Hurst 等[10] 通过对 1 000 例膝单髁置换术患者进行回顾性分析发现，所有患者术前均符合膝前内侧骨关节炎的 X 线诊断标准，其中 33 例术前 MRI 检查提示外侧间室骨关节炎、髌股关节骨关节炎或 / 和前交叉韧带功能不全，列入 MRI 异常组，平均随访 42.3 个月。其余 967 例列入其他组，平均随访 38.3 个月。MRI 异常组失败率为 3%（1/33），其余患者失败率为 4%（39/967），两组生存率没有差异。结果表明，当放射学和临床标准满足时，术前 MRI 异常并不影响膝单髁置换术的结果。

第三节　牛津单髁置换术后影像学评价

牛津单髁置换影像学评价是必要的，术后影像学结果可以和术前的进行对比，以确定假体安放位置和手术效果。同时长期随访的影像学结果也可以与术后的进行比较，以判断随访期间假体情况，确保早期发现并处理出现的问题。

正位片主要是判断胫骨假体安放位置骨水泥固定情况，拍摄时患者呈仰卧位，调整拍摄位置确保射线投照角度正对胫骨假体，使射线与胫骨假体底板、外侧侧壁和龙骨平行，以获得高准确性和重复性的正位片。侧位片上胫骨假体没有垂直表面，水平托盘也被假体外侧壁挡住，因此拍摄应正对股骨假体（图 10-19）。

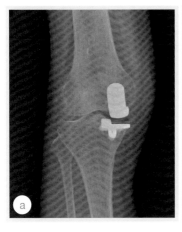
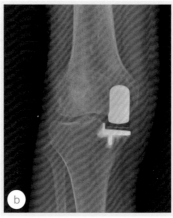
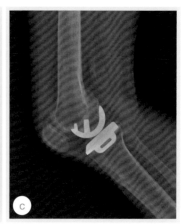

图 10-19　膝单髁置换术后 X 线片

a. 普通方式拍摄；b. 标准正位；c. 标准侧位

　　术后 X 线片最重要的作用之一是用来测量植入假体的准确性。由于股骨假体是球形的，所以假体的方向不是重点讨论的对象。我们主要讨论的是股骨和胫骨假体放置误差的可容忍范围。此外软组织平衡对评价假体放置的效果同样重要，由于用影像学难以判断，所以并不是此次放射学评估的范围。

一、下肢对线和胫骨假体位置

　　术后正位片上首先应检查术后下肢对线情况，下肢全长片是最佳方式，膝关节局部 X 线片也可以作为选择之一。牛津单髁置换强调恢复患者患病前力线，即力线为中立位或者轻度内翻为满意。矫正过度主要与内侧副韧带损伤及使用了过厚的垫片使下肢力线外翻有关（图 10-20）。

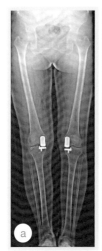
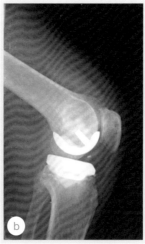
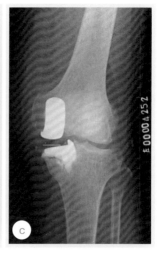

图 10-20　膝单髁置换术后下肢对线 X 线片

　　a. 术后下肢全片（正位），力线满意；b. 术后侧位；c. 力线外翻，提示内侧副韧带损伤

胫骨假体外侧缘应位于胫骨髁间棘顶点偏内 1 mm，如果显示内侧胫骨棘顶点被切除，意味垂直截骨线过于靠外，可能伤及前交叉韧带。胫骨假体底板应与胫骨解剖轴大致垂直（±3°）。假体内缘与胫骨内侧皮质平齐（突悬 < 2 mm），过大突悬可能刺激软组织导致疼痛（图 10-21）。

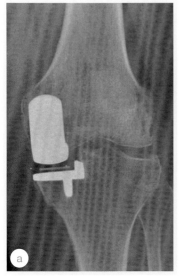 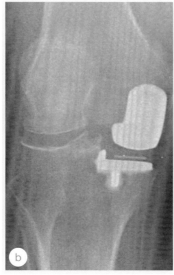 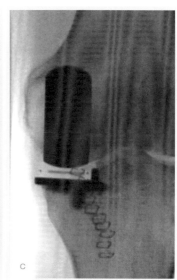

图 10-21　单髁置换术后胫骨假体覆盖

a. 胫骨假体内外位置合适；b. 垂直截骨靠外；c. 垂直截骨靠内

骨与假体交界处应显示一个完整的骨水泥层，并有几毫米的渗透范围。其中骨水泥横向和龙骨附近渗透范围较大，而硬化骨下渗透范围则较小。如果垂直或水平截骨存在过切，可能会被不透明的骨水泥勾勒显示出来或仅显示为垂直的透亮光线。

侧位片显示胫骨假体后倾 7°（±5°），假体后缘与胫骨后缘皮质平齐（突出 < 2 mm）。假体前缘轻微突出和覆盖不足在 3 mm 之内（图 10-22）。

二、股骨假体位置

在正位片上股骨假体呈"长靠背椅"状，且相对内旋。股骨假体长轴平行于胫骨机械轴（±10°）。在侧位片上，股骨假体固定栓与长轴平行（+10°/−5°）。假体后缘与股骨后髁平齐或者超出（< 2 mm）（图 10-23）。

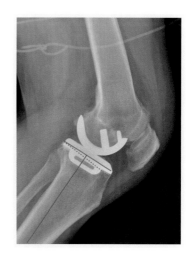

图 10-22　侧位片胫骨假体和股骨假体放置角度

股骨假体的骨与植入物交界不像胫骨假体那样明显。股骨假体的下关节表面是凹的，因此交界处会被金属掩盖。唯一较容易成像的交界处是平坦的后关节突，它呈现一层薄薄平行的骨水泥影像。

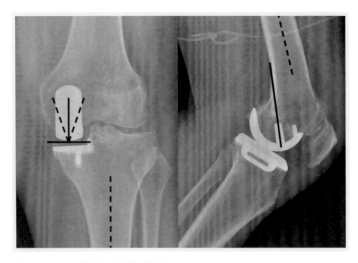

图 10-23　股骨假体位置的评估

三、半月板垫片位置

在正位片上，半月板垫片位于胫骨和股骨假体中间不透光的区域，由前角的透视线和后角两个透视珠构成。垫片位于胫骨平台假体中央，距离胫骨假体外侧壁 1 ～ 2 mm（图 10-24）。

四、撞击

如果假体前方股骨去除不充分，就会出现最易发生的前向撞击，但 X 线片并不能很好地显示这个部位。在侧位片上股骨假体后部挤压变形的骨水泥或者残留的突出骨赘都可能在屈曲时会撞击到垫片。另外，前交叉韧带与胫骨交界处前方的骨赘可能与顶部切迹的骨赘发生撞击，限制膝关节伸展，所以在术中应着重注意这几个位置，确保完全去除骨赘和残留骨水泥（图 10-25）。

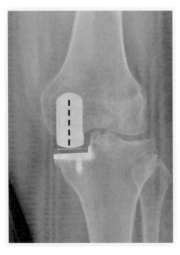

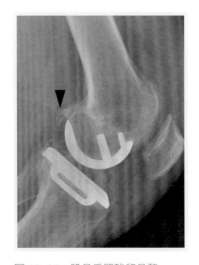

图 10-24　半月板垫片位置的评估　　　图 10-25　股骨后髁残留骨赘

五、透亮线

透亮线是 X 线片上假体与骨界面之间相对透光的区域。透亮线只有当 X 线平行于它时才能看到，筛查位 X 线片上透亮线发生率为 50% ～ 100%，而普通正位片上透亮线发生率仅为 0 ～ 20%。

骨水泥型膝单髁置换术假体透亮线与硬化带往往同时出现在使用骨水泥型单髁假体术后的 6 ～ 12 个月。在膝内侧单髁置换术中最常见的部位为龙骨内侧，在膝外侧单髁置换术中最常见的部位是龙骨外侧。生理性透亮线大多不会超过 2 mm 厚，并且紧挨放射透亮线处有一条窄的硬化带。病理性透亮线 > 2 mm，边界不清晰，并且透光区的边缘骨板包裹不完全，常合并假体的移位（图 10-26）。

生物型假体周围很少观察到透亮线，在出现透亮线的病例中可能出现疼痛和胫骨假体下沉，但随着时间推移，当疼痛症状缓解，透亮线也会消失，这意味着假体已经牢固固定。

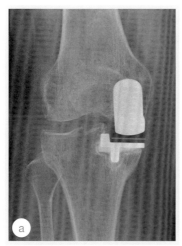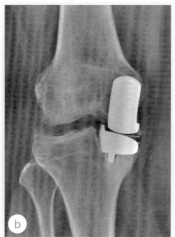

图 10-26　胫骨假体周围透亮线

a. 生理性透亮线；b. 病理性透亮线

本章参考文献

[1] WRIGHT R W. Osteoarthritis classification scales: Interobserver reliability and arthroscopic correlation [J]. J Bone Joint Surg Am, 2014, 96(14): 1145-1151.

[2] ADELANI M A, MALL N A, BROPHY R H, et al. The use of MRI in evaluating knee pain in patients aged 40 years and older [J]. J Am Acad Orthop Surg, 2016, 24(9): 653-659.

[3] ERIKSSON K, SADR-AZODI O, SINGH C, et al. Stress radiography for osteoarthritis of the knee: A new technique [J]. Knee Surg Sports Traumatol Arthrosc, 2010, 18(10): 1356-1359.

[4] WALDSTEIN W, SCHMIDT-BRAEKLING T, PERINO G, et al. Valgus stress radiographs predict

lateral-compartment cartilage thickness but not cartilage degeneration in varus osteoarthritis [J]. J Arthroplasty, 2017, 32(3): 788–792.

[5] DEXEL J, KIRSCHNER S, GÜNTHER K-P, et al. Agreement between radiological and computer navigation measurement of lower limb alignment [J]. Knee Surg Sports Traumatol Arthrosc, 2014, 22(11): 2721–2727.

[6] FONTBOTÉ R C, NEMTALA U F, CONTRERAS O O, et al. Rosenberg projection for the radiological diagnosis of knee osteoarthritis[J]. Rev Med Chil, 2008, 136(7): 880–884.

[7] HAMILTON T W, PANDIT H G, LOMBARDI A V, et al. Radiological decision aid to determine suitability for medial unicompartmental knee arthroplasty: Development and preliminary validation [J]. Bone Joint J, 2016, 98-b(10 Supple B): 3–10.

[8] JACOBS C A, BEREND K R, LOMBARDI A V, JR., et al. The Location and severity of preoperative subchondral bone marrow lesions were not associated with inferior postoperative outcomes after medial unicompartmental knee arthroplasty or total knee arthroplasty [J]. J Arthroplasty, 2016, 31(11): 2476–2480.

[9] SHARPE I, TYRRELL P N, WHITE S H. Magnetic resonance imaging assessment for unicompartmental knee replacement: A limited role [J]. Knee, 2001, 8(3): 213–218.

[10] HURST J M, BEREND K R, MORRIS M J, et al. Abnormal preoperative MRI does not correlate with failure of UKA [J]. J Arthroplasty, 2013, 28(9 Suppl): 184–186.

|第十一章|
膝单髁置换术临床疗效

在本章中，我们概述单髁置换术，包括膝内侧、外侧单髁置换术，治疗膝内侧、外侧骨性关节炎的临床结果。我们还尝试将单髁术与全膝关节置换术、膝内侧单髁置换术与胫骨高位截骨术、外侧单髁置换术与股骨远端截骨术，以及膝内侧单髁置换术与膝外侧单髁置换术、滑动垫片与固定垫片膝单髁置换术的结果进行比较。还介绍了生物型牛津单髁的早期随机对照结果，也对影响单髁置换临床疗效的因素进行了分析。

第一节　膝单髁置换术治疗膝内侧间室骨关节炎的临床疗效

一、概述

人工膝单髁置换术用来治疗单间室膝骨关节炎，时至今日已有半个多世纪的历史。早期的膝单髁置换术具有较高的失败率和翻修率，曾经普遍认为单间室手术操作难度更大，与全膝关节置换术相比较，临床效果与累积生存率偏低 [1,2]，因此膝单髁置换术曾逐渐受到冷落。随着膝骨关节炎的自然病程与病理生理研究进一步深入，发现在中老年人群中，关节局部的软骨病损与对应症状及关节功能障碍是一致的，同时随着假体的设计理念以及手术器械不断更新，膝单髁置换术患者的选择以及手术方式不断规范化，近年来膝单髁置换术已经取得了和全膝置换术近似的临床效果，并且得到了越来越多的国内外关节外科医生的关注和应用。

膝单髁置换术只处理单间室病变，能够最大限度地保留关节骨量及韧带功能，在缓解临床症状方面，成功的膝单髁置换术比全膝置换术效果更好，更符合快速康复的理念，接受膝单髁置换术手术的患者术后不需要特殊的膝关节康复锻炼，就可以逐步恢复良好的膝关节功能。国内外相关临床研究均证实膝单髁置换术能够减轻疼痛、改善膝关节活动度、提高关节功能评分，中短期临床疗效显著 [3-5]，尤其在 OKS 及 EQ-5D 等关节功能和生活评分方面，膝单髁置换术均能有良好并长久的改善 [6]。

与全膝置换术相比较，膝单髁置换术后的关节活动度较大，步态更接近正常，尤其像上下楼梯以及蹲起、下跪一类活动，能够真正达到"膝关节遗忘"（forgotten-knee）[7]。通过体外生物力学研究证实，膝单髁置换术后膝关节的各方向运动模式与原生膝关节非常接近[8]，膝单髁置换术手术后交叉韧带完好，对侧间室及髌股关节间室解剖结构保留，使得膝关节更接近于原生关节，是保膝治疗的重要手段之一。

二、随访结果

对于膝单髁置换术长期假体累积生存率，不同学者报道结果各不相同，不同类型、不同设计方式的假体，其结果也不相同（表 11-1）。早期膝单髁置换术是全高分子聚乙烯或全金属平台关节，相对而言长期随访结果并不令人满意，长期假体生存率仅在 50%～80%。随着假体的设计不断改善与材料的更新，膝单髁置换术假体生存率也在不断地提高。目前常用的两种类型膝单髁置换术假体即固定垫片型与活动垫片型。O'Rourke 等[9]报道了固定垫片膝单髁关节（Marmor）20 年假体生存率 84%，25 年假体生存率 72%；John J 等报道固定垫片膝单髁关节（Miller-Galante）10 年假体生存率 94%，15 年假体生存率 87%[10]；Price 和 Svärd 等[11,12]连续记录了牛津单髁置换术 10 年、15 年、20 年假体生存率分别为 95%、93.1%、91%；Pandit 等[13,14]报道 1 000 例牛津单髁置换术假体 10 年生存率为 94%，15 年生存率为 91%。根据目前大多数文献报道结果，两者之间的临床疗效与长期假体生存率并无很大差别，在术后 10 年仍能保持良好的功能评分，仅在并发症发生类型、个别关节功能评分系统、假体翻修处理等方面有不同[15,16]。比如，活动垫片型假体存在垫片脱位的风险，固定垫片型假体则少见此类并发症；固定垫片型假体翻修时因高分子聚乙烯磨损导致骨溶解与缺损较为多见，常常需要用到特殊类型的全膝关节进行翻修处理。

表 11-1　膝单髁置换术后长期假体生存率部分文献汇总

作者	年份（年）	类型	平均随访时间（范围）（年）	例数（例）	生存率
Murray[17]	1998	活动垫片	7.6（最长 13.8）	143	10 年 98%
Svärd and Price[18]	2001	活动垫片	12.5（10.1～15.6）	124	10 年 95%
Rajasekhar[19]	2004	活动垫片	5.8（2～12）	135	10 年 94%
Price[12]	2005	活动垫片	15（最短 10）	439	15 年 93.1%
O'Rourke[9]	2005	固定垫片	最短 21	136	20 年 84% 25 年 72%
Pandit[20]	2006	活动垫片	7	688	7 年 97.3%
Vorlat[21]	2006	活动垫片	5.5（1～10）	149	10 年 82%
Price and Svärd[12]	2011	活动垫片	5.9（0.5～20）	682	20 年 91%
Pandit[13]	2011	活动垫片	5.6（1～11）	1 000	10 年 96%
John J[10]	2011	固定垫片	10.8（2～16）	94	10 年 94% 10 年 87%
Lim HC[22]	2012	活动垫片	5.2（1～10）	400	10 年 94%
Argenson J[23]	2013	固定垫片	20	160	15 年 83% 20 年 74%

（续表）

作者	年份（年）	类型	平均随访时间（范围）(年)	例数（例）	生存率
Kim KT[24]	2015	活动垫片	最短 10	166	10 年 90.5%
Pandit[13]	2015	活动垫片	10.3（5.3 ~ 16.6）	1 000	15 年 91%
Bottomley[25]	2016	活动垫片	5.2（1 ~ 12.7）	1 084	10 年 93.2%
Emerson[26]	2016	活动垫片	10（4 ~ 11）	213	10 年 88%
Lisowski[27]	2016	活动垫片	11.7（10 ~ 15）	138	15 年 90.6%
Walker T[28]	2019	活动垫片	11.2（10 ~ 15）	126	15 年 88.6%
Gill JR[29]	2019	固定垫片	5.3	367	10 年 97.9%
Bruce[30]	2020	固定垫片	12	214	10 年 89.1%
Wang B[31]	2020	活动垫片	5.3（1.6 ~ 11.6）	500	10 年 96%
Porteous AJ[32]	2021	固定垫片	最短 20	496	15 年 80% 10 年 78%

三、人工关节登记注册系统数据

根据澳大利亚矫形外科协会关节置换登记系统（Australian Orthopaedic Association Joint Replacement Registry，AJRR）报道，在原发性膝骨关节炎患者手术治疗中，全膝置换术和膝单髁置换术的 10 年假体生存率分别为 94.4% 和 84.7%[33]。同样的结果也出现在英格兰与威尔士国家人工关节登记系统（National Joint Registry for England and Wales，NJREW）[34] 和瑞典人工膝关节登记系统（Swedish Knee Arthroplasty Register，SKAR）[35]。Labek 总结分析 6 个国家人工关节登记系统的数据，10 年假体翻修率全膝置换术是 6.2%，而膝单髁置换术是 16.5%[36]。

在安全性方面，膝单髁置换术后死亡率低，相比全膝置换术有明显优势。根据 SKAR 报道结果显示，膝单髁置换术的严重并发症（如感染、关节僵硬、截肢等）发生率很低。膝单髁置换术通常无须输血，术后早期恢复快，同时可以显著缩短住院时间，在国外甚至有学者可以做到让大部分膝单髁置换术患者术后 24 小时以内出院，住院时间缩短同时给患者带来的获益就是经济支出和住院费用的减少[37]。

Liddle[38] 根据 NJREW 的大样本数据分析，膝单髁置换术假体累积生存率 4 年为 92.7%，8 年为 87.0%，而全膝置换术的假体累计生存率 4 年为 96.4%，8 年为 94.6%（95% CI 1.99 ~ 2.26），但是膝单髁置换术的死亡率、再入院率、住院时间及并发症发生率均要显著低于全膝置换术。也就是说，膝单髁置换术患者术后翻修或再次手术的风险高于全膝置换术患者。两种手术翻修的原因各不相同，无菌性松动是两种手术翻修最主要原因，而全膝置换术翻修更多见于关节僵硬与感染，膝单髁置换术翻修更多见于垫片脱位、骨关节炎进展及不明原因疼痛。针对于翻修的方式进行分析，包括了垫片翻修或髌骨置换（全膝置换术 19%，膝单髁置换术 6%）、初次全膝假体翻修（全膝置换术 18%，膝单髁置换术 67%）、复杂的全膝假体翻修（全膝置换术 64%，膝单髁置换术 27%）。膝单髁置换术患者术后发生并发症的风险较全膝置换术更低，客观数据显示，全膝置换术后深静脉血栓、心肌梗死或深部感染的风险是膝单髁置换术的 2 倍，脑血管意外的风险是膝单髁置换术的 3 倍，输血的风险是膝单髁置换术的 4 倍。

Goodfellow[39] 通过分析新西兰关节登记系统（New Zealand Joint Registry，NZJR）数据发现，临床功能评分尚在良好以上的部分膝单髁置换术患者，就积极地进行了翻修手术处理，而对于功能评分不好的患者，膝单髁置换术和全膝置换术的翻修率相近。同样在挪威关节置换登记系统（Norwegian Arthroplasty Register，NAR）中的数据分析也发现，对于膝关节功能恢复较好，OKS 低于 20 分的患者中，膝单髁置换术的翻修率比全膝置换术高 6 倍[40]。

根据现有文献及各人工关节登记系统数据显示，大多数全膝置换术的翻修手术更为复杂，需要特殊假体或组件以应对软组织平衡和骨缺损，而膝单髁置换术的翻修手术门槛较低，对于术后临床症状欠佳的患者，可能会有更多的学者更倾向于积极进行手术翻修，所以从大样本量的数据记录中，膝单髁置换术的翻修率会稍高于全膝置换术。单从临床疗效方面看，在获得良好的术后功能与长期的假体生存两者之间如何选择，是需要有一个客观认识的[41]。对于适合膝单髁置换术或全膝置换术手术的患者，应充分考虑到不同手术方式在功能改善与不良结果方面的优缺点，进行综合评估与个体化选择，以期获得更大的收益。

第二节　膝内侧单髁置换术与胫骨高位截骨术及全膝置换术的疗效比较

膝骨关节炎的阶梯治疗中，膝单髁置换术、胫骨高位截骨和全膝置换术三种手术方式都可用于治疗膝内侧间室中重度骨关节炎，不同作者报道不同的临床结果[42-46]。选择何种手术方式，目前尚未定论。下面就三种手术方式的术后疗效进行讨论。

一、膝单髁置换术与胫骨高位截骨术的疗效比较

（一）术后功能比较

膝关节术后功能仍然是医生和患者选择不同手术方案的首要因素之一。膝关节术后功能不仅与手术方式相关，与患者术前功能，术后康复等也相关。活动范围是膝关节术后最基本的功能指标之一。与膝单髁置换术相比，胫骨高位截骨术患者可以恢复更多的运动。尤其是更多患者可以恢复高强度的运动，包括球类运动和竞技运动。一项纳入 1 321 例患者（27 岁～62 岁）的荟萃分析研究显示[47]，平均随访 4.8 年，平均 85% 患者重返运动，其中 60% 的患者可以进行低强度的运动，32% 的患者可以进行中等强度的运动（如登山、滑雪等），10% 的患者可以进行球类等高强度的运动。90% 的患者在术后 13 周重返工作。胫骨高位截骨术手术患者较年轻，关节炎较轻，也是手术能恢复更好功能的基础。然而，膝单髁置换术后早期功能比开放楔形胫骨高位截骨术（open wedge high tibial osteotomy）好，特别是在老年患者，Won-Joon Cho 等[48] 对膝单髁置换术和开放楔形胫骨高位截骨术各 20 例患者进行了最少 2 年随访发现，术前膝单髁置换术组 HSS 评分、美国膝关节学会

评分系统（KSS）的膝关节评分（knee score，KS）和功能评分（function score，FS）评分更低，术后膝单髁置换术组评分改善更明显，且膝单髁置换术早期症状改善更明显。

膝单髁置换术与胫骨高位截骨术相比，Watanabe S 等[49]对 96 例患者进行了胫骨高位截骨术或膝单髁置换术，随访 1 年人工关节遗忘评分（forgotten joint score，FJS）没有明显差异。回归分析显示，BMI 低、骨关节炎退变三级以上的患者 FJS 更高。

（二）康复速度的比较

与胫骨高位截骨术相比，膝单髁置换术虽然可以更早地负重活动，但对于恢复到更高的功能，恢复工作或运动，优势并不明显。Jacquet C 等从 91 例开放楔形胫骨高位截骨术和 117 例膝单髁置换术中，各选取 50 例进行配对比较，在重返工作时间方面，胫骨高位截骨术组明显更快（胫骨高位截骨术 4.9+2.2 个月对膝单髁置换术 5.8+6.2 个月）。术后 24 个月随访膝关节损伤与骨关节炎评分（knee injury and osteoarthritis score，KOOS）、美国 KSS 评分，胫骨高位截骨术组更高。胫骨高位截骨术后 62% 的患者可以做对抗运动，而膝单髁置换术后仅为 28%。

（三）早期并发症比较

膝单髁置换术和胫骨高位截骨术后严重并发症的发生率都较低，常见的是疼痛和切口相关并发症。Cao Z 等[50]的荟萃分析显示，术后早期并发症包括感染、深静脉血栓、神经损伤、疼痛、肢体不等长等，膝单髁置换术组的发生率明显低于胫骨高位截骨术组（OR 0.42）。

膝单髁置换术后残留症状比开放楔形胫骨高位截骨术少。Petersen W 等[51]对 54 例患者进行膝单髁置换术或开放楔形胫骨高位截骨术，最低随访 5 年，术后膝单髁置换术组 KOOS 和生活质量评分（quality of life score，QOL）更好，残留症状更少。荟萃分析显示，膝单髁置换术后疼痛评分比胫骨高位截骨术组更低（OR 5.65）[50]。

（四）膝内侧单髁置换术或胫骨高位截骨术对髌股间室或外侧间室的影响比较

对于膝单髁置换术或胫骨高位截骨术，在解决内侧间室的问题的同时，对髌股关节或外侧间室的影响是不同的，这也是影响两种不同手术效果的重要因素。Oh KJ 等[52]比较了 45 例开放楔形胫骨高位截骨术与 59 例膝单髁置换术，最低随访 5 年，发现两组患者髌股关节外侧关节炎与术前比均没有明显进展。膝单髁置换术组髌股关节内侧关节炎有明显进展，但仅仅加重了一级。而开放楔形胫骨高位截骨术组的髌股关节退变没有明显进展。两组之间的疼痛和功能没有明显的差异。这可能是由于开放楔形胫骨高位截骨术在矫正力线的同时，改善了髌骨的轨迹，减少了髌股关节内侧的压力。

如果力线过度矫正或单髁置换时内侧过度填充，会对外侧间室产生影响，这也是膝单髁置换术或胫骨高位截骨术发生失败的常见原因。Kuriyama S 等[53]通过计算机模拟研究发现，膝单髁置换术过度填充后造成的外翻力线使内侧副韧带张力增加，同时髌股关节剪切力增加，对外侧间室的影响较大。

（五）膝单髁置换术与胫骨高位截骨术失败翻修的疗效比较

Quan He Jin 等比较了 67 例膝单髁置换术和 67 例胫骨高位截骨术的 10 年生存率，分别为 96.2% 和 87.7%。两组的功能评分和 FJS 没有差异。Cao Z 等[50]的荟萃分析显示，以翻修、第二次手术或手术失败作为终点，开放楔形胫骨高位截骨术和膝单髁置换术手术失败率没有明显差异（OR 0.83）。

既往膝单髁置换术和胫骨高位截骨术由于远期生存率不高，被认为是全膝置换术的过渡性手术，相当一部分患者会被翻修成全膝置换术。初次手术选择膝单髁置换术或胫骨高位截骨术对后期翻修的影响程度，是很多医生关注的问题。目前研究表明，膝单髁置换术或胫骨高位截骨术后行全膝置换术翻修手术，两者效果没有明显差异。Lim JBT 等[54]比较了 217 例胫骨高位截骨术翻修成全膝置换术和 75 例膝单髁置换术翻修成全膝置换术，2 年随访患者报告结局和满意度比较两组没有明显差异，胫骨高位截骨术患者更多为外侧开放楔形胫骨高位截骨术。Pailhe R 等[55]对导航下开放楔形胫骨高位截骨术和膝单髁置换术两组翻修进行比较，与膝单髁置换术翻修成全膝置换术相比，胫骨高位截骨术后翻修成全膝置换术功能明显更好，提示可能由于解剖结构的变化，导航对胫骨高位截骨术后翻修更有帮助。但两组并发症没有明显的差异。瑞典人工膝关节登记系统的数据表明外侧闭合楔形截骨（closed-wedge high tibial osteotomy，CWHTO）术后翻修成全膝置换术的失败率是普通初次全膝置换术的 1.7 倍[56]。Lee SH 等[57]通过韩国国家医保数据库（Korean National Health Insurance Database）的数据发现，膝单髁置换术翻修失败率比胫骨高位截骨术翻修术后失败率更高。目前的数据来看，膝单髁置换术或开放楔形胫骨高位截骨术后翻修成全膝置换术不论是评分还是生存率，没有明显的差异。CWHTO 翻修后的失败率会更高。机器人或导航在这样的病例中有一定的帮助。

膝关节炎的阶梯治疗中，膝单髁置换术是重要的一部分。全面开展膝关节炎阶梯治疗是选择不同术式的基础，适应证的选择仍然是疗效的重要保障。根据患者的不同的期望进而选择不同手术以期获得最高的患者满意率。与胫骨高位截骨术相比，膝单髁置换术恢复更快，有更少的残留症状，尤其适合于年龄更大的患者。

二、膝单髁置换术与全膝置换术的疗效比较

（一）关节功能的比较

大部分研究结果提示，膝单髁置换术后活动范围与全膝置换术后活动范围相当，或膝单髁置换术略优于全膝置换术，活动范围增加 5°～8°，更多的单髁患者活动度接近于正常，可以下蹲或跪地。

与全膝置换术相比，更多膝单髁置换术患者术后可以恢复锻炼及运动功能。膝单髁置换术后 90% 左右的患者可以恢复至术前低强度锻炼中，19%～36% 的患者可以进行中等强度的运动。膝单髁置换术后平均每个患者可进行 1.1～4.6 项运动，而全膝置换术患者仅可进行 0.2～1.0 项运动[58]。

（二）早期并发症比较

膝单髁置换术比全膝置换术早期并发症发生率低。膝单髁置换术后 3 个月内早期并发症率为 2.97%，全膝置换术为 4.77%[59]。常见的并发症包括手术相关并发症，基础疾病相关的并发症及死亡。

1. 术后感染

膝单髁置换术后感染的发生率为全膝置换术后感染的一半左右，或更低。Yamagami R 等[60]对日本登记中心 181 608 例膝关节置换术统计分析，其中 8% 进行膝单髁置换术，92% 进行全膝置换术。发现膝单髁置换术后手术切口感染与假体周围感染的发生率分别为 0.9% 和 0.3%，远低于全膝置换术后的 1.9% 和 0.6%。Lee CS 等[61]对 5 636 例膝单髁

置换术与配对的 16 890 例全膝置换术进行分析发现类似结果，术后 90 天因假体周围感染进行手术的比例，膝单髁置换术组为 0.27%，全膝置换术为 0.47%。膝单髁置换术组术后 1 年假体周围感染进行手术的比例为 0.53%，全膝置换术组为 0.81%。登记中心的研究数据提示，膝单髁置换术后深部感染率与全膝置换术相比，风险比是 0.60，另外一些临床中心的数据提示，风险比为 0.40。

2. 基础疾病相关并发症

对于中老年患者进行膝单髁置换术或全膝置换术，除了手术本身的风险外，内科相关并发症的发生是影响患者甚至危及生命的问题。膝单髁置换术后基础疾病的发生率约为 1.86%，全膝置换术后为 3.08%[60]。多项随机对照试验研究和登记中心数据显示，膝单髁置换术后心肌梗死发生率明显低于全膝置换术后，风险比为 0.33，提示膝单髁置换术后心肌梗死发生率为全膝置换术后的 1/3。研究结果也发现，膝单髁置换术后脑血管并发症风险明显低于全膝置换术后，风险比为 0.34。全膝置换术后脑血管风险为膝单髁置换术的 3 倍[58]。

3. 静脉血栓栓塞

静脉血栓栓塞包括深静脉血栓和肺栓塞。膝单髁置换术后静脉血栓栓塞的风险明显低于全膝置换术，多项随机对照试验的研究提示风险比为 0.24，提示全膝置换术后静脉血栓栓塞的风险约为膝单髁置换术的 4 倍。

4. 死亡率

膝单髁置换术和全膝置换术后 30 天的死亡率分别为 0.03% 和 0.07%。英格兰与威尔士国家人工关节登记系统的数据提示，全膝置换术后 90 天死亡率是膝单髁置换术后的 4 倍（0.08% *v.s.* 0.33%）[62]。如果 100 个患者将全膝置换术手术改成膝单髁置换术，随访 10 年，如果患者年龄小于 55 岁，可以减少 1 例死亡；患者年龄在 55 ～ 75 岁，可以减少 2 例死亡；患者大于 75 岁，可以减少 4 例死亡[60]。

（三）术后功能比较

Mohammad 等[43] 对英格兰与威尔士国家人工关节登记系统 2004 年至 2018 年开展的 38 716 例关节置换进行分析，将 19 358 例膝单髁置换术和 19 358 例全膝置换术进行配对比较，研究表明膝单髁置换术组患者 OKS 为优的比例高达 47%，明显高于全膝置换术组的 36%；不满意率膝单髁置换术组 13% 也明显低于全膝置换术组的 16%。每个年龄组中 OKS 膝单髁置换术均优于全膝置换术。健康指数量表（EQ-5D）评分的改善也是膝单髁置换术组明显高于全膝置换术。Tille E 等[63] 进行的一项多中心前瞻性配对研究，比较了 116 例膝单髁置换术和 116 例全膝置换术，发现膝单髁置换术后功能评分更高，患者满意度也高于全膝置换术。

Peersman 等[64] 前瞻性对照研究发现，膝单髁置换术组术后 1 年的 FJS 明显高于全膝置换术组。Tripathy SK 等[65] 的荟萃分析研究发现，术后 2 年 FJS-12 膝单髁置换术组为 82.35，明显高于全膝置换术组的 74.05。多项研究证实，膝单髁置换术后患者 FJS 明显高于全膝置换术，提示更多膝单髁置换术患者接近于遗忘膝[66-68]。

（四）康复速度的比较

Strickland 等[69] 通过比较牛津单髁早期康复评分（Oxford arthroplasty early recovery score，OARS）发现，膝单髁置换术组的康复速度比全膝置换术组快 2 ～ 3 倍，结果证实膝单髁置换术后患者功能更好，疼痛更轻。

（五）长期生存率比较

英格兰与威尔士国家人工关节登记系统的数据显示，膝单髁置换术后 10 年的翻修率比全膝置换术后高 2.5 倍（11.4%：3.3%）[63]。年手术量小于 8 台的医生其患者的翻修率为年手术量大于 42 台的两倍（14.2%：7.6%）。Arirachakaran[48] 的荟萃分析认为，膝单髁置换术后翻修率是全膝置换术的 5.4 倍。多项随机对照试验的研究显示，两者的风险比为 1.85[58]。

部分病例报道中，膝单髁置换术的 15 年翻修率比全膝置换术低 [70]。在每年开展 40 例以上膝单髁置换术的医疗中心翻修率最低。每年开展少于 13 例膝单髁置换术的外科医生的翻修率明显增加，翻修原因更倾向于无法解释的疼痛 [71]。北欧注册中心报道 [72] 称，在每年开展 11 例以上膝单髁置换术的医疗中心，膝单髁置换术的 10 年假体生存率明显较高，在每年开展 40 例以上膝单髁置换术的中心翻修率最低。说明膝单髁置换术后翻修率与手术量呈负相关，翻修率跟术者的经验明显相关。

患者年龄是医生选择不同手术方式的重要参考，大部分医生认为年龄较大的患者选择全膝置换术，再次手术的风险会降低。然而，膝单髁置换术后并发症发生率低，高龄患者预期寿命和生活要求不高，膝单髁置换术足以满足需求，因而对于高龄患者选择膝单髁置换术是更合适的选择。对于 75 岁以上患者，全膝置换术后 10 年的翻修率并不高（2.2%），但是再手术率仍然高达 13%。膝单髁置换术降低死亡率，并发症率和再手术率，这些均明显优于全膝置换术。因此，对于高龄患者，只要适应证合适，应该选择膝单髁置换术。

（六）再手术率比较

虽然膝单髁置换术后翻修率较高，膝单髁置换术后再手术率与全膝置换术相当，原因是全膝置换术后非假体翻修所致的再手术比率比膝单髁置换术高，这明显影响患者的满意度。Hasan 等 [59] 对英格兰与威尔士国家人工关节登记系统等对 54 215 例膝单髁置换术与全膝置换术按 1：1 配对比较，以再次手术作为终点，膝单髁置换术和全膝置换术的十年生存率分别为 74.6% 和 79.3%，两者无明显差别。术后 90 天的并发症率，膝单髁置换术的内科并发症率明显低于全膝置换术（1.86% *v.s.* 3.08%），手术相关并发症率也是明显低于全膝置换术（1.16% *v.s.* 1.83%，$P < .001$）。90 天死亡率膝单髁置换术组和全膝置换术组分别为 0.07% 和 0.12%。

与全膝置换术相比，膝单髁置换术的严重并发症少，恢复更快，有更好的临床功能。现阶段全膝置换术仍占据主导地位，膝单髁置换术的优点和临床效果没有得到充分的重视，需要进一步推广以期获得最高的患者满意率。

第三节　膝单髁置换术治疗膝外侧间室骨关节炎的临床疗效

膝外侧间室骨关节炎（lateral compartmental osteoarthritis，LCOA）发病率较低，仅占所有骨关节炎的 10% ～ 20%[73]。60 岁以上的老年人群中，北京人 LCOA 患病率明显高于美国白种人（男性 5.7%：1.9%；女性 10.6%：2.7%），且在所有影像学膝骨关节炎人群中，北京人患 LCOA 的比例也明显高于美国白种人（29.4% *v.s.* 10.3%）[74]。膝外侧单髁置换术是治疗单纯外侧间室严重病变的有吸引力的治疗选择，具有良好的应用前景。膝外侧单髁置换术最大的优势包括改善术后活动度、完整保留十字韧带和骨量、改善本体感觉、提高患者满意度、更早恢复活动、更短的住院时间和更少的并发症 [75]。

与全膝置换术这样一个经典手术相比，膝单髁置换术在膝外侧单间室骨关节炎的治疗价值一直被忽视，学术界长期以来存在以下误解：①膝外侧间室骨关节炎发病率太低，还没到值得讨论的程度；②膝外侧单髁置换术不可能产生可靠的手术疗效，并发症发生率高；③膝外侧单髁置换术手术难度太高，对技术细节的把握要求很高。这些顾虑常常使关节外科医师望而却步。尽管具有潜在的临床益处，但仍然很少手术医生愿意开展这项技术。膝外侧单髁置换术与膝内侧单髁置换术手术量之比仅为1：10，仅占所有膝关节置换术的1%[76]。

由于膝外侧单间室骨关节炎发生率相对较低，膝外侧间室与内侧间室在解剖学、生物力学及运动学方面存在巨大的差异[77]，以及不同的假体设计和较低的手术量，膝外侧单髁置换术被认为比膝内侧单髁置换术更具有挑战性。关于膝外侧单髁置换术的文献报道比较有限，大多数研究结合膝内侧和外侧单髁置换术的结果来报道临床疗效和失败原因。近10年来基于膝外侧单髁假体设计及配套工具的改进，手术指征的严格把握及现代手术技术的掌握，膝外侧单髁置换术越来越受欢迎，多中心、大样本、中长期的临床研究明显增多[78]。

一、固定垫片与活动垫片膝外侧单髁置换术疗效比较

活动垫片和固定垫片都有潜在的优势。与内侧股骨髁不同，膝关节在屈曲过程中外侧间室矢状面的前后向活动幅度较大，外侧股骨髁确实会随着屈曲回滚[79]，从而增加了胫骨外侧高分子聚乙烯部件上的剪切力并增加了磨损。理论上讲，活动垫片可以显著减少复杂的应力向量、减少点接触载荷和减轻高分子聚乙烯垫片磨损，增加植入物的寿命。与固定垫片假体相比，活动垫片假体可以更好地复制胫股骨生物力学，从而为更年轻、需求更高的患者群体提供更自然的关节力学[80]。活动垫片的缺点是过多的运动可能导致脱位[81]并由此导致的高翻修率[82]，这可能与活动垫片的手术复杂性增加及通过更受限的股骨与垫片接触区域转移到胫骨骨水泥假体界面的剪切力增加有关。活动垫片假体在技术上更难植入，尤其是在精确力线和韧带平衡方面。如果技术操作不规范，可能会导致垫片磨损增加或脱位，从而增加磨损[80,83]。

Gunther等[81]报告了53例使用牛津活动垫片膝单髁置换术治疗外侧间室骨关节炎的结果，平均随访时间为5年。11例需要翻修，其中6例是因为半月板垫片早期脱位，5年生存率为82%，脱位率高达11%。作者将这种高脱位率归因于膝外侧间室解剖结构较内侧明显松弛[81]。这种松弛导致膝关节屈曲时外侧髁抬高增加7 mm，而内侧髁仅为2 mm[84]。另外相关技术因素也是导致这些失败的常见原因，如股骨和胫骨假体力线旋转不良及关节线抬高[85-87]。为了解决这些问题，Pandit等[85]首先改进了手术技术，然后引入了一种新设计的带有圆顶胫骨平台和双凹面垫片组合。双凹面设计可以增加垫片脱位所需的跳跃距离。研究结果报告垫片脱位从10%减少到5%，2.3年随访生存率高达98%。使用同款牛津活动垫片假体，其他作者[77,88,89]报告了较好的短中期临床结果，随访时间从1.7年到8年不等，脱位率为0%到8.5%，存活率为85%到97%[86,88,90,91]。膝外侧单髁置换术尽管存在相当的技术挑战，但其临床结果与使用固定垫片膝外侧单髁置换术报道的结果相当，患者满意度很高。

Deroche E等[78]在法国6家卫生机构开展了一项多中心，大样本回顾性研究，该研究使用5种固定垫片膝单髁假体，累计开展了268例膝外侧单髁置换术，包括63名男性和

205 名女性患者，平均年龄为（68.8±10.5）岁，平均随访时间为 9.1 年（5～23 年），10 年假体生存率为 85.4%，20 年为 79.4%。末次随访 IKS 膝关节评分 87.0 分，IKS 功能评分 80.2 分。最大屈曲度为 125°。94.3% 的患者满意或非常满意。翻修的主要原因是对侧间室进展骨关节炎（66.7%，n=26）。膝外侧单髁置换术显示出良好的中长期存活率，具有良好的功能结果和出色的长期满意度。

关于膝外侧单髁置换术假体的生存率，研究表明固定垫片膝外侧单髁置换术植入物与膝内侧单髁置换术相当。在较早研究中，Ohdera 等[92] 报道了 18 例膝外侧单髁置换术，8.25 年的存活率为 89%。Ashraf 等[93] 报道 83 例 Link sled 假体，使用全高分子聚乙烯胫骨部件的 10 年存活率为 83%，15 年为 74.5%。近年来，一系列研究报道的中期生存率较之前明显增加。Kim 等[94] 报道了 30 例 ZUK 假体，3.2 年的随访生存率达到 97%。Edmiston 等[95] 报道了 65 例 Miller Galante 假体，6.8 年随访生存率达到 94%。Batailler 等[96] 报道了 23 例 HLS Uni Evolution 假体，1.7 年短期随访生存率达到 100%。上述研究总体临床评分与膝内侧单髁置换术系列相当，中长期结果令人满意。活动垫片假体因为存在较高的脱位率，早期的假体生存率相对较低[81, 97]。随着改良的手术技术和带有圆顶胫骨组件的新设计组合似乎已将早期脱位率降低到可接受的水平。Pandit 等[85] 报道了一组 69 例牛津圆顶胫骨假体膝外侧单髁置换术病例，平均 2.3 随访的生存率达到 98%。Altuntas 等[90] 报道了 64 例牛津单髁假体，经过平均 3.1 年随访，生存率达到 97%，无一例发生脱位。Weston-Simons 等[89] 报道了 265 例牛津活动垫片假体，随访 8 年的假体生存率高达 98%，脱位率仅为 1.5%。

二、注册登记中心研究与队列研究疗效比较

与队列研究相比，基于注册表的研究报告的存活率一般较低。一项系统评价纳入了 19 项队列研究和 7 项基于注册表的研究报告，研究结果显示，两者结果持续存在差异。队列研究显示膝外侧单髁置换术的 5 年生存率为 94%，10 年生存率为 91%，15 年生存率为 87%，注册登记数据显示 5 年生存率为 92%。10 年生存率为 84%，15 年生存率为 70%[98]。基于膝外侧单髁置换术发病率及手术量相对较少，许多注册登记中心在统计数据中结合了膝内侧和外侧单髁置换术的组合生存率或者完全不报告存活率。如果登记处和基于登记处的研究将膝内侧和外侧单髁置换术的生存率分开，以便比较大型医疗中心和小型医疗中心的两种膝单髁置换术手术的生存率，那将具有非常大的参考价值。通过这些基于注册中心的研究，还可以评估膝外侧单髁置换术的长期存活率，而基于注册登记的研究也包含了手术量较少的医疗中心的数据，因而结果往往不太满意。瑞典人工膝关节登记系统报告[99] 了 1985 年至 1994 年间开展的 9 954 个膝内侧单髁置换术和 907 个膝外侧单髁置换术。随访 15 年时，内侧组的累积翻修率为 20%，外侧组为 25%。使用 Cox 回归分析调整年龄和性别差异，膝外侧单髁置换术的翻修风险比内侧高 1.26 倍（CI 1.07～1.49，P=0.006）。英格兰与威尔士国家人工关节登记系统的数据分析[100] 显示，2 052 个膝外侧单髁置换术的 5 年存活率为 93%，固定和活动垫片植入物之间没有显著差异。这些结果与当代的队列研究结果相似，两者都具有非常满意存活率。队列研究数据显示，固定垫片膝外侧单髁置换术的 10 年存活率为 92%～98%[101-104]，甚至有研究显示，平均 5.2 年和 12.4 年的存活率高达 100%[105, 106]。活动垫片膝外侧单髁置换术的 2 年存活率为 90%～98%[85, 90]，3 年存活率为 90%～94%[86, 88]，8 年存活率为 92%[89]。一项混合队列研

究纳入了 2002 ～ 2009 年间接受活动垫片膝单髁置换术的 558 名患者，其中 128 名接受了膝外侧单髁置换术，平均随访 9 年的存活率为 83%[107]。

关于膝外侧单髁置换术失败的主要原因，队列研究和注册研究之间也有显著不同。Jelle P 等[108] 对 25 项研究（23 项队列研究和 2 项基于注册中心的研究）结果统计分析，膝外侧单髁置换术中最常见的失败模式是骨关节炎的进展（29%）、无菌性松动（23%）和垫片脱位（10%）。在队列研究中，骨关节炎进展（36%）比垫片脱位（17%）和无菌性松动（16%）更常见，而在基于注册中心的研究中，无菌性松动（28%）比骨关节炎进展（24%）和垫片脱位（5%）更常见。在一项关于注册研究和队列研究的系统评价中，骨关节炎进展也是最常见失败原因，其在早期失败原因中占比 22%，中期失败中占比 59%，晚期失败中占比 78%[109]。而对于独特的活动垫片假体，垫片脱位是这些患者早期失败的最常见原因，绝大多数发生在术后第 1 年[85]。

对注册数据和队列数据之间差异的解释具有较大的争议。一方面，队列研究通常是手术量较大的医疗中心的报告结果，有相当多的假体设计者发布了队列系列研究，这些大手术量的外科医生熟悉膝外侧的独特解剖结构和运动力学特性，同时具有丰富的手术经验方面，因而能够获得相当满意的临床结果。另一方面，也有一些学者质疑这些队列研究结果的有效性。他们认为，开发商公布的翻修率与注册数据之间存在显著差异[110]。而涉及关节置换假体的临床研究，受到来自假体研发者所在研究中心报告的高度影响，这通常会对结果数据的可重复性产生重大影响[111]。

三、新兴技术对于膝外侧单髁置换术疗效的影响

膝外侧单髁置换术是一项技术上具有挑战性的手术，潜在可能会导致假体力线不良，进而可能影响膝关节功能恢复及并发症发生率增加。为进一步降低关节置换的复杂性，同时提高骨科医生手术操作的准确性和精确度，较多研究探索通过先进的 3D 导航、机器人辅助技术和个性化定制手术导板（patient-specific instrumentation，PSI）和外侧定制假体来辅助开展膝单髁置换术手术。

（一）3D 导航

尽管导航辅助膝外侧单髁置换术的总体临床结果已被证明与手动技术相似，但导航辅助提高了单髁假体定位的一致性。系统比较膝外侧单髁置换术中使用导航辅助技术和传统技术的临床对照研究仍然较少。然而，有较多研究明确了导航在膝内侧单髁置换术中的短中期疗效。理论上，导航可以提供更加精确的假体定位，特别是在冠状位的力线，它还避免了手动操作带来的假体力线偏差过大的问题[112]。尽管如此，大多数研究样本量偏小，以短期临床结果报告为主，很少有研究将传统和导航膝单髁置换术进行中长期疗效比较。一项前瞻性研究报道了 68 名平均年龄为 64.0 岁（50 ～ 81 岁）的患者的临床和放射学结果，这些患者在 2003 年 1 月至 2005 年 12 月期间使用传统或导航技术接受了膝单髁置换术。经过平均 9 年的随访（7.4 ～ 10.8 年），导航组显示出更好的假体冠状位力线、更少的放射学力线偏移和更好的临床评分，但与传统组的 10 年假体存活率相似。这项研究表明，与传统技术相比，导航的使用有助于更好地实现所期望的机械力线和假体的精准放置[113]。

（二）机器人辅助技术

与手动假体定位技术相比，机器人辅助膝单髁置换术显著提高了假体定位、旋转、切

除深度、关节线高度恢复和下肢力线的精度[114-116]。一项回顾性研究调查了 22 名接受机器人辅助膝外侧单髁置换术的患者，对影像学和临床结果进行了评估。研究发现膝外侧单髁置换术借助机器人辅助可达到精准且可重复的结果。胫骨和股骨在冠状面和矢状面保持良好的力线，没有过度矫正。胫骨假体的标准偏差为 1.8°，表明机器人辅助具有很好的准确度和可重复性。尽管手术时间有所增加，但这并没有导致术中并发症增加或术后康复时间延长。机器人辅助膝外侧单髁置换术可实现准确且可重复的假体放置，并具有出色的短期临床结果[117]。

（三）个性化定制手术导板

膝外侧间室在生物力学和解剖学上与内侧间室不同，大多数市售的单间室植入物不是专门为外侧间室设计。针对患者的定制膝单间室单髁置换术旨在为股骨和胫骨表面提供最佳贴合度，解决胫骨组件不匹配会导致疼痛、松动和下沉等问题，通过一项针对 30 名接受膝单髁置换术的患者的形态测量数据，比较 PSI 组和传统假体植入组之间的胫骨匹配。所有患者前瞻性地获得 CT 图像，并在 CAD 中对植入物进行建模。与传统植入物相比，PSI 组可提供更好的外侧皮质边缘表面覆盖（60% *v.s.* 37%），使用 PSI 植入物观察到明显较少的皮质边缘悬垂和覆盖不足[118]。

（四）外侧定制假体

在外侧平台上使用的内侧设计植入物可能不精确，并可能导致前后或内外侧不匹配及随后的悬垂或覆盖不足。外侧特定假体设计的理论优势很明显，与膝关节生理解剖更匹配，因而假体下沉和悬垂的风险更小。一项前瞻性研究评估了 33 名使用 PSI 接受膝外侧单髁置换术的患者，使用 iUni G1 定制假体（ConforMIS，Burlington，Massachusetts），该假体完全根据术前计算机断层扫描的数据制作。与市售的传统单髁植入物（Miller Galante，Zimmer）进行比较，主要观察植入假体在骨面覆盖情况，进行了至少 24 个月的随访。研究结果表明，传统假体组的平均胫骨植入物外侧缘覆盖不匹配为 3.3 mm，而定制假体组的平均胫骨假体外侧缘覆盖不匹配仅为 1.0 mm（$P < 0.01$）。膝关节评分从 48 分提高到 95 分。在平均随访 37 个月时，定制假体组的存活率为 97%，而传统假体组在 32 个月的随访期内存活率为 85%。作者认为与传统膝外侧单髁置换术相比，定制假体的膝外侧单髁置换术表现出更好的胫骨覆盖范围，并提供出色的短期临床和放射学结果[119]。

第四节　股骨远端截骨术
与膝外侧单髁置换术治疗膝外翻的疗效比较

一、股骨远端截骨术临床结果

股骨远端截骨术（distal femoral osteotomy，DFO）很早就应用于膝外翻合并膝外侧间室骨关节炎的治疗，也可称为股骨远端内翻截骨术（distal femoral varus osteotomy，DFVO），其治疗膝外侧间室骨关节炎的结果通常是有效的（表 11-2）。Puddu[120] 在 1992 年至 2002 年间随访了 21 名接受外侧开放楔形股骨远端内翻截骨术的患者，并报道所有患者在 IKDC 评分和 HSS 评分均有所改善。这些患者的 HSS 评分从术前的平均 60 分提高到术后的 87 分。Cameron 等[121] 报道了 21 例 31 膝外侧开放楔形股骨远端内翻截骨术，术后力线偏移目标中立位力线 ±3° 以内，平均随访 5 年，IKDC 评分骨关节炎组从术前的 47 分改善到术后 67 分。术后仅有 1 例骨不连，没有其他并发症。Ekeland 等 [122] 报道了膝外侧开放楔形股骨远端内翻截骨术，10 年随访 KOOS 在 5 个亚组评分均明显升高，6 例在 6.4 年时转换为全膝置换术，5 年生存率 88%，10 年生存率 74%。X 线术前骨关节炎分级没有增加。Das 等 [248] 报道了 24 例外侧开放楔形股骨远端内翻截骨术，手术指征为外翻膝外侧间室轻到中度骨关节炎，外翻大于 10°，截骨目标为膝关节 3° 外翻，使用 Puddu 钢板固定。术前和术后 X 线片测量的平均角度矫正为 9.6°，所有截骨愈合。有 6 例在术后平均 6.4 年行全膝置换术治疗。Backstein 等 [123] 报道了 38 例内侧闭合楔形股骨远端内翻截骨术，平均随访 123 个月。截骨力线以恢复解剖 TFA 0° 角为目的，内固定使用 90° 带偏心距动力加压钢板固定，术后 6 ～ 8 周开始完全负重。结果膝关节协会评分从术前的 18 分（0 ～ 74 分）提高到了术后的 87.2 分（50 ～ 100 分），功能评分从术前的 54 分（0 ～ 100 分）改善到 85.6（40 ～ 100 分）。以膝关节置换为终点，10 年生存率为 82%，15 年生存率为 45%。Finkelstein 等 [124] 报道了 23 例使用该技术行膝外翻内侧闭合楔形股骨远端内翻截骨术，Kaplan-Meier 分析 10 年生存率为 64%。Edgerton 等 [125] 报道了内侧闭合楔形股骨远端内翻截骨术治疗膝外翻合并外侧间室骨关节炎 21 个病例，术前 X 线膝外侧间室表现为轻中度到重度骨关节炎，有些甚至合并严重的髌股关节骨关节炎。术前 HSS 评分为 58 分（27 ～ 82 分），术后为 78 分（40 ～ 94 分）。随访 8.3 年，有 13% 的患者行全膝关节置换。但该病例系列出现了 63% 的并发症，报告骨不连及矫正丢失，作者认为可能为截骨后使用骑缝钉固定所致。Stahelin 等 [126] 报道了 19 例患者 21 膝内侧闭合楔形股骨远端内翻截骨术，手术指征为轻到中度的症状性膝外侧间室骨关节炎，外翻畸形小于 20°。禁忌证为膝内侧间室和髌股关节骨关节炎。矫正目标为股胫角 1° ～ 3° 内翻。手术技术为内侧闭合截骨半管型钢板固定。术后 8 周内允许扶拐部分负重，之后改为完全负重。术前 HSS 评分为 65 分（56 ～ 70 分），术后 5 年随访时 HSS 评分为 84 分（61 ～ 100 分），没有膝关节转换为全膝关节置换术。Wang 及 Hsu[127] 报道了 30 例内侧闭合楔形股骨远端内翻截骨术，平均随访 99 个月（61 ～ 169 分），手术指征为外翻膝外侧间室骨关节炎，外翻大于 12°。术前 HSS 评分为 46 分（20 ～ 63 分），末次随访 HSS 评分为 88 分（65 ～ 99 分）。Voleti[128] 报道了 13 膝股骨远端内翻截骨术治疗膝外侧骨关节炎，6 例使用内侧闭合股骨远端内翻截骨术，7 例使用外侧开放股骨远端内翻截骨术，内固定均使用 TomoFix 钢板，平均随访 43 个月。作者发现术后平均 11 个月所有患者均可参加以前从事的体育运动。末次随访平均国际膝关节文献委员会（International Knee Documentation Committee，IKDC）评分增加（36±8）分。

表 11-2　文献报道股骨远端内翻截骨术治疗膝关节外侧间室骨关节炎临床结果

研究（手术技术）	病例数（膝）	年龄（岁）	随访时间	结果	并发症
Saithna[137]（外侧开放 2014）	18（21）	41	4.5 年	5 年生存率 79%，4 个患者平均术后 3.3 年转为全膝置换术，17 例患者自觉术后明显好转。KIOOS 评分及 IKDC 评分术后明显改善	1 例感染，1 例骨不连，2 例矫正丢失，2 例持续疼痛，10 例因内固定不适取出内固定

研究（手术技术）	病例数（膝）	年龄（岁）	随访时间	结果	并发症
Cameron[121]（外侧开放 2015）	30（31）	41	5 年	原发性骨关节炎组 IKDC 术前 47 分，术后 67 分，5 年生存率 92%。既往保膝组术前 36 分，术后 62 分，5 年生存率 74%	1 例骨不连
Ramanathan[138]（外侧开放 2014）	74（78）	33	43 月	10 年生存率 18%	内固定相关疼痛 20.5%，关节纤维化 12.8%，内固定失败 3.8%，骨不连 2.6%，内固定取出 18.0%
Wang 和 Hsu[127]（内侧闭合 2005）	30（30）		99 月	10 年生存率 87%，按照 HSS 评分 83% 患者感觉满意	未报道
Backstein[123]（内侧闭合 2007）	38（40）	44.1	123 月	24 膝结果优良，3 膝结果一般，3 膝结果较差。10 年生存率 82%。15 年为 45%	未报道
Finkelstein[124]（内侧闭合 1996）	20（21）	56	133 月	13 例手术成功，7 例失败，1 例死亡，10 年生存率 64%	1 例关节僵硬，1 例浅表伤口感染，1 例肺栓塞，1 例 5 年时内固定失败需全膝置换术
Mathews[139]（内侧闭合 1998）	21（21）	53	36 月	按照 HSS 评分 33% 患者对手术结果满意；使用 KSS 评分 57% 患者对结果满意。5 例患者术后 5 年内转为全膝置换术	57% 患者有并发症，包括膝关节僵硬、骨延迟愈合、骨不连、感染及内固定失败
Stähelin[126]（内侧闭合 2000）	19（21）	57	5 年	平均 HSS 评分从术前的 65 分改善到末次随访的 84 分。结果优 11 例，良 8 例，一般 2 例	1 例骨不连，2 例皮下血肿，1 例腘静脉血栓，1 例浅表伤口感染
Drexler[140]（内侧闭合 2015）	27（27）	41.2	13.3 年	术后 2 年平均 KSS 评分从术前的 54.6 分改善到术后的 83.8 分，KSS-FS 从术前的 50.6 分改善到术后的 71.1%。10 年、15 年、20 年生存率分别为 88.9%、71.4%、23.8%	术后 8 年 1 例移植的骨软骨骨折给予翻修
Sternheim[141]（内侧闭合 2011）	41（45）	46.2	13.3 年	10 年、15 年、20 年生存率分别为 90%、79%、21.5%。KSS 评分从术前的 36.1 分改善到术后 1 年的 74.4 分，末次随访为 60.5 分	未报道

二、膝外侧单髁置换术临床结果

（一）固定垫片与活动垫片对比

由于膝关节屈曲过程中外侧间室有大量矢状运动，因此植入活动垫片以减少复杂的应力矢量、点载荷和高分子聚乙烯磨损理论上存在好处。活动垫片临床和实验室研究表明，尽管实验室数据很有希望，但活动垫片膝外侧单髁置换术一直受到高磨损脱位率的困扰。Gunther 等[129] 报告 5 年生存率 82%，脱位率 11%。作者将这种高脱位率归因于缺乏对外侧间室中存在的松弛的认识不足。这种松弛导致屈曲时股骨髁抬起增加（7 mm，而内侧为 2 mm）。特定的技术因素也是导致这些失败的原因，包括股骨和胫骨假体旋转不良以及关节线抬高。通过解决这些技术挑战，Pandit 等[130] 报道了垫片脱位从 10% 减少到 5%。同一个设计小组报告称，使用圆顶胫骨托，在 2.3 年时没有原发性脱位和 98% 的存活率。该假体是一种双凹活动垫片假体，以增加垫片脱位所需的跳跃距离。但使用相同的假体，其他几位作者报告了较差的短期和中期结果，1.7 到 8 年的脱位率从 0% ～ 8.5% 不等，在同一时间范围内的存活率为 85% ～ 97%（表 11-3）。尽管存在这些技术挑战，其临床结果与使用固定垫片膝外侧单髁置换术报道的结果相当，患者满意度很高。固定垫片膝外侧单髁置换术假体寿命与膝内侧单髁置换术相当。几个研究报道的中期生存率从 92% 到 100% 不等。在较早的病例系列中，O'Rourke 等[9] 报道，24 年的存活率为 72%，而 Ashraf 等[131] 报道，使用全高分子聚乙烯胫骨假体的 15 年存活率为 74%。临床评分与膝内侧单髁置换术病例相当，中期和长期结果始终良好（表 11-4）。

表 11-3　文献报道活动垫片膝单髁置换术治疗膝外侧间室骨关节炎临床结果

研究	患者特点	假体	膝关节数量（例）	结果	生存率
Walker[142] (2018)	65 岁（36 ～ 99）	Oxford Domed (Biomet)	363	末次随访 OKS 40.3；Tegner 评分 3.2；UCLA 评分 40.3	3 年 90.5%，5 年 85%；术后 5 年 20 例垫片脱位（8.5%）
Newman[143] (2017)	71 岁（44 ～ 92）包括无症状髌股关节软骨下骨暴露	Oxford Domed (Biomet)	64	术前 OKS 26 分（9 ～ 36），末次随访 42 分（10 ～ 48）	6 年（2 ～ 10）87%；1 个患者多次垫片脱位
Weston-Simons[144] (2014)	64 岁（32 ～ 90）	Oxford Domed (Biomet)	265	术前 OKS 24.1 分，术后 40.3 分，术前 KSS-FS 47.8 分，术后 85.6 分，术前 KSS-FS 68.2 分，术后 83 分	8 年 92%；4 个垫片脱位
Marson[91] (2014)	57.7 岁（41 ～ 77）	Oxford Domed (Biomet)	15	末次随访 OKS 36.6 分	2.9 年（1.3 ～ 4 年）92%；1 个垫片脱位
Altuntas[145] (2013)	71 岁（44 ～ 92）包括无症状髌股关节软骨下骨暴露	Oxford Domed (Biomet)	64	术前 OKS 24 分，末次随访 42 分	3.1 年（2 ～ 5 年）97%；4 例翻修

（续表）

研究	患者特点	假体	膝关节数量（例）	结果	生存率
Schelfaut[146]（2013）	60 岁（31 ~ 86）BMI 26.4 kg/m²（20.7 ~ 36.6）	Oxford Domed（Biomet）	25	术前 OKS 23.3 分，术后 42.1 分，84% 对结果十分满意	1.67 年（1 ~ 2.8年）92%；1例垫片脱位，2 例翻修
Liebs[134]（2013）	73.6 岁（44 ~ 91）体重 79.4 kg（40 ~ 166 kg）	Preservation（DePuy）	128	术后西安大略和麦克马斯特大学骨关节炎指数（Western Ontario and Master Universities Osteoarthritis，WOMAC）身体机能 34 分，疼痛 34 分和健康调查量表 36（short form 36，SF-36）38 分	9 年 83%；与膝内侧单髁置换术相似，翻修与体重、年龄无关
Streit[147]（2012）	60 岁（36 ~ 81）BMI 28 kg/m²（21 ~ 42）	Oxford Domed（Biomet）	50	末次随访 OKS 43 分，KSS 评分 91 分，KSS 功能评分 90 分	3 年 94%；3 个垫片脱位（6.2%）
Pandit[130]（2010）	63 岁（42 ~ 85）	Oxford Domed（Biomet）	69	OKS 术前 22.1 末次随访 40.6	2.3 年（1 ~ 4 年）98%；1 个垫片脱位
Gunther[129]（1996）	68 岁（40 ~ 88）	Oxford Mobile Bearing Phase Ⅰ，Ⅱ（Biomet）	53	未报道	5 年 79%；6 个垫片脱位
Goodfellow[148]（1996）	包括前交叉韧带功能不良膝	Oxford Mobile Bearing Phase Ⅰ（Biomet）	27	行走距离改善，疼痛缓解	2 个垫片脱位；前交叉韧带功能不良膝无失败

表 11-4　文献报道固定垫片膝单髁置换术治疗膝外侧间室骨关节炎临床结果

研究	患者特点	假体	膝关节数量（例）	结果	生存率
Batailler[149]（2019）	69 岁（49 ~ 87）；BMI 26 kg/m²（18 ~ 32 kg/m²）	HLS Uni Evolution（Tornier）	23	末次随访 KSS 评分 90 分；KSS-FS 93 分	生存率 1.7 年（1 ~ 3.8）100%
Edmiston[150]（2018）	61.3 岁；BMI 28.2 kg/m²	Miller Galante（Zimmer）	65	术前 KSS 评分 125 分，末次随访 146 分	（6.8 ±3.2）年 94%
Kim[151]（2016）	63.3 岁（48 ~ 80）	ZUK（Zimmer）	30	术前 KSS 评分 63 分，术后 86 分；术前 KSS-FS 69 分，术后 92 分	3.2 年（2 ~ 4）97%
Demange[152]（2015）	59 岁（44 ~ 88）；BMI 28.7 kg/m²	iUni G1（Conformis）	33	术前 KSS 评分 48 分，末次随访 94 分	3 年（2 ~ 4.4）97%

（续表）

研究	患者特点	假体	膝关节数量（例）	结果	生存率
Lustig[153]（2014）	73 岁（25 ~ 85）；体重 66.7 kg（40 ~ 85）；BMI 25 kg/m² （19 ~ 33）	HLS Uni Evolution（Tornier）	46	术前 KSS 评分 68 分，术后 95 分；术前 KSS-FS 69 分，术后 82 分	10 年 94.4%，15 年 91.4%；平均随访 14.2 年（10.2 ~ 18 年）
Smith[154]（2014）	65 岁（36 ~ 91）	AMC Uniglide（Corin）	101	术前 KSS 44 分，术后 81.7 分；术前 KSS-FS 56 分，术后 76.6 分；术前 OKS 19.9 分，术后 37.2	2 年 98.7%，5 年 95.5%
Berend[155]（2012）	68 岁，体重 184 83.5 kg；BMI 30 kg/m²	Repicci Ⅱ（Biomet），Vanguard M（Biomet）	100	术前 KSS 评分 49 分，术后 94 分；术前 KSS-FS 47 分，术后 89 分	3.3 年（2 ~ 6.8）97%
Heyse[156]（2012）	54 岁（30-60）；22% 患者有运动员历史	Accuris（Smith & Nephew）	50	术前 KSS 评分 90.4 分，术后 97 分；术前 KSS-FS 91.2 分，术后 98.8 分	10.8 年（5 ~ 16）94%；末次随访 71% 能够做体育运动
Xing[157]（2012）	67 岁（36-90）；BMI 28.8 kg/m²	Preservation（DePuy）	31	术后 WOMAC 平均为 6 分	4.5 年（2 ~ 6.4）100%
Argenson[158]（2008）	77% 患者存在高活动量；61 岁（34-79）；BMI 26 kg/m²（18-43）	Marmor（Zimmer），Alpina（Biomet），ZUK（Zimmer），Miller Galante（Zimmer）	40	63% 的患者回到以前的运动水平。术前 KSS 评分 57 分；术后 88 分，术前 KSS-FS 46 分，术后 78 分	10 年 92%，16 年 84%；平均随访 12.6 年（3 ~ 23）
Sah[159]（2007）	61 岁（37 ~ 84）	Brigham Unicondylar（DePuy），Preservation（DePuy），PFC（Press-Fit Condylar；DePuy）	48	术前 KSS 评分 39 分，术后 89 分；术前 KSS-FS 45 分，术后 80 分	5.2 年（2 ~ 15）100%
Forster[160]（2007）	75 岁（55 ~ 93）	Preservation（DePuy）	17	术前 KSS 评分 41 分，术后 95 分；术前 KSS-FS 50 分，术后 95 分	2 年 100%
Pennington[161]（2006）	68 岁（52-86）；体重 77.6 kg；BMI 28 kg/m²	Miller Galante（Zimmer）	29	术前 KSS 评分 60 分，术后 93 分	12.4 年（3.1-15.6）100%

（续表）

研究	患者特点	假体	膝关节数量（例）	结果	生存率
Ashraf[131] (2002)	69 岁（35 ~ 81）	St. Georg Sled (Waldemar Link)	83	BKS 评分术前 53.2 分，术后 2 年 90.1 分，术后 5 年 86 分，术后 10 年 83 分	10 年 83%，术后 15 年 74.5%
Ohdera[162] (2001)	65 岁（52 ~ 77）	Omnifit B (Stryker)，PCA (Howmedica)，Marmor (Zimmer)	18	JOAKS 评分术前 64 分，术后 85.3 分	8.2 年（5 ~ 15.75）89%

（二）注册登记中心研究与队列研究疗效对比

与队列研究相比，注册登记中心研究历来显示膝单髁置换术生存率较低。一项比较膝单髁置换术注册登记中心研究和队列研究的系统评价显示结果的差异，队列研究显示 5 年生存率为 94%，10 年生存率为 91%，15 年生存率为 87%，注册登记中心研究显示 5 年生存率为 92%，10 年生存率为 84%，15 年生存率为 70%[132]。不幸的是，许多登记处在翻修数据中混合了膝内侧和外侧单髁置换术，或者完全不报告假体生存率。英格兰与威尔士国家人工关节登记系统的登记数据分析[133] 显示，2 052 名膝外侧单髁置换术的 5 年生存率为 93%，固定和活动垫片之间没有差异。这些结果与队列研究的结果相似，后者具有优秀的膝外侧单髁置换术存活率。据报道，固定垫片假体 10 年的生存率为 92% ~ 98%，甚至平均 5.2 年和 12.4 年时为 100%。活动垫片研究表明，2 年的生存率为 90% ~ 98%，3 年生存率为 90% ~ 94%，8 年生存率为 92%。Liebs 和 Herzberg[134] 在一个混合队列中报道了 83% 的生存率。有趣的是，该组膝内侧单髁置换术病例的生存率也相对较差。

对于注册登记中心数据和队列数据之间差异的解释可能具有挑战性。由于大部分假体开发者参与了系列队列研究，因此这些队列结果的有效性受到了质疑。研究证明，手术量大的医生和研究中心对膝外侧解剖结构更熟悉，手术更有经验。手术量小的医生和研究中心处理的膝内侧单髁置换术翻修风险增加。

膝外侧单髁置换术失败的主要模式在队列和注册登记中心的数据之间也不同。队列研究表明，与无菌性松动率（16%）相比，骨关节炎的进展率（32%）更高，是失败的主要原因；相比之下，汇总的注册数据显示由于骨关节炎进展（24%）和无菌性松动（28%）导致的失败率相似[135]。在一项使用注册研究和队列研究的系统评价中，骨关节炎的进展是最常被引用的失败原因，在 22% 的早期失败、59% 的中期失败和 78% 的晚期失败中，活动垫片脱位是这些患者早期失败的最常见原因[136]。

总之，在治疗膝外侧间室疾病，股骨远端内翻截骨术及膝外侧单髁置换术均取得了较好的临床结果，随着膝单髁置换术假体设计的发展、手术技术的进步、膝外侧单髁置换术的使用越来越多，股骨远端内翻截骨术有逐渐减少的趋势。目前并没有研究报道直接对比股骨远端内翻截骨术与膝外侧单髁置换术的疗效，尽管两者适应证不完全一致，但从上述文献报道的结果来看，两者使用的评价结果的临床评分具有一定的一致性。这就提供了可能进行直接对比的可能性。在这里说膝外侧单髁置换术临床结果优于股骨远端内翻截骨术，或股骨远端内翻截骨术优于膝外侧单髁置换术都不准确，因此需要高质量的临床研究进行直接对比或荟萃分析进行系统评价。尽管如此，但从两者临床研究报道的并发症隐约可以看出，不同的研究提示股骨远端内翻截骨术临床结果变异较膝外侧单髁置换术大，这可能与股骨远端内翻截骨术手术技术挑战性更大、手术技术对临床结果的影响更明显有关，其并发症也较膝外侧单髁置换术高。由于两者的适应证又有一定的重叠范围，但是从经验上可以认为，股骨远端内翻截骨术更适用于膝外翻角度较大、骨关节炎程度较轻、外侧间室没有达到骨对骨磨损、矫正力线后能延缓患者骨关节炎的进展，进而延期甚至避免膝关节置换术。膝外侧单髁置换术更适于年龄较大、活动量较小的患者，外侧间室达到骨对骨的磨损。

第五节 膝外侧单髁置换术与膝内侧单髁置换术的疗效比较

近年来，随着单髁假体设计和手术器械的改进与完善、手术技术的规范化、手术适应证选择的合理化，使膝单髁置换术取得了良好的临床疗效，并在国内有了飞速的发展[163]。然而膝关节外侧间室骨关节炎发病率低，仅为内侧间室骨关节炎的 5% ～ 10%[164]，膝外侧单髁置换术手术量约为膝内侧单髁置换术的十分之一。此外，外侧间室与内侧间室在解剖学和运动学方面均存在差异[165,166]，膝外侧单髁置换术也被认为是一种技术难度上更具挑战性的手术[152,164,167]。

早期的一些对比研究曾报道，与膝内侧单髁置换术相比，膝外侧单髁置换术临床疗效明显较差，Scott 和 Santore[168] 曾在 1981 年报道了 88 例膝内侧单髁置换术和 12 例膝外侧单髁置换术的研究，膝外侧单髁置换术的失败率（17%）较膝内侧单髁置换术（1.1%）更高，几乎在膝内侧单髁置换术研究发表的 10 年后，Marmor[169] 于 1984 年才发表了第一篇关于膝外侧单髁置换术的研究报道。Riccardo D'Ambrosi 等 [170] 对 65 岁以下患者行膝单髁置换术后恢复业余运动的 2 年随访研究中发现，不考虑年龄和性别，膝内侧和外侧单髁置换术都能使所有年轻和活动量大患者在术后 2 年一定程度上恢复业余运动，两组没有显著性差异。Gunther 等 [21] 学者报道了膝外侧单髁置换术后 5 年随访的生存率为 82%，需要注意的是，翻修病例的 10% 是由于垫片脱位，与膝内侧单髁置换术（1%）对比显著。膝外侧单髁置换术垫片脱位的问题催生了牛津"穹顶"型单髁假体的问世与发展，Newman 等 [143] 学者对 64 例膝外侧单髁置换术进行了研究，术前 OKS 从 26 分（9 ～ 36 分）提升至末次随访的 42 分 (10 ～ 48 分)，平均术后 6.7 年随访的生存率为 87%。而 T Walker 等 [171] 学者报道了 363 例膝外侧单髁置换术后平均随访 37 个月的研究，术后 3 年的生存率为 90.5%，术后 5 年的生存率为 85.0%，鉴于活动垫片假体术后 5 年垫片脱位率高达 15%，推荐膝外侧单髁置换术使用固定垫片假体。Pandit 等 [172] 更是发现外侧固定平台膝单髁置换术相较滑动平台的失败率下降了 50%。

膝内侧单髁置换术需选用合适厚度的垫片以恢复内侧副韧带适当的张力，使其恢复至膝关节炎之前的自然状态；而对膝外侧单髁置换术来说，选择合适厚度的高分子聚乙烯假体非常具有挑战性，因为内侧副韧带常也存在松弛，需要在膝关节伸直位确定垫片厚度，膝屈曲位残留少许的间隙。膝外侧单髁置换术后最佳的力线需残留轻度的膝外翻畸形，避免过度矫形。过度矫正膝外翻畸形或外侧间室假体的过度"填塞"会因膝内侧间室进展性骨关节炎导致术后早期的失败。Vasso 等[173]曾报道膝内侧单髁置换术残留 1° 至 4° 的内翻畸形可获得最佳的 IKS 评分，而 van der List 等[174]学者则认为，相较于 0° 下肢力线，膝外侧单髁置换术后残留 3° 至 7° 的患者有着更高的西安大略大学和麦克马斯大学关节炎指数（Western Ontario and McMaster Universities arthritis index）。

关于膝外侧单髁置换术和膝内侧单髁置换术的中长期随访至今仍存在不同的报道。来自关节注册中心数据的研究通常比队列研究的生存率要低，尤其是手术量较少的膝外侧单髁置换术。Baker 等[132]对纳入研究的 47 256 例膝内侧单髁置换术和 3 296 例膝外侧单髁置换术进行分析得出，膝内侧单髁置换术后 5 年、10 年和 15 年的生存率分别为 93.9%、91.7% 和 88.9%，而膝外侧单髁置换术的生存率分别为 93.2%、91.4% 和 89.4%，两者间差异无统计学意义。膝内侧单髁置换术后 20 年和 25 年的生存率分别为 84.7% 和 80%。但关节注册中心数据的研究结果显示，术后 5 年的生存率为 92%，10 年的生存率为 84%，15 年的生存率为 70%。然而，Pennington 等[161]报道，膝外侧单髁置换术使用固定垫片假体，术后 12.4 年的生存率达到了 100%，不幸的是，一些注册中心的数据是包括了膝内侧和外侧单髁置换术的全部数据。一项来自 NJR 分析研究显示[131]，2 052 例膝外侧单髁置换术的术后 5 年生存率为 93%，并且固定垫片和活动垫片假体间没有差异性。造成这种差异性的原因较复杂，部分原因的解释是大部分队列研究都来自于膝单髁置换术设计团队的研究数据，其次是医学手术量大且经验丰富的医生报道，有对关节注册中心数据的分析研究显示，手术量较少的医生和医学中心有较高的膝单髁置换术后翻修风险[175]。同济大学附属杨浦医院关节外科团队曾通过对 76 例膝外侧单髁置换术和 189 例膝内侧单髁置换术的对比研究，平均随访 5 年，两组患者在术后下地时间、住院天数、手术出血量、术后第 3 日患肢肿胀程度之间的差异无统计学意义。与膝内侧单髁置换术相比，膝外侧单髁置换术组的手术时间长、术后引流量少、术后第 1 日患肢肿胀程度轻，关节活动度大，两组间差异均有统计学意义（$P < 0.05$）。两组术前、术后 5 年的 HSS 评分、OKS、WOMAC 及 FJS 等差异均无统计学意义（$P > 0.05$）。术后并发症方面，膝内侧单髁置换组中 2 例分别于术后 3 个月、术后 1 年发生垫片滑脱，更换厚 1 mm 的垫片后未再发生脱位；2 例下肢肌间静脉血栓；1 例皮肤浅层感染，经治疗后均痊愈出院。膝外侧单髁置换组中 1 例发生膝内侧进展性骨关节炎，行内侧单髁置换。无一例出现假体无菌性松动、下沉等假体相关并发症而导致翻修的病例。

膝单髁置换术后失败翻修的常见原因有：对侧间室进展性骨关节炎、假体无菌性松动、不明原因的疼痛等[176]，对于膝内侧单髁置换术，虽然活动垫片假体与固定垫片假体长期生存率无显著差异，但是二者翻修的原因组成不一样。活动垫片假体最常见的失败原因是垫片脱位，其次为外侧间室进展性骨关节炎、无菌性松动、疼痛等[177, 178]。固定垫片假体最常见翻修原因是不明原因的疼痛和高分子聚乙烯垫片的磨损[179, 180]。Parratte 等[181]回顾性分析了 156 例（79 例固定垫片假体、77 例活动垫片假体）膝单髁置换病例，发现活动垫片假体与固定垫片假体 15 年假体生存率无明显差异，但活动垫片假体早期易发生假体脱位。关于膝外侧单髁置换术后失败率，关节注册中心数据研究和队列研究报道也存在争议，队列研究显示，对侧间室进展性骨关节炎（32%）的发生率较无菌性假体松动

（16%）更高[135]，相反，关节注册中心数据研究显示，进展性骨关节炎（24%）和无菌性假体松动（28%）发生率相当[135]。一项利用关节注册登记中心和队列研究的系统回顾研究中，进展性骨关节炎是最常见的失败原因，术后早期有22%的失败率，中期失败率为59%，长期失败率达到78%[136]。对活动垫片假体来说，垫片脱位是术后早期失败的最常见的原因，大多数发生在术后第一年[172]。

因此，对于膝外侧间室骨关节炎，膝外侧单髁置换术是一个有效的治疗方式，在严格把握手术适应证的基础上，不断提高手术技术，精准把握假体定位和屈伸间隙平衡，避免畸形矫正过度，可以获得与膝内侧单髁置换术同样优良的临床疗效。

第六节　活动垫片与固定垫片膝单髁置换术后的疗效比较

膝单髁置换术有两种不同的假体设计理念，即活动垫片和固定垫片，国内外对选择合适的假体类型仍有争议，两者均有优缺点。目前关于活动垫片和固定垫片膝单髁置换术后临床疗效比较，文献报道较多。本小节主要围绕活动垫片和固定垫片术后临床功能评分、假体生存率、并发症及翻修原因、垫片磨损等方面做一些比较。

一、膝单髁置换术后膝关节功能比较

目前对于活动垫片和固定垫片膝单髁置换术后膝关节功能比较，文献报道较多[15, 16, 161, 181-193]，其中按随访时间来划分，有短期及中长期结果；按研究方法来分，有回顾性研究和随机对照研究。总的来说，活动垫片和固定垫片膝单髁置换术在术后功能恢复方面无差别。

在短期随访研究中，Gleeson等[189]采用Link Sled固定垫片和Oxford活动垫片，使用布里斯托尔膝关节评分（Bristol knee score）和牛津膝关节评分（Oxford knee score，OKS）评分来比较术后2年的功能，结果显示两者无明显差异。Li等[187]采用KSS评分、WOMAC和SF-36评分研究术后两年临床功能，结果显示无差异。Forster等[160]采用固定垫片和活动垫片对膝外侧单髁置换术后2年的结果进行比较，结果发现术后两者在膝关节活动度、OKS、AKSS评分无差异。Biau等[192]在最少两年的随访中，没有发现两者在Oxford评分、WOMAC评分、SF-12评分，以及满意度方面有差异。Yvette等[184]在2年的随访中，发现两者均表现出极好的术后满意度，疼痛明显减轻，膝关节功能及生活质量明显改善。

在中长期随访中，Confalonieri等[193]使用专用的膝单髁置换评分对两种假体型比较，经过平均5.7年的随访，发现两者功能差异无统计学意义。Whittaker等[182]同样认为两者在平均8.1年的随访中差异无统计学意义。Parratte等[181]得出两者在膝关节社会功能与膝关节评分（knee society function and knee scores）方面，经过最少15年的随访，膝关节均表现出良好的疼痛缓解和功能恢复。Neufeld等[186]采用WOMAC、SF-12评分、OKS，经过至少10年的随访，发现两者结果相似。Kim等[188]在最少5年的随访中，发现两者在KSS评分、WOMAC和特格纳活动屏风（Tegner activity scores）方面无差别，但活动平台显示更好的FJS。

在系统综述和荟萃分析研究方面，Smith 等[183]发现两种假体在临床结果上没有差别。Cheng 等[190]也得出两者在膝关节评分及活动度方面没有差别。Cao 等[191]研究认为，两者术后在膝关节功能上没有差别。Peersman 等[185]认为两者在术后 5 年在评分上没有差别，但在术后 10 年至 15 年，活动垫片假体显示出较低的膝关节评分和功能评分。Huang 等[16]也认为固定垫片在 KSS 评分、WOMAC 及活动度方面显示出更好的优势。

二、假体生存率比较

（一）总体生存率

对于活动垫片膝单髁置换术后的生存率，Murray 等[17]报道活动垫片 10 年随访结果生存率 98%，认为活动垫片假体具有优势，并且正确地选择患者，掌握良好的技术是成功的关键。Svärd 等[18]报告了活动垫片的 10 年生存率为 95%，与设计者的 10 年生存率 98% 相近，但瑞士数据登记系统 10 年生存率仅为 89%。作者认为大型注册中心报道的生存率低可能与病例选择不严格和技术不过关有关。Keblish 等[11]报道活动垫片 11 年的生存率 88%。Price 等报道了活动垫片单髁假体 15 年生存率为 93%。而对于固定垫片膝单髁置换术，Steele 等[194]报道了 Link Sled 假体超过 10 年的随访，临床功能非常满意，20 年生存率为 85%，25 年生存率为 80%。Felts 等[195]报道了年龄小于 60 岁行固定平台单髁置换术，12 年生存率为 94%。失败的原因主要是垫片的磨损。Mannan 等[196]也对年龄小于 60 岁的患者进行 10 年及以上随访，结果显示 10 年生存率为 93%，15 年生存率为 87%。

在固定垫片与活动垫片的比较研究中，Emerson 等以假体松动和翻修作为终点，经过 11 年的随访，活动垫片的生存率为 99%，固定垫片的生存率为 93%。Whittaker 等[182]以翻修作为终点，得出活动垫片 5 年累积生存率为 88%，固定垫片的生存率为 96%。Peersman 等[185]通过系统综述和荟萃分析，纳入 44 项研究，涉及 9 463 个膝关节膝单髁置换术，得出活动垫片和固定垫片生存率没有差异。Neufeld 等[186]回顾性分析了 38 个活动垫片和 68 个固定垫片膝单髁置换，活动垫片假体 10 年生存率为 82.9%，而固定垫片假体为 90.9%，总生存率为 88%。

（二）并发症及翻修原因比较

Lewold 等[197]对 Oxford 活动垫片与 Marmor 固定垫片膝单髁置换翻修率进行了多中心研究。699 例 Oxford 活动垫片假体中有 50 例（7.3%）进行了翻修，2 364 例固定单髁有 87 例（3.7%）进行了翻修。与固定垫片膝单髁置换相比，活动垫片假体术后 1 年翻修率明显增高，6 年之后其翻修率几乎是固定垫片假体的 2 倍。在 Oxford 活动垫片中，50 例翻修包括垫片脱位 16 例，股骨髁假体松动 6 例，胫骨假体松动 6 例，股骨髁和胫骨垫片均松动 4 例，对侧间室退行性改变 10 例，感染 4 例，其他包括因手术技术原因导致的关节不稳定、疼痛或者垫片与股骨髁前方撞击 6 例。Emerson 等[198]认为 8 个失败的固定垫片假体中的 6 个主要是胫骨假体松动；而活动垫片失败的主要原因在于外侧间室的退行性改变，两者在生存率方面差异无统计学意义。

Parratte 等[181]比较了平均随访 15 年的活动垫片与固定垫片膝单髁置换术后的影像学结果，发现活动垫片膝单髁置换术后髋膝踝角呈中立或外翻力线。Kennedy 和 White 等[199]发现固定垫片与活动垫片膝单髁置换术后下肢力线在 1 区的比例分别为 5.5% 和 1.5%，在 3 区的比例分别为 1.5% 和 8%，两者有统计学差异。另外，活动垫片与固定垫片膝单髁置换术后假体透亮线的占比分别为 69% 和 24%。活动垫片失败的主要原因为对侧间室退行性改变、垫片脱位、假体松动，而固定垫片失败的原因主要为高分子聚乙烯的磨损。Peersman 等[185] 通过系统综述和荟萃分析表明活动垫片主要在早期因垫片脱位引起翻修，而固定垫片主要在晚期因为高分子聚乙烯的磨损导致失败。Ko 等[200] 通过荟萃分析认为，活动垫片与固定垫片膝单髁置换术后的再手术率相似，活动垫片假体的再手术原因主要是假体松动，对侧间室进展骨关节炎及垫片的脱位。垫片磨损是固定平台最主要的并发症。从并发症发生的时间比较，活动平台垫片脱位的再手术时间是在术后 0.49 年，固定平台高分子聚乙烯磨损时间在术后 8.59 年 Abu 等[201] 采用荟萃分析的方法，包括 70 个队列研究和 17 405 例单髁置换，平均随访 7.3 年，结果显示不管是内侧单髁置换还是外侧单髁置换，活动垫片与固定垫片假体的翻修率相似。固定垫片的翻修主要存在于高分子聚乙烯的磨损，而活动垫片的翻修主要是因为脱位引起。Huang 等[16] 通过系统综述和荟萃分析，包含 2 个随机对照研究和 11 个队列研究，共 1 861 个患者（1 996 膝），发现活动垫片比固定垫片有更好的下肢力线、低的高分子聚乙烯磨损，但两者在假体透亮线、翻修率、对侧间室进展骨关节炎、无菌性松动及术后的疼痛等方面差异无统计学意义。

（三）高分子聚乙烯垫片磨损比较

1. 垫片磨损临床研究

Argenson 等[202] 认为高分子聚乙烯磨损涉及多个因素。在设计方面，包括高分子聚乙烯垫片厚度、存放时间、垫片与假体的形合度、垫片的消毒灭菌方式以抗疲劳失效。在适应证选择方面，应选择非炎性改变的单间室病变，术前应力位 X 线片能显示对侧间室良好及患者无侧副韧带挛缩，前交叉韧带功能良好，因为前交叉韧带功能不全会增加垫片的前后滑动，从而增加垫片的磨损[203]。在手术技术方面，应避免垫片与周围骨赘的撞击。对于活动平台来说，防止为预防垫片脱位而选择过厚的垫片，对于固定平台，为减少垫片的局部载荷过度集中，屈伸间隙应适当松弛。两款假体均应避免位置不良导致边缘载荷过大。

Kendrick 等[204] 研究了 47 个回收的 Oxford 活动垫片，结果显示垫片平均的线性垂直磨损为每年 0.07 mm。对于大体上没有磨损的 16 例垫片，其平均的线性垂直磨损为每年 0.01 mm。对于因关节外撞击导致的磨损，其平均的线性垂直磨损为每年 0.05 mm。对于因关节内撞击导致的垫片表面的异常磨损，其平均的线性垂直磨损为每年 0.12 mm。虽然从理论上讲活动垫片与股骨髁假体有良好的形合度，但如果选择患者不当或位置放置不佳、力线不良等，同样会引起高分子聚乙烯垫片的异常磨损。

Manson 等[205] 回收了翻修后的 43 个活动垫片与固定垫片，结果显示不同垫片间磨损方式差异主要体现在垫片的变形和垫片的分层，活动垫片没有变形和分层表现，而固定垫片均有两种磨损方式。按累积磨损评分，固定垫片高于活动垫片，但如果将垫片的关节面与背面磨损相加，活动垫片的累积积分高于固定垫片。作者认为固定垫片与活动垫片的磨损差异与其受到的不同剪切力与接触应力相关。活动垫片很少受到剪切力的影响，故垫片不容易产生变形和分层，而固定垫片的较大磨损可能与其受到过大的接触应力相关。

2. 体外实验磨损比较

Taddei 等[206] 使用有限元方法对活动垫片和固定垫片的接触压应力进行生物力学分析。结果显示固定平台的接触压力集中于很小的区域，而活动平台在最大接触压力时其接触区域是固定垫片的 4.2 倍。在活动垫片上表面的接触压力仅为固定平台的 2/3。活动垫片单髁置换后外侧间室的压应力仅为固定垫片的 2/3，提示活动垫片发生对侧间室进展骨关节炎的概率会更小，固定垫片相对较多，这可能与不同的分析方法和单髁置换的不同模式有关。

Burton 等 [207] 通过在屈伸活动、前后移位、内外旋转时增加轴向载荷及股骨髁的抬离等来比较活动垫片和固定垫片的磨损。结果显示，固定垫片的磨损少于活动垫片；随着膝关节滑动距离的增加，固定垫片与活动垫片的磨损均增加；减少滑动距离能减少活动垫片内外侧的磨损，但会导致固定垫片的磨损增加；股骨髁的抬离会引起活动垫片和固定垫片内侧磨损的增加，外侧磨损的减少。

Kretzer 等 [208] 在体外对活动垫片和固定垫片的磨损进行分析，结果显示活动垫片的磨损比固定垫片的磨损更大，尤其是在活动垫片的背面磨损更明显，显示活动垫片在抗磨损方面并没有优势。

第七节　生物型牛津单髁置换术的早期随机对照结果

膝单髁置换术用于植入假体的两种主要固定类型是骨水泥型和生物型。骨水泥型依靠骨水泥将假体固定在邻近小梁骨上，膝单髁置换术通常仍以骨水泥固定为主，但是骨水泥固定对技术要求较高，如骨水泥渗透不全、骨水泥过厚假体无法良好就位、骨水泥清除不彻底形成碎片等问题会导致关节内撞击、磨损、松动以及无法解释的疼痛等，最终导致假体失效。生物型依赖于压配固定和骨整合技术。生物型假体与人体骨组织有较好的相容性，通过使骨骼向内生长到假体上的多孔钛和羟基磷灰石涂层中起到固定作用，也避免了骨水泥固定相关问题从而延长假体寿命。

鉴于生物型单髁更自然的生物学固定效果、避免水泥固定的错误、手术时间短及减少透亮线和疼痛的优势，最近对生物型固定的兴趣有所增加。2009 年，Murray 等 [1] 指出生物型活动垫片膝单髁置换术后 1 年透亮线的发生率仅为 7%，骨水泥型高达 75%，但两者的功能评分无差异。2013 年他们进一步开展为期 5 年的随机对照试验研究，结果表明生物型活动垫片比骨水泥型提供了更好的固定效果、手术时间更短且并发症没有增加 [209]。Stempin 等 [210] 在 5 年的中期随访中发现生物型与骨水泥型活动垫片膝单髁置换术的并发症及生存率相近，该研究结果与其他独立中心的结果相似 [211, 212]。Mohammad 等 [213] 对不同类型活动垫片膝单髁置换术的疗效比较进行系统综述，25 项随访超过 10 年的研究符合纳入条件，总计 10 736 例，其中骨水泥型有 8 790 例和生物型有 1 946 例。结果表明，生物型的整体翻修率显著低于骨水泥型。生物型的预期 10 年生存率为 95.5%，骨水泥型为 92.7%。与骨水泥型牛津单髁相比，生物型牛津单髁降低了长期翻修率。对于非牛津单髁，生物型和骨水泥固定的翻修率相当。近年来，设计组与非设计组均报道了生物型活动垫片膝单髁置换术的优良临床疗效 [214~217]。

国内对生物型牛津单髁置换术的应用与研究尚处于起步阶段。同济大学附属杨浦医院涂意辉教授等于 2018 年 9 月至 2019 年 4 月开展了生物型与骨水泥型活动垫片膝单髁置换术的随机对照临床研究，共纳入患者 64 例，其中男性患者 17 例（17 膝），女性患者 47 例（47 膝），平均年龄为（67.1±7.6）岁（50 ~ 80 岁）。生物型组与骨水泥型组的患者术前基线数据无差异，平均随访时间为 20.8 月（16 ～ 23 月）。末次随访时，生物型组与骨水泥型组 ROM 评分、VAS 评分、OKS 评分、AKSS-O 评分及 AKSS-F 评分均较术前显著改善，但两组间没有差异。生物型组平均手术时间少于骨水泥型组 [（33.8±2.3）分钟∶（43.6±2.6）分钟，$P < 0.05$]。术后 3 月时，生物型组有 7 例部分透亮线及 2 例完全性透亮线，与骨水泥型组 8 例部分及 8 例完全性透亮线相比差异无统计学意义（$P > 0.05$）；术后 6 月、9 月及 1 年时，生物型组分别有 6 例、3 例及 2 例部分透亮线，没有完全性透亮线，均明显少于骨水泥型组（$P < 0.05$）。有完全透亮线、部分透亮线和无透亮线的患者在功能评分方面无显著差异（$P > 0.05$）。两组患者无术后浅表或假体周围感染，无动静脉血栓，无假体下沉、松动，无垫片过度磨损或脱位等不良事件。两组术后并发症发生率无显著性差异（$P > 0.05$）。因而，本研究中心早期随机对照研究表明，生物型牛津单髁置换术操作简单、手术时间较短、术后假体周围透亮线发生率较低；在改善膝关节功能、活动度及疼痛方面疗效不低于骨水泥型牛津单髁置换术，可为终末期膝内侧间室骨关节炎患者提供一种新的治疗选择。

总之，生物型牛津单髁置换术具有独特的优势，基于国内外文献报道主要表现为：①术中操作方面，生物型假体可以直接放置在准备好的骨表面上，中间没有骨水泥层厚度的影响使得假体位置更确切，也减少了涂抹及去除多余骨水泥及等待骨水泥凝固（骨水泥准备固定）所需的手术时间 [5]。②生物型牛津单髁置换术不会因骨水泥残留或磨损引起相关并发症 [203]，无菌性松动、疼痛和溶解而发生翻修的概率较骨水泥型低 [217]。③生物型牛津单髁置换术后发生胫骨假体周围透亮线发生率较骨水泥型明显降低 [210, 213, 218]。膝单髁置换术后假体周围透亮线合并不明原因的疼痛会被误认为是假体松动，从而导致不必要的翻修 [219]。④由于膝单髁置换术采用完全一致的活动垫片设计，使所有韧带都得到了保留，因此传递到骨 – 假体界面的载荷主要是压缩的，具有最小的剪切力或张力，这是生物型固定的理想选择 [220]。

第八节 影响膝单髁置换术临床疗效的因素分析

膝单髁置换术对单间室膝骨关节炎的疗效已经得到公认，近年来报道的 10 年假体生存率稳定在 90% ～ 98%[26, 221, 222]。手术的成功依赖于合适的患者选择、良好的手术技术和适合的假体。本章我们将对影响膝单髁置换术临床疗效的因素进行分析。

一、患者因素

选择合适的患者是膝单髁置换术成功的基础。反之，错误的适应证选择将直接影响术后疗效与假体的生存 [223]。但是国内外学者对膝单髁置换术的适应证仍然有不同的观点，目前尚缺乏对该问题的系统性总结。与患者选择相关的具体因素如下所述。

（一）年龄

年轻的膝骨关节炎患者日常活动量又比较大，迫切需要恢复正常生活。对于这类患者，膝单髁置换术可以作为有效的治疗手段，既解决了患者的膝骨关节炎问题，又不会干扰膝关节其他正常结构，保留骨量，即使日后失败也容易翻修。如本书前述，较多的文献报道了低龄患者行膝单髁置换术手术也能取得很好的临床效果[224-226]。而对于高龄患者，国内涂意辉教授团队及国外 Siman 等[222] 报道了高龄患者采用膝单髁置换术的临床效果，结果显示与常规年龄组患者相比，超高龄患者依然能够获得极佳的膝关节功能改善，但需要强调的是围手术期管理与内科合并症的控制对于此类患者格外重要。所以，基于以上报道的结论，低龄或高龄因素并不构成影响单髁术后疗效的危险因素。

（二）体重

根据 Kozinn 等[223] 提出的膝单髁置换术标准，患者体重应小于 82 kg。也有研究认为 BMI 超过 30 kg/m^2 者翻修率高于 BMI 低者[227]。但该标准主要是基于早期的固定垫片假体的研究结论，近期研究都表明，相对于正常体重患者，二者均能获得很好的术后满意度与膝关节功能改善。但需要指出，肥胖患者使用固定平台膝单髁置换术的 10 年翻修率更高[228]。而对于活动垫片假体，研究发现活动平台使摩擦系数更小，应力更加分散而被认为不会受患者体重的影响，肥胖不应该被视为牛津单髁的禁忌证，而 BMI 越大的患者术后 OKS 的改善率反而越高[229,230]。所以，对于肥胖的患者仍需保持慎重，尽可能选择活动平台膝单髁置换术。

（三）髌股关节炎

髌股关节的状态是膝单髁置换术能否实施的一个焦点问题。在早期的研究中认为，因髌股关节问题导致的膝前痛可能影响膝单髁置换术的术后效果。但是，新近较多研究[231,232] 表明无论是膝前区疼痛，或者是有影像学证据表明的内侧髌股关节退行性病变，对牛津单髁置换术后均无影响；而重度外侧髌股关节病变特别是沟槽样改变则有导致术后效果不佳的风险。因此，内侧髌股关节炎已不再是膝单髁置换术的绝对禁忌证，但是需要注意的是，外侧髌股关节炎仍然存在争议，应谨慎实施。

（四）前交叉韧带状态

一般认为，前交叉韧带断裂或失功能状态会造成膝关节矢状位不稳定，而诱发假体早期松动，尤其是活动平台膝单髁置换术失败的风险。但近期研究表明，前交叉韧带继发性损伤多随着原发性骨关节炎导致的髁间窝骨赘对前交叉韧带的磨损引起前交叉韧带的继发性断裂，这类患者往往相对高龄，膝关节屈伸活动度相对差，但几乎不存在关节矢状位不稳定[233]。对此部分患者实施膝单髁置换术，国内外学者[223,234] 做了相关研究，认为只要掌握恰当的手术技术，仍然可以获得较好的功能恢复及假体生存率。而对于低龄原发性前交叉韧带损伤患者一期前交叉韧带重建联合膝单髁置换术也有较多报道，疗效可靠[235,236]。

（五）膝关节自发性骨坏死

作为膝单髁置换术的经典适应证之一，膝关节自发性骨坏死适用于非手术治疗难以获得缓解的患者，疗效非常满意。但是术前通过 MRI、CT 等明确骨坏死的范围至关重要，软骨下骨病变范围大，骨缺损多会显著影响假体的覆盖与稳定性，应当谨慎选择膝单髁置换术，全膝置换术可能是更佳选择[237,238]。

二、假体因素

一直以来，活动平台膝单髁置换术和固定平台膝单髁置换术基于不同的设计理念，其临床选择存在一定的分歧与争议。其中以牛津为代表的活动平台膝单髁置换术的股骨假体与活动垫片的接触面积更大，磨损率低，胫骨截骨量较少，而活动垫片更加能模拟人体半月板的活动轨迹，使患者在行走、下蹲站起过程中更加接近于膝关节的自然运动学[72]。而固定平台膝单髁置换术操作相对简便，初代的假体因垫片材质和厚度的问题导致翻修率较高，但随着高交联高分子聚乙烯材质的使用让垫片更加耐磨，同时手术容错率更高，学习曲线相对较短，避免了活动垫片脱位的风险。尽管各有优缺点，国内外较多的研究[181, 183, 239-242]表明，两款假体无论在临床结果、影像学表现、运动学结果甚至生活质量等方面，均没有显著的差别，活动平台膝单髁置换术后骨关节炎进展、不明原因疼痛及垫片脱位的发生率要高于固定平台膝单髁置换术；而垫片磨损导致翻修在固定平台膝单髁置换术中更常见。

三、技术性因素

膝单髁置换术的成功与良好的操作理念与技术实施密不可分，具体因素分析如下。

（一）下肢力线

对侧间室骨关节炎进展是膝单髁置换术的一个主要翻修原因，与术后下肢机械力线的外移显著相关。Burnett 等[243]发现活动平台膝单髁置换术后胫股角相对于术前出现超过3°～5°外翻，是导致患者骨关节炎进展而进行翻修的主要因素。Slaven 等[244]发现固定平台膝单髁置换术后下肢力线外翻的患者骨关节炎进展发生率更高。因此，无论固定平台或活动平台膝单髁置换术，为了防止术后对侧间室骨关节炎的进展，切勿将力线放置于外翻位。但是，过度追求术后残留内翻同样不可取，因为过度内翻会导致术后假体应力集中，而导致无菌性松动的风险增高。

（二）胫骨假体后倾

牛津假体设计者认为理想的胫骨平台应进行 7°后倾截骨，过大的胫骨假体后倾（posterior tibial slope，PTS）会导致屈膝位假体松弛，而诱发垫片脱位。Suzuki 等[245]报道了胫骨假体后倾对活动平台膝单髁置换术后关节间隙与膝关节活动度的影响，其结果显示每增大 5°的胫骨假体后倾会使屈曲间隙增大约 1 mm，而对伸直间隙没有明显增加作用。但患者术后的膝关节活动度与胫骨假体后倾无相关性。因此，建议活动平台膝单髁置换术的胫骨假体后倾应小于 7°。对于固定平台膝单髁置换术，虽然不会引起垫片脱位的风险，但过大的胫骨假体后倾容易造成屈伸间隙不平衡，甚至诱发伸直间隙紧张。过多胫骨平台后方截骨会对可能出现的翻修造成困难。Chatellard 等[246]采用包括固定平台膝单髁置换术与活动平台膝单髁置换术经平均 10 年随访得出超过 5°的胫骨假体后倾或胫骨假体后倾改变超过 2°则容易导致假体远期翻修风险增高。

四、导航、机器人与人工智能辅助技术

随着数字骨科的发展，导航技术、骨科手术机器人及人工智能（artificial intelligence，AI）术前规划的逐渐普及，已在关节手术中产生了举足轻重的影响且在国外已有大规模报道，而我国起步相对较晚，但近年来发展尤为迅速。采用辅助技术的优势在于术前确定假体型号，术中精确设计假体安放角度与截骨量，有利于体现精准化，减少技术性失误并缩短医生的学习曲线[247, 248]。但是，导航或机器人设备的费用高昂，手术时间延长，需要有更多的经验积累。随着国产机器人的研发和进入临床，相信在不久的将来，其在膝单髁置换术手术中的应用将会越来越广泛。

本章参考文献

[1]   BARRETT W P, SCOTT R D. Revision of failed unicondylar unicompartmental knee arthroplasty [J]. J Bone Joint Surg Am, 1987, 69(9): 1328−1335.

[2]   BAE D K, GUHL J F, KEANE S P. Unicompartmental knee arthroplasty for single compartment disease. Clinical experience with an average four-year follow-up study [J]. Clin Orthop Relat Res, 1983(176): 233−238.

[3]   PRICE A J, WEBB J, TOPF H, et al. Rapid recovery after oxford unicompartmental arthroplasty through a short incision [J]. J Arthroplasty, 2001, 16(8): 970−976.

[4]   PANNI A S, VASSO M, CERCIELLO S, et al. Unicompartmental knee replacement provides early clinical and functional improvement stabilizing over time [J]. Knee Surg Sports Traumatol Arthrosc, 2012, 20(3): 579−585.

[5]   DERVIN G F, CARRUTHERS C, FEIBEL R J, et al. Initial experience with the oxford unicompartmental knee arthroplasty [J]. J Arthroplasty, 2011, 26(2): 192−197.

[6]   BURN E, SANCHEZ-SANTOS M T, PANDIT H G, et al. Ten-year patient-reported outcomes following total and minimally invasive unicompartmental knee arthroplasty: a propensity score-matched cohort analysis [J]. Knee Surg Sports Traumatol Arthrosc, 2018, 26(5): 1455−1464.

[7]   WANG Z, DENG W, SHAO H, et al. Forgotten joint score thresholds for forgotten joint status and patient satisfaction after unicompartmental knee arthroplasty in Chinese patients [J]. J Arthroplasty, 2020, 35(10): 2825−2829.

[8]   HEYSE T J, EL-ZAYAT B F, DE CORTE R, et al. UKA closely preserves natural knee kinematics in vitro [J]. Knee Surg Sports Traumatol Arthrosc, 2014, 22(8): 1902−1910.

[9]   O'ROURKE M R, GARDNER J J, CALLAGHAN J J, et al. The John Insall Award: unicompartmental knee replacement: A minimum twenty-one-year followup, end-result study [J]. Clin Orthop Relat Res, 2005, 440: 27−37.

[10]   JOHN J, MAUFFREY C, MAY P. Unicompartmental knee replacements with Miller-Galante prosthesis: two to 16-year follow-up of a single surgeon series [J]. Int Orthop, 2011, 35(4): 507−513.

[11]   PRICE A J, WAITE J C, SVÄRD U. Long-term clinical results of the medial Oxford unicompartmental knee arthroplasty [J]. Clin Orthop Relat Res, 2005(435): 171−180.

[12]   PRICE A J, SVÄRD U. A second decade lifetable survival analysis of the Oxford unicompartmental knee arthroplasty [J]. Clin Orthop Relat Res, 2011, 469(1): 174−179.

[13]   PANDIT H, JENKINS C, GILL H S, et al. Minimally invasive Oxford phase 3 unicompartmental knee replacement: results of 1000 cases [J]. J Bone Joint Surg Br, 2011, 93(2): 198−204.

[14]   PANDIT H, HAMILTON T W, JENKINS C, et al. The clinical outcome of minimally invasive Phase 3 Oxford unicompartmental knee arthroplasty: A 15-year follow-up of 1000 UKAs [J]. Bone Joint J, 2015, 97-b(11): 1493−500.

[15]   ZHANG W, WANG J, LI H, et al. Fixed- versus mobile-bearing unicompartmental knee arthroplasty: A meta-analysis [J]. Scientific reports, 2020, 10(1): 19075.

[16]   HUANG F, WU D, CHANG J, et al. A comparison of mobile and fixed-bearing unicompartmental knee arthroplasties in the treatment of medial knee osteoarthritis: A systematic review and meta-analysis of 1,861 patients [J]. The Journal of Knee Surgery, 2021, 34(4): 434−443.

[17] MURRAY D W, GOODFELLOW J W, O'CONNOR J J. The Oxford medial unicompartmental arthroplasty: a ten-year survival study [J]. J Bone Joint Surg Br, 1998, 80(6): 983－989.

[18] SVÄRD U C, PRICE A J. Oxford medial unicompartmental knee arthroplasty: A survival analysis of an independent series [J]. The Journal of Bone and Joint Surgery (British volume), 2001, 83(2): 191－194.

[19] RAJASEKHAR C, DAS S, SMITH A. Unicompartmental knee arthroplasty: 2- to 12-year results in a community hospital [J]. J Bone Joint Surg Br, 2004, 86(7): 983－985.

[20] PANDIT H, JENKINS C, BARKER K, et al. The Oxford medial unicompartmental knee replacement using a minimally-invasive approach [J]. J Bone Joint Surg Br, 2006, 88(1): 54－60.

[21] VORLAT P, PUTZEYS G, COTTENIE D, et al. The Oxford unicompartmental knee prosthesis: An independent 10-year survival analysis [J]. Knee Surg Sports Traumatol Arthrosc, 2006, 14(1): 40－45.

[22] LIM H C, BAE J H, SONG S H, et al. Oxford phase 3 unicompartmental knee replacement in Korean patients [J]. The Journal of Bone and Joint Surgery (British volume), 2012, 94(8): 1071－1076.

[23] ARGENSON J N A, BLANC G, AUBANIAC J M, et al. Modern unicompartmental knee arthroplasty with cement: A concise follow-up, at a mean of twenty years, of a previous report* [J]. The Journal of Bone and Joint Surgery, 2013, 95(10): 905－909.

[24] KIM K T, LEE S, KIM J H, et al. The survivorship and clinical results of minimally invasive unicompartmental knee arthroplasty at 10-year follow-up [J]. Clinics in Orthopedic Surgery, 2015, 7(2):199－206.

[25] BOTTOMLEY N, JONES L D, ROUT R, et al. A survival analysis of 1084 knees of the Oxford unicompartmental knee arthroplasty: a comparison between consultant and trainee surgeons [J]. Bone Joint J, 2016, 98-b(10 Supple B): 22－27.

[26] EMERSON R H, ALNACHOUKATI O, BARRINGTON J, et al. The results of Oxford unicompartmental knee arthroplasty in the United States: A mean ten-year survival analysis [J]. Bone Joint J, 2016, 98-b(10 Supple B): 34－40.

[27] LISOWSKI L A, MEIJER L I, VAN DEN BEKEROM M P, et al. Ten- to 15-year results of the Oxford phase Ⅲ mobile unicompartmental knee arthroplasty: A prospective study from a non-designer group [J]. Bone Joint J, 2016, 98 b(10 Supple B): 41－47.

[28] WALKER T, HETTO P, BRUCKNER T, et al. Minimally invasive Oxford unicompartmental knee arthroplasty ensures excellent functional outcome and high survivorship in the long term [J]. Knee Surg Sports Traumatol Arthrosc, 2019, 27(5): 1658－1664.

[29] GILL J R, NICOLAI P. Clinical results and 12-year survivorship of the physica ZUK unicompartmental knee replacement [J]. Knee, 2019, 26(3): 750－758.

[30] BRUCE D J, HASSABALLA M, ROBINSON J R, et al. Minimum 10-year outcomes of a fixed bearing all-polyethylene unicompartmental knee arthroplasty used to treat medial osteoarthritis [J]. Knee, 2020, 27(3): 1018－1027.

[31] WANG B, SUN H, FU Z, et al. Application of unicompartmental knee arthroplasty in the treatment of knee osteoarthritis [J]. Arthroplasty, 2021, 3(1):12.

[32] PORTEOUS A J, SMITH J R A, BRAY R, et al. St Georg Sled medial unicompartmental arthroplasty: Survivorship analysis and function at 20 years follow up [J]. Knee Surg Sports Traumatol Arthrosc, 2022, 30(3): 800－808.

[33] GILMOUR W N. Presidential address: australian orthopaedic association [J]. J Bone Joint Surg Br, 2020, 1986,68(2): 329－332.

[34] BOARD N E. National Joint Registry for England, Wales, Ireland 10th annual report: Surgical data to 31 December 2012 [J]. 2013.

[35] ROBERTSSON O, LIDGREN L, SUNDBERG M, et al. The swedish knee arthroplasty register - annual report 2018 [J]. 2018.

[36] LABEK G, THALER M, JANDA W, et al. Revision rates after total joint replacement: cumulative results from worldwide joint register datasets [J]. J Bone Joint Surg Br, 2011, 93(3): 293−297.

[37] ROBERTSSON O, BORGQUIST L, KNUTSON K, et al. Use of unicompartmental instead of tricompartmental prostheses for unicompartmental arthrosis in the knee is a cost-effective alternative: 15,437 primary tricompartmental prostheses were compared with 10,624 primary medial or lateral unicompartmental prostheses [J]. Acta orthopaedica Scandinavica, 1999, 70(2): 170−175.

[38] LIDDLE A D, JUDGE A, PANDIT H, et al. Adverse outcomes after total and unicompartmental knee replacement in 101,330 matched patients: A study of data from the National Joint Registry for England and Wales [J]. Lancet (London, England), 2014, 384(9952): 1437−1445.

[39] GOODFELLOW J W, O'CONNOR J J, MURRAY D W. A critique of revision rate as an outcome measure: Re-interpretation of knee joint registry data [J]. J Bone Joint Surg Br, 2010, 92(12): 1628−1631.

[40] FURNES O, ESPEHAUG B, LIE S A, et al. Failure mechanisms after unicompartmental and tricompartmental primary knee replacement with cement [J]. J Bone Joint Surg Am, 2007, 89(3): 519−525.

[41] EMMANUEL T, ANDREA B. Unicompartmental knee arthroplasty: Function versus survivorship, do we have a clue? [J]. Knee, 2014, 21 (Suppl 1): S1−2.

[42] TAN M W P, NG S W L, CHEN J Y, et al. Long-term functional outcomes and quality of life at minimum 10-year follow-up after fixed-bearing unicompartmental knee arthroplasty and total knee arthroplasty for isolated medial compartment osteoarthritis [J]. J Arthroplasty, 2021, 36(4): 1269−1276.

[43] MOHAMMAD H R, LIDDLE A D, JUDGE A, et al. A matched comparison of long-term outcomes of total and unicompartmental knee replacements in different ages based on national databases: analysis of data from the national joint registry for england, wales, northern ireland, and the isle of man [J]. J Arthroplasty, 2022, 37(2): 243−251.

[44] DI MARTINO A, BORDINI B, BARILE F, et al. Unicompartmental knee arthroplasty has higher revisions than total knee arthroplasty at long term follow-up: A registry study on 6453 prostheses [J]. Knee Surg Sports Traumatol Arthrosc, 2021, 29(10): 3323−3329.

[45] JIN Q H, LEE W G, SONG E K, et al. Comparison of long-term survival analysis between open-wedge high tibial osteotomy and unicompartmental knee arthroplasty [J]. J Arthroplasty, 2021, 36(5): 1562−1567.e1.

[46] SONG S J, BAE D K, KIM K I, et al. Long-term survival is similar between closed-wedge high tibial osteotomy and unicompartmental knee arthroplasty in patients with similar demographics [J]. Knee Surg Sports Traumatol Arthrosc, 2019, 27(4): 1310−1319.

[47] HOORNTJE A, WITJES S, KUIJER P, et al. High rates of return to sports activities and work after osteotomies around the knee: A systematic review and meta-analysis [J]. Sports medicine (Auckland, NZ), 2017, 47(11): 2219−2244.

[48] CHO W J, KIM J M, KIM W K, et al. Mobile-bearing unicompartmental knee arthroplasty in old-aged patients demonstrates superior short-term clinical outcomes to open-wedge high tibial osteotomy in middle-aged patients with advanced isolated medial osteoarthritis [J]. Int Orthop, 2018, 42(10): 2357−2363.

[49] WATANABE S, AKAGI R, NINOMIYA T, et al. Comparison of joint awareness after medial unicompartmental knee arthroplasty and high tibial osteotomy: A retrospective multicenter study [J]. Arch Orthop Trauma Surg, 2022, 142(6): 1133−1140.

[50] CAO Z, MAI X, WANG J, et al. Unicompartmental knee arthroplasty *v.s.* high tibial osteotomy for knee osteoarthritis: A systematic review and meta-Analysis [J]. J Arthroplasty, 2018, 33(3): 952−959.

[51] PETERSEN W, METZLAFF S. Open wedge high tibial osteotomy (HTO) versus mobile bearing unicondylar medial joint replacement: Five years results [J]. Arch Orthop Trauma Surg, 2016, 136(7): 983−989.

[52] OH K J, KIM Y C, LEE J S, et al. Open-wedge high tibial osteotomy versus unicompartmental knee arthroplasty: No difference in progression of patellofemoral joint arthritis [J]. Knee Surg Sports Traumatol Arthrosc, 2017, 25(3): 767−772.

[53] KURIYAMA S, WATANABE M, SEKIGUCHI K, et al. Differences in impact on adjacent compartments in medial unicompartmental knee arthroplasty versus high tibial osteotomy with identical valgus alignment [J]. Knee, 2021, 29: 241−250.

[54] LIM J B T, CHONG H C, PANG H N, et al. Revision total knee arthroplasty for failed high tibial osteotomy and unicompartmental knee arthroplasty have similar patient-reported outcome measures in a two-year follow-up study [J]. Bone Joint J, 2017, 99-b(10): 1329−1334.

[55] PAILHé R, COGNAULT J, MASSFELDER J, et al. Comparative study of computer-assisted total knee arthroplasty after opening wedge osteotomy versus after unicompartmental arthroplasty [J]. Bone Joint J, 2016, 98-b(12): 1620−1624.

[56] ROBERTSSON O, A W D. The risk of revision after TKA is affected by previous HTO or UKA [J]. Clin Orthop Relat Res, 2015, 473(1): 90−93.

[57] LEE S H, SEO H Y, LIM J H, et al. Higher survival rate in total knee arthroplasty after high tibial osteotomy than that after unicompartmental knee arthroplasty [J]. Knee Surgery, Sports Traumatol Arthrosc, 2021: 1−11.

[58] WITJES S, GOUTTEBARGE V, KUIJER P P, et al. Return to sports and physical activity after total and unicondylar knee arthroplasty: A systematic review and meta-Analysis [J]. Sports medicine (Auckland, NZ), 2016, 46(2): 269−292.

[59] MOHAMMAD H R, JUDGE A, MURRAY D W. A matched comparison of the patient-reported outcome measures of 38716 total and unicompartmental knee replacements: an analysis of linked data from the National Joint Registry of England, Northern Ireland and Isle of Man and England's National PROM collection programme [J]. Acta Orthop, 2021, 92(6): 701−708.

[60] YAMAGAMI R, INUI H, JO T, et al. Unicompartmental knee arthroplasty is associated with lower proportions of surgical site infection compared with total knee arthroplasty: A retrospective nationwide database study [J]. Knee, 2021, 28: 124−130.

[61] LEE C S, SU E P, CROSS M B, et al. Unicompartmental knee arthroplasty is associated with a lower rate of periprosthetic joint infection compared to total knee arthroplasty [J]. Arthroplasty today, 2021, 10: 117−122.

[62] HUNT L P, BLOM A W, MATHARU G S, et al. patients receiving a primary unicompartmental knee replacement have a higher risk of revision but a lower risk of mortality than predicted had they received a total knee replacement: Data from the National Joint Registry for England, Wales, Northern Ireland, and the Isle of Man [J]. J Arthroplasty, 2021, 36(2): 471−477.e6.

[63] TILLE E, BEYER F, AUERBACH K, et al. Better short-term function after unicompartmental compared to total knee arthroplasty [J]. BMC musculoskeletal disorders, 2021, 22(1): 326.

[64] PEERSMAN G, VERHAEGEN J, FAVIER B. The forgotten joint score in total and unicompartmental knee arthroplasty: A prospective cohort study [J]. Int Orthop, 2019, 43(12): 2739−2745.

[65] TRIPATHY S K, VARGHESE P, SRINIVASAN A, et al. Joint awareness after unicompartmental knee arthroplasty and total knee arthroplasty: A systematic review and meta-analysis of cohort studies [J]. Knee Surg Sports Traumatol Arthrosc, 2021, 29(10): 3478−3487.

[66] PONGCHAROEN B, TIMJANG J. The outcomes of mobile bearing unicompartmental knee arthroplasty and total knee arthroplasty on anteromedial osteoarthritis of the knee in the same patient [J]. Arch Orthop Trauma Surg, 2020, 140(11): 1783−1790.

[67] CLEMENT N D, BELL A, SIMPSON P, et al. Robotic-assisted unicompartmental knee arthroplasty has a greater early functional outcome when compared to manual total knee arthroplasty for isolated medial compartment arthritis [J]. Bone Joint Res, 2020, 9(1): 15−22.

[68] KIM M S, KOH I J, CHOI Y J, et al. Differences in patient-reported outcomes between unicompartmental and total knee arthroplasties: A propensity score-matched analysis [J]. J Arthroplasty, 2017, 32(5): 1453−1459.

[69] STRICKLAND L H, RAHMAN A, JENKINSON C, et al. Early recovery following total and unicompartmental knee arthroplasty assessed using novel patient-reported measures [J]. J Arthroplasty, 2021, 36(10): 3413−3420.

[70] CHAWLA H, VAN DER LIST J P, CHRIST A B, et al. Annual revision rates of partial versus total knee arthroplasty: A comparative meta-analysis [J]. Knee, 2017, 24(2): 179−190.

[71] BAKER P, JAMESON S, CRITCHLEY R, et al. Center and surgeon volume influence the revision rate following unicondylar knee replacement: An analysis of 23,400 medial cemented unicondylar knee replacements [J]. J Bone Joint Surg Am, 2013, 95(8): 702−709.

[72] LIDDLE A D, PANDIT H, JUDGE A, et al. Optimal usage of unicompartmental knee arthroplasty: A study of 41,986 cases from the National Joint Registry for England and Wales [J]. Bone Joint J, 2015, 97-b(11): 1506−1511.

[73] AHLBÄCK S. Osteoarthrosis of the knee. A radiographic investigation [J]. Acta Radiol Diagn (Stockh), 1968, Suppl 277:772.

[74] FELSON D T, NEVITT M C, ZHANG Y, et al. High prevalence of lateral knee osteoarthritis in Beijing Chinese compared with Framingham caucasian subjects [J]. Arthritis Rheum, 2002, 46(5): 1217−1222.

[75] LOMBARDI A V, BEREND K R, WALTER C A, et al. Is recovery faster for mobile-bearing unicompartmental than total knee arthroplasty? [J]. Clin Orthop Relat Res, 2009, 467(6): 1450−1457.

[76] HEYSE T J, TIBESKU C O. Lateral unicompartmental knee arthroplasty: A review [J]. Arch Orthop Trauma Surg, 2010, 130(12): 1539−1548.

[77] WALKER T, GOTTERBARM T, BRUCKNER T, et al. Total versus unicompartmental knee replacement for isolated lateral osteoarthritis: a matched-pairs study [J]. Int Orthop, 2014, 38(11): 2259−2264.

[78] DEROCHE E, MARTRES S, OLLIVIER M, et al. Excellent outcomes for lateral unicompartmental knee arthroplasty: Multicenter 268-case series at 5 to 23 years' follow-up [J]. Orthop Traumatol Surg Res, 2020, 106(5): 907−913.

[79] PINSKEROVA V, JOHAL P, NAKAGAWA S, et al. Does the femur roll-back with flexion? [J]. J Bone Joint Surg Br, 2004, 86(6): 925−931.

[80] GLEESON R E, EVANS R, ACKROYD C E, et al. Fixed or mobile bearing unicompartmental knee replacement? A comparative cohort study [J]. Knee, 2004, 11(5): 379−384.

[81] GUNTHER. T V, MURRAY. D W, MILLER. R, et al. Lateral unicompartmental arthroplasty with the Oxford meniscal knee [J]. Knee, 1996, 51(1−2): 33−39.

[82] GRAVES S E, DAVIDSON D, INGERSON L, et al. The Australian Orthopaedic Association National Joint Replacement Registry [J]. Med J Aust, 2004, 180(S5): S31−34.

[83] BONUTTI P M, DETHMERS D A. Contemporary unicompartmental knee arthroplasty: Fixed *v.s.* mobile bearing [J]. J Arthroplasty, 2008, 23(7 Suppl): 24−27.

[84] TOKUHARA Y, KADOYA Y, NAKAGAWA S, et al. The flexion gap in normal knees: An MRI study [J]. J Bone Joint Surg Br, 2004, 86(8): 1133−1136.

[85] PANDIT H, JENKINS C, BEARD D J, et al. Mobile bearing dislocation in lateral unicompartmental knee replacement [J]. Knee, 2010, 17(6): 392−397.

[86] STREIT M R, WALKER T, BRUCKNER T, et al. Mobile-bearing lateral unicompartmental knee replacement with the Oxford domed tibial component: an independent series [J]. J Bone Joint Surg Br, 2012, 94(10): 1356−1361.

[87] ROBINSON B J, REES J L, PRICE A J, et al. Dislocation of the bearing of the Oxford lateral unicompartmental arthroplasty. A radiological assessment [J]. J Bone Joint Surg Br, 2002, 84(5): 653−657.

[88] WALKER T, ZAHN N, BRUCKNER T, et al. Mid-term results of lateral unicondylar mobile bearing knee arthroplasty: A multicentre study of 363 cases [J]. Bone Joint J, 2018, 100-B(1): 42−49.

[89] WESTON-SIMONS J S, PANDIT H, KENDRICK B J L, et al. The mid-term outcomes of the Oxford Domed Lateral unicompartmental knee replacement [J]. Bone Joint J, 2014, 96-B(1): 59−64.

[90] ALTUNTAS A O, ALSOP H, COBB J P. Early results of a domed tibia, mobile bearing lateral unicompartmental knee arthroplasty from an independent centre [J]. Knee, 2013, 20(6): 466−470.

[91] MARSON B, PRASAD N, JENKINS R, et al. Lateral unicompartmental knee replacements: Early results from a district general hospital [J]. Eur J Orthop Surg Traumatol, 2014, 24(6): 987−991.

[92] OHDERA T, TOKUNAGA J, KOBAYASHI A. Unicompartmental knee arthroplasty for lateral gonarthrosis: Midterm results [J]. J Arthroplasty, 2001, 16(2): 196−200.

[93] ASHRAF T, NEWMAN J H, EVANS R L, et al. Lateral unicompartmental knee replacement survivorship and clinical experience over 21 years [J]. J Bone Joint Surg Br, 2002, 84(8): 1126−1130.

[94] KIM K T, LEE S, KIM J, et al. Clinical results of lateral unicompartmental knee arthroplasty: Minimum 2-Year follow-up [J]. Clin Orthop Surg, 2016, 8(4): 386−392.

[95] EDMISTON T A, MANISTA G C, COURTNEY P M, et al. Clinical outcomes and survivorship of lateral unicompartmental knee arthroplasty: Does surgical approach matter? [J]. J Arthroplasty, 2018, 33(2): 362−365.

[96] BATAILLER C, WHITE N, RANALDI F M, et al. Improved implant position and lower revision rate with robotic-assisted unicompartmental knee arthroplasty [J]. Knee Surg Sports Traumatol Arthrosc, 2019, 27(4): 1232−1240.

[97] GOODFELLOW J W, KERSHAW C J, BENSON M K, et al. The Oxford knee for unicompartmental osteoarthritis: The first 103 cases [J]. J Bone Joint Surg Br, 1988, 70(5): 692−701.

[98] VAN DER LIST J P, MCDONALD L S, PEARLE A D. Systematic review of medial versus lateral survivorship in unicompartmental knee arthroplasty [J]. Knee, 2015, 22(6): 454–460.

[99] K. K, S. L, L. L. Outcome of revision for failed unicompartmental knee arthroplasty for arthrosis. [J]. American Academy of Orthopaedic Surgeons 59th annual meeting, 1992.

[100] BAKER P N, JAMESON S S, DEEHAN D J, et al. Mid-term equivalent survival of medial and lateral unicondylar knee replacement: An analysis of data from a National Joint Registry [J]. J Bone Joint Surg Br, 2012, 94(12): 1641–1648.

[101] BEREND K R, KOLCZUN M C, GEORGE J W, et al. Lateral unicompartmental knee arthroplasty through a lateral parapatellar approach has high early survivorship [J]. Clin Orthop Relat Res, 2012, 470(1): 77–83.

[102] SMITH J R A, ROBINSON J R, PORTEOUS A J, et al. Fixed bearing lateral unicompartmental knee arthroplasty: Short to midterm survivorship and knee scores for 101 prostheses [J]. Knee, 2014, 21(4): 843–847.

[103] ARGENSON J-N A, PARRATTE S, BERTANI A, et al. Long-term results with a lateral unicondylar replacement [J]. Clin Orthop Relat Res, 2008, 466(11): 2686–2693.

[104] LUSTIG S, PAILLOT J L, SERVIEN E, et al. Cemented all polyethylene tibial insert unicompartimental knee arthroplasty: A long term follow-up study [J]. Orthop Traumatol Surg Res, 2009, 95(1): 12–21.

[105] PENNINGTON D W, SWIENCKOWSKI J J, LUTES W B, et al. Lateral unicompartmental knee arthroplasty: Survivorship and technical considerations at an average follow-up of 12.4 years [J]. J Arthroplasty, 2006, 21(1): 13–17.

[106] SAH A P, SCOTT R D. Lateral unicompartmental knee arthroplasty through a medial approach: Study with an average five-year follow-up [J]. J Bone Joint Surg Am, 2007, 89(9): 1948–1954.

[107] LIEBS T R, HERZBERG W. Better quality of life after medial versus lateral unicondylar knee arthroplasty [J]. Clin Orthop Relat Res, 2013, 471(8): 2629–2640.

[108] VAN DER LIST J P, ZUIDERBAAN H A, PEARLE A D. Why do lateral unicompartmental knee arthroplasties fail today? [J]. Am J Orthop (Belle Mead NJ), 2016, 45(7): 432–462.

[109] ERNSTBRUNNER L, IMAM M A, ANDRONIC O, et al. Lateral unicompartmental knee replacement: A systematic review of reasons for failure [J]. Int Orthop, 2018, 42(8): 1827–1833.

[110] PABINGER C, BERGHOLD A, BOEHLER N, et al. Revision rates after knee replacement. Cumulative results from worldwide clinical studies versus joint registers [J]. Osteoarthritis Cartilage, 2013, 21(2): 263–268.

[111] LABEK G, NEUMANN D, AGREITER M, et al. Impact of implant developers on published outcome and reproducibility of cohort-based clinical studies in arthroplasty [J]. J Bone Joint Surg Am, 2011, 93 Suppl 3: 55–61.

[112] KONYVES A, WILLIS-OWEN C A, SPRIGGINS A J. The long-term benefit of computer-assisted surgical navigation in unicompartmental knee arthroplasty [J]. J Orthop Surg Res, 2010, 5: 94.

[113] SONG E K, N M, LEE S-H, et al. Comparison of outcome and survival after unicompartmental knee arthroplasty between navigation and conventional techniques with an average 9-Year follow-Up [J]. J Arthroplasty, 2016, 31(2): 395–400.

[114] BELL S W, ANTHONY I, JONES B, et al. Improved accuracy of component positioning with robotic-assisted unicompartmental knee arthroplasty: Data from a prospective, randomized controlled study [J]. J Bone Joint Surg Am, 2016, 98(8): 627–635.

[115] MACCALLUM K P, DANOFF J R, GELLER J A. Tibial baseplate positioning in robotic-assisted and conventional unicompartmental knee arthroplasty [J]. Eur J Orthop Surg Traumatol, 2016, 26(1): 93-98.

[116] COBB J, HENCKEL J, GOMES P, et al. Hands-on robotic unicompartmental knee replacement: A prospective, randomised controlled study of the acrobot system [J]. J Bone Joint Surg Br, 2006, 88(2): 188-197.

[117] JOHNSON D B, SUTPHEN S A, WASIELEWSKI R C. Radiographic and clinical outcomes following robotic-assisted lateral unicompartmental knee arthroplasty [J]. J Long Term Eff Med Implants, 2019, 29(3): 191-196.

[118] CARPENTER D P, HOLMBERG R R, QUARTULLI M J, et al. Tibial plateau coverage in UKA: A comparison of patient specific and off-the-shelf implants [J]. J Arthroplasty, 2014, 29(9): 1694-1698.

[119] DEMANGE M K, VON KEUDELL A, PROBST C, et al. Patient-specific implants for lateral unicompartmental knee arthroplasty [J]. Int Orthop, 2015, 39(8): 1519-1526.

[120] PUDDU G, CIPOLLA M, CERULLO G, et al. Which osteotomy for a valgus knee? [J]. Int Orthop, 2010, 34(2): 239-247.

[121] CAMERON J I, MCCAULEY J C, KERMANSHAHI A Y, et al. Lateral opening-wedge distal femoral osteotomy: Pain relief, functional improvement, and survivorship at 5 years [J]. Clin Orthop Relat Res, 2015, 473(6): 2009-2015.

[122] EKELAND A, NERHUS T K, DIMMEN S, et al. Good functional results of distal femoral opening-wedge osteotomy of knees with lateral osteoarthritis [J]. Knee Surg Sports Traumatol Arthrosc, 2016, 24(5): 1702-1709.

[123] BACKSTEIN D, MORAG G, HANNA S, et al. Long-term follow-up of distal femoral varus osteotomy of the knee [J]. J Arthroplasty, 2007, 22(4 suppl 1): 2-6.

[124] FINKELSTEIN J A, GROSS A E, DAVIS A. Varus osteotomy of the distal part of the femur: A survivorship analysis [J]. J Bone Joint Surg Am, 1996, 78(9): 1348-1352.

[125] EDGERTON B C, MARIANI E M, MORREY B F. Distal femoral varus osteotomy for painful genu valgum: A five-to-11-year follow-up study [J]. Clin Orthop Relat Res, 1993(288): 263-269.

[126] STÄHELIN T, HARDEGGER F, WARD J C. Supracondylar osteotomy of the femur with use of compression: Osteosynthesis with a malleable implant [J]. J Bone Joint Surg Am, 2000, 82(5): 712-722.

[127] WANG J W, HSU C C. Distal femoral varus osteotomy for osteoarthritis of the knee [J]. J Bone Joint Surg Am, 2005, 87(1): 127-133.

[128] VOLETI P B, WU I T, DEGEN R M, et al. Successful return to sport following distal femoral varus osteotomy [J]. Cartilage, 2019, 10(1): 19-25.

[129] Lateral unicompartmental arthroplasty with the Oxford meniscal knee [J]. Knee, 1996, 51(1-2): 33-39.

[130] PANDIT H, JENKINS C, BEARD D J, et al. Mobile bearing dislocation in lateral unicompartmental knee replacement [J]. Knee, 2010, 17(6): 392-397.

[131] ASHRAF T, NEWMAN J H, EVANS R L, et al. Lateral unicompartmental knee replacement survivorship and clinical experience over 21 years [J]. J Bone Joint Surg Br, 2002, 84(8): 1126-1130.

[132] VAN DER LIST J P, MCDONALD L S, PEARLE A D. Systematic review of medial versus lateral survivorship in unicompartmental knee arthroplasty [J]. Knee, 2015, 22(6): 454-460.

[133] BAKER P N, JAMESON S S, DEEHAN D J, et al. Mid-term equivalent survival of medial and lateral unicondylar knee replacement: An analysis of data from a National Joint Registry [J]. J Bone Joint Surg Br, 2012, 94(12): 1641-1648.

[134] LIEBS T R, HERZBERG W. Better quality of life after medial versus lateral unicondylar knee arthroplasty [J]. Clin Orthop Relat Res, 2013, 471(8): 2629—2640.

[135] VAN DER LIST J P, ZUIDERBAAN H A, PEARLE A D. Why do Lateral Unicompartmental knee arthroplasties fail today? [J]. Am J Orthop (Belle Mead NJ), 2016, 45(7): 432—462.

[136] ERNSTBRUNNER L, IMAM M A, ANDRONIC O, et al. Lateral unicompartmental knee replacement: a systematic review of reasons for failure [J]. Int Orthop, 2018, 42(8): 1827—1833.

[137] SAITHNA A, KUNDRA R, GETGOOD A, et al. Opening wedge distal femoral varus osteotomy for lateral compartment osteoarthritis in the valgus knee [J]. Knee, 2014, 21(1): 172—175.

[138] RAMANATHAN D, KEUDELL A V, MINAS T, et al. Survivorship and complications of the distal femoral osteotomy [J]. Orthop J Sports Med, 2014, 2(2 Suppl): 500.

[139] MATHEWS J, COBB A G, RICHARDSON S, et al. Distal femoral osteotomy for lateral compartment osteoarthritis of the knee [J]. Orthopedics, 1998, 21(4): 437—440.

[140] DREXLER M, GROSS A, DWYER T, et al. Distal femoral varus osteotomy combined with tibial plateau fresh osteochondral allograft for post-traumatic osteoarthritis of the knee [J]. Knee Surg Sports Traumatol Arthrosc, 2015, 23(5): 1317—1323.

[141] STERNHEIM A, GARBEDIAN S, BACKSTEIN D. Distal femoral varus osteotomy: Unloading the lateral compartment, long-term follow-up of 45 medial closing wedge osteotomies [J]. Orthopedics, 2011, 34(9): e488—490.

[142] WALKER T, GOTTERBARM T, BRUCKNER T, et al. Total versus unicompartmental knee replacement for isolated lateral osteoarthritis: a matched-pairs study [J]. Int Orthop, 2014, 38(11): 2259—2264.

[143] NEWMAN S D S, ALTUNTAS A, ALSOP H, et al. Up to 10 year follow-up of the Oxford domed lateral partial knee replacement from an independent centre [J]. Knee, 2017, 24(6): 1414—1421.

[144] WESTON-SIMONS J S, PANDIT H, KENDRICK B J, et al. The mid-term outcomes of the Oxford domed lateral unicompartmental knee replacement [J]. Bone Joint J, 2014, 96-b(1): 59—64.

[145] ALTUNTAS A O, ALSOP H, COBB J P. Early results of a domed tibia, mobile bearing lateral unicompartmental knee arthroplasty from an independent centre [J]. Knee, 2013, 20(6): 466—470.

[146] SCHELFAUT S, BECKERS L, VERDONK P, et al. The risk of bearing dislocation in lateral unicompartmental knee arthroplasty using a mobile biconcave design [J]. Knee Surg Sports Traumatol Arthrosc, 2013, 21(11): 2487—2894.

[147] STREIT M R, WALKER T, BRUCKNER T, et al. Mobile-bearing lateral unicompartmental knee replacement with the Oxford domed tibial component: An independent series [J]. J Bone Joint Surg Br, 2012, 94(10): 1356—1361.

[148] GOODFELLOW J W, KERSHAW C J, BENSON M K, et al. The Oxford knee for unicompartmental osteoarthritis: The first 103 cases [J]. J Bone Joint Surg Br, 1988, 70(5): 692—701.

[149] BATAILLER C, WHITE N, RANALDI F M, et al. Improved implant position and lower revision rate with robotic-assisted unicompartmental knee arthroplasty [J]. Knee Surg Sports Traumatol Arthrosc, 2019, 27(4): 1232—1240.

[150] EDMISTON T A, MANISTA G C, COURTNEY P M, et al. Clinical outcomes and survivorship of lateral unicompartmental knee arthroplasty: Does surgical approach matter? [J]. J Arthroplasty, 2018, 33(2): 362—365.

[151] KIM K T, LEE S, KIM J, et al. Clinical results of lateral unicompartmental knee arthroplasty: Minimum 2-year follow-up [J]. Clinics in orthopedic surgery, 2016, 8(4): 386−392.

[152] DEMANGE M K, VON KEUDELL A, PROBST C, et al. Patient-specific implants for lateral unicompartmental knee arthroplasty [J]. Int Orthop, 2015, 39(8): 1519−1526.

[153] LUSTIG S, LORDING T, FRANK F, et al. Progression of medial osteoarthritis and long term results of lateral unicompartmental arthroplasty: 10 to 18 year follow-up of 54 consecutive implants [J]. Knee, 2014, 21 Suppl 1: S26−32.

[154] SMITH J R, ROBINSON J R, PORTEOUS A J, et al. Fixed bearing lateral unicompartmental knee arthroplasty: short to midterm survivorship and knee scores for 101 prostheses [J]. Knee, 2014, 21(4): 843−847.

[155] BEREND K R, KOLCZUN M C, GEORGE J W, et al. Lateral unicompartmental knee arthroplasty through a lateral parapatellar approach has high early survivorship [J]. Clin Orthop Relat Res, 2012, 470(1): 77−83.

[156] HEYSE T J, KHEFACHA A, PEERSMAN G, et al. Survivorship of UKA in the middle-aged [J]. Knee, 2012, 19(5): 585−591.

[157] XING Z, KATZ J, JIRANEK W. Unicompartmental knee arthroplasty: Factors influencing the outcome [J]. The journal of knee surgery, 2012, 25(5): 369−373.

[158] ARGENSON J N, PARRATTE S, BERTANI A, et al. Long-term results with a lateral unicondylar replacement [J]. Clin Orthop Relat Res, 2008, 466(11): 2686−2693.

[159] SAH A P, SCOTT R D. Lateral unicompartmental knee arthroplasty through a medial approach: Study with an average five-year follow-up [J]. J Bone Joint Surg Am, 2007, 89(9): 1948−1954.

[160] FORSTER M C, BAUZE A J, KEENE G C. Lateral unicompartmental knee replacement: Fixed or mobile bearing? [J]. Knee Surg Sports Traumatol Arthrosc, 2007, 15(9): 1107−1111.

[161] PENNINGTON D W, SWIENCKOWSKI J J, LUTES W B, et al. Lateral unicompartmental knee arthroplasty: Survivorship and technical considerations at an average follow-up of 12.4 years [J]. J Arthroplasty, 2006, 21(1): 13−17.

[162] OHDERA T, TOKUNAGA J, KOBAYASHI A. Unicompartmental knee arthroplasty for lateral gonarthrosis: Midterm results [J]. J Arthroplasty, 2001, 16(2): 196−200.

[163] TU Y, XUE H, MA T, et al. Superior femoral component alignment can be achieved with Oxford microplasty instrumentation after minimally invasive unicompartmental knee arthroplasty [J]. Knee Surg Sports Traumatol Arthrosc, 2017, 25(3): 729−735.

[164] SCOTT R D. Lateral unicompartmental replacement: A road less traveled [J]. Orthopedics, 2005, 28(9): 983−984.

[165] HILL P F, VEDI V, WILLIAMS A, et al. Tibiofemoral movement 2: The loaded and unloaded living knee studied by MRI [J]. J Bone Joint Surg Br, 2000, 82(8): 1196−1198.

[166] NAKAGAWA S, KADOYA Y, TODO S, et al. Tibiofemoral movement 3: Full flexion in the living knee studied by MRI [J]. J Bone Joint Surg Br, 2000, 82(8): 1199−1200.

[167] OLLIVIER M, ABDEL M P, PARRATTE S, et al. Lateral unicondylar knee arthroplasty (UKA): Contemporary indications, surgical technique, and results [J]. Int Orthop, 2014, 38(2): 449−455.

[168] SCOTT R D, SANTORE R F. Unicondylar unicompartmental replacement for osteoarthritis of the knee [J]. J Bone Joint Surg Am, 1981, 63(4): 536−544.

[169] MARMOR L. Lateral compartment arthroplasty of the knee [J]. Clin Orthop Relat Res, 1984(186): 115−121.

[170] D'AMBROSI R, URSINO C, MARIANI I, et al. No difference in return to amateur sports after medial and lateral unicompartmental knee arthroplasty in patients younger than 65 years [J]. Knee Surg Sports Traumatol Arthrosc, 2022, 30(3): 1050−1056.

[171] WALKER T, ZAHN N, BRUCKNER T, et al. Mid-term results of lateral unicondylar mobile bearing knee arthroplasty: A multicentre study of 363 cases [J]. Bone Joint J, 2018, 100-b(1): 42−49.

[172] PANDIT H, JENKINS C, BEARD D J, et al. Mobile bearing dislocation in lateral unicompartmental knee replacement [J]. Knee, 2010, 17(6): 392−397.

[173] VASSO M, DEL REGNO C, D'AMELIO A, et al. Minor varus alignment provides better results than neutral alignment in medial UKA [J]. Knee, 2015, 22(2): 117−121.

[174] VAN DER LIST J P, CHAWLA H, VILLA J C, et al. Early functional outcome after lateral UKA is sensitive to postoperative lower limb alignment [J]. Knee Surg Sports Traumatol Arthrosc, 2017, 25(3): 687−693.

[175] ROBERTSSON O, KNUTSON K, LEWOLD S, et al. The routine of surgical management reduces failure after unicompartmental knee arthroplasty [J]. J Bone Joint Surg Br, 2001, 83(1): 45−49.

[176] CHOWDHRY M, KHAKHA R S, NORRIS M, et al. Improved survival of computer-assisted unicompartmental knee arthroplasty: 252 cases with a minimum follow-up of 5 years [J]. J Arthroplasty, 2017, 32(4): 1132−1136.

[177] BORREGO PAREDES E, BARRENA SáNCHEZ P, SERRANO TOLEDANO D, et al. Total knee arthroplasty after failed unicompartmental knee arthroplasty. clinical results, radiologic findings, and technical tips [J]. J Arthroplasty, 2017, 32(1): 193−196.

[178] MOHAMMAD H R, KENNEDY J A, MELLON S J, et al. Ten-year clinical and radiographic results of 1000 cementless Oxford unicompartmental knee replacements [J]. Knee Surg Sports Traumatol Arthrosc, 2020, 28(5): 1479−1487.

[179] SCOTT C E, WADE F A, BHATTACHARYA R, et al. Changes in bone density in metal-backed and all-polyethylene medial unicompartmental knee arthroplasty [J]. J Arthroplasty, 2016, 31(3): 702−709.

[180] VASSO M, DEL REGNO C, PERISANO C, et al. Unicompartmental knee arthroplasty is effective: Ten year results [J]. Int Orthop, 2015, 39(12): 2341−2346.

[181] PARRATTE S, PAULY V, AUBANIAC J M, et al. No long-term difference between fixed and mobile medial unicompartmental arthroplasty [J]. Clin Orthop Relat Res, 2012, 470(1): 61−68.

[182] WHITTAKER J P, NAUDIE D D, MCAULEY J P, et al. Does bearing design influence midterm survivorship of unicompartmental arthroplasty? [J]. Clin Orthop Relat Res, 2010, 468(1): 73−81.

[183] SMITH T O, HING C B, DAVIES L, et al. Fixed versus mobile bearing unicompartmental knee replacement: A meta-analysis [J]. Orthop Traumatol Surg Res, 2009, 95(8): 599−605.

[184] PRONK Y, PATERS A A M, BRINKMAN J M. No difference in patient satisfaction after mobile bearing or fixed bearing medial unicompartmental knee arthroplasty [J]. Knee Surg Sports Traumatol Arthrosc, 2021, 29(3): 947−954.

[185] PEERSMAN G, STUYTS B, VANDENLANGENBERGH T, et al. Fixed- versus mobile-bearing UKA: A systematic review and meta-analysis [J]. Knee Surg Sports Traumatol Arthrosc, 2015, 23(11): 3296−3305.

[186] NEUFELD M E, ALBERS A, GREIDANUS N V, et al. A comparison of mobile and fixed-bearing unicompartmental knee arthroplasty at a minimum 10-year follow-up [J]. J Arthroplasty, 2018, 33(6): 1713−1718.

[187] LI M G, YAO F, JOSS B, et al. Mobile *v.s.* fixed bearing unicondylar knee arthroplasty: A randomized study on short term clinical outcomes and knee kinematics [J]. Knee, 2006, 13(5): 365−370.

[188] KIM M S, KOH I J, KIM C K, et al. Comparison of implant position and joint awareness between fixed- and mobile-bearing unicompartmental knee arthroplasty: A minimum of five year follow-up study [J]. Int Orthop, 2020, 44(11): 2329−2336.

[189] GLEESON R E, EVANS R, ACKROYD C E, et al. Fixed or mobile bearing unicompartmental knee replacement? A comparative cohort study [J]. Knee, 2004, 11(5): 379−384.

[190] CHENG T, CHEN D, ZHU C, et al. Fixed- versus mobile-bearing unicondylar knee arthroplasty: Are failure modes different? [J]. Knee Surg Sports Traumatol Arthrosc, 2013, 21(11): 2433−2441.

[191] CAO Z, NIU C, GONG C, et al. Comparison of fixed-bearing and mobile-bearing unicompartmental knee arthroplasty: A systematic review and meta-analysis [J]. J Arthroplasty, 2019, 34(12): 3114−3123.e3.

[192] BIAU D J, GREIDANUS N V, GARBUZ D S, et al. No difference in quality-of-life outcomes after mobile and fixed-bearing medial unicompartmental knee replacement [J]. J Arthroplasty, 2013, 28(2): 220−226.e1.

[193] CONFALONIERI N, MANZOTTI A, PULLEN C. Comparison of a mobile with a fixed tibial bearing unicompartimental knee prosthesis: A prospective randomized trial using a dedicated outcome score [J]. Knee, 2004, 11(5): 357−362.

[194] STEELE R G, HUTABARAT S, EVANS R L, et al. Survivorship of the St Georg Sled medial unicompartmental knee replacement beyond ten years [J]. J Bone Joint Surg Br, 2006, 88(9): 1164−1168.

[195] FELTS E, PARRATTE S, PAULY V, et al. Function and quality of life following medial unicompartmental knee arthroplasty in patients 60 years of age or younger [J]. Orthop Traumatol Surg Res, 2010, 96(8): 861−867.

[196] MANNAN A, PILLING R W D, MASON K, et al. Excellent survival and outcomes with fixed-bearing medial UKA in young patients ($</=$ 60 years) at minimum 10-year follow-up [J]. Knee Surg Sports Traumatol Arthrosc, 2020, 28(12): 3865−3870.

[197] LEWOLD S, GOODMAN S, KNUTSON K, et al. Oxford meniscal bearing knee versus the Marmor knee in unicompartmental arthroplasty for arthrosis: A Swedish multicenter survival study [J]. J Arthroplasty, 1995, 10(6): 722−731.

[198] EMERSON R H, JR., HANSBOROUGH T, REITMAN R D, et al. Comparison of a mobile with a fixed-bearing unicompartmental knee implant [J]. Clin Orthop Relat Res, 2002(404): 62−70.

[199] KENNEDY W R, WHITE R P. Unicompartmental arthroplasty of the knee: Postoperative alignment and its influence on overall results [J]. Clin Orthop Relat Res, 1987(221): 278−285.

[200] KO Y B, GUJARATHI M R, OH K J. Outcome of unicompartmental knee arthroplasty: A systematic review of comparative studies between fixed and mobile bearings focusing on complications [J]. Knee Surg Relat Res, 2015, 27(3): 141−148.

[201] ABU AL-RUB Z, LAMB J N, WEST R M, et al. Survivorship of fixed *v.s.* mobile bearing unicompartmental knee replacement: A systematic review and meta-analysis of sixty-four studies and National Joint Registries [J]. Knee, 2020, 27(5): 1635−1644.

[202] ARGENSON J N, PARRATTE S. The unicompartmental knee: design and technical considerations in minimizing wear [J]. Clin Orthop Relat Res, 2006, 452: 137−142.

[203] ENGH G A, AMMEEN D. Is an intact anterior cruciate ligament needed in order to have a well-functioning unicondylar knee replacement? [J]. Clin Orthop Relat Res, 2004(428): 170−173.

[204] KENDRICK B J, LONGINO D, PANDIT H, et al. Polyethylene wear in Oxford unicompartmental knee replacement: A retrieval study of 47 bearings [J]. J Bone Joint Surg Br, 2010, 92(3): 367−373.

[205] MANSON T T, KELLY N H, LIPMAN J D, et al. Unicondylar knee retrieval analysis [J]. J Arthroplasty, 2010, 25(6 Suppl): 108−111.

[206] TADDEI P, MODENA E, GRUPP T M, et al. Mobile or fixed unicompartmental knee prostheses? *In vitro* wear assessments to solve this dilemma [J]. J Mech Behav Biomed Mater, 2011, 4(8): 1936−1946.

[207] BURTON A, WILLIAMS S, BROCKETT C L, et al. *In vitro* comparison of fixed- and mobile meniscal-bearing unicondylar knee arthroplasties: effect of design, kinematics, and condylar lift off [J]. J Arthroplasty, 2012, 27(8): 1452−1459.

[208] KRETZER J P, JAKUBOWITZ E, REINDERS J, et al. Wear analysis of unicondylar mobile bearing and fixed bearing knee systems: A knee simulator study [J]. Acta Biomater, 2011, 7(2): 710−715.

[209] PANDIT H, LIDDLE A D, KENDRICK B J, et al. Improved fixation in cementless unicompartmental knee replacement: Five-year results of a randomized controlled trial [J]. J Bone Joint Surg Am, 2013, 95(15): 1365−1372.

[210] STEMPIN R, STEMPIN K, KACZMAREK W. Medium-term outcome of cementless, mobile-bearing, unicompartmental knee arthroplasty [J]. Annals of translational medicine, 2019, 7(3): 41.

[211] HOOPER N, SNELL D, HOOPER G, et al. The five-year radiological results of the uncemented Oxford medial compartment knee arthroplasty [J]. Bone Joint J, 2015, 97−b(10): 1358−1363.

[212] CAMPI S, PANDIT H G, OOSTHUIZEN C R. The Oxford medial unicompartmental knee arthroplasty: The South African experience [J]. J Arthroplasty, 2018, 33(6): 1727−1731.

[213] MOHAMMAD H R, BULLOCK G S, KENNEDY J A, et al. Cementless unicompartmental knee replacement achieves better ten-year clinical outcomes than cemented: A systematic review [J]. Knee Surg Sports Traumatol Arthrosc, 2021, 29(10): 3229−3245.

[214] KENDRICK B J, KAPTEIN B L, VALSTAR E R, et al. Cemented versus cementless Oxford unicompartmental knee arthroplasty using radiostereometric analysis: A randomised controlled trial [J]. Bone Joint J, 2015, 97-b(2): 185−191.

[215] BLANEY J, HARTY H, DORAN E, et al. Five-year clinical and radiological outcomes in 257 consecutive cementless Oxford medial unicompartmental knee arthroplasties [J]. Bone Joint J, 2017, 99-B(5): 623−631.

[216] PANZRAM B, BERTLICH I, REINER T, et al. Cementless Oxford medial unicompartimental knee replacement: An independent series with a 5-year-follow-up [J]. Arch Orthop Trauma Surg, 2017, 137(7): 1011−1017.

[217] KERENS B, SCHOTANUS M G M, BOONEN B, et al. Cementless versus cemented Oxford unicompartmental knee arthroplasty: Early results of a non-designer user group [J]. Knee Surg Sports Traumatol Arthrosc, 2017, 25(3): 703−709.

[218] VAN DORP K B, BREUGEM S J, BRUIJN D J, et al. Promising short-term clinical results of the cementless Oxford phase III medial unicondylar knee prosthesis [J]. World J Orthop, 2016, 7(4): 251−257.

[219] KERENS B, BOONEN B, SCHOTANUS M G, et al. Revision from unicompartmental to total knee replacement: The clinical outcome depends on reason for revision [J]. Bone Joint J, 2013, 95-b(9): 1204−1208.

[220] MOHAMMAD H R, MATHARU G S, JUDGE A, et al. Comparison of the 10-year outcomes of cemented and cementless unicompartmental knee replacements: Data from the National Joint

Registry for England, Wales, Northern Ireland and the Isle of Man [J]. Acta orthopaedica, 2020, 91(1): 76−81.

[221] MOHAMMAD H R, STRICKLAND L, HAMILTON T W, et al. Long-term outcomes of over 8,000 medial Oxford Phase 3 Unicompartmental Knees-a systematic review [J]. Acta orthopaedica, 2018, 89(1): 101−107.

[222] SIMAN H, KAMATH A F, CARRILLO N, et al. Unicompartmental knee arthroplasty *v.s.* total knee arthroplasty for medial compartment arthritis in patients older than 75 years: Comparable reoperation, revision, and complication rates [J]. J Arthroplasty, 2017, 32(6): 1792−1797.

[223] KOZINN S C, SCOTT R. Unicondylar knee arthroplasty [J]. J Bone Joint Surg Am, 1989, 71(1): 145−150.

[224] CALKINS T E, HANNON C P, FILLINGHAM Y A, et al. Fixed-bearing medial unicompartmental knee arthroplasty in patients younger than 55 years of age at 4−19 years of follow-up: A concise follow-up of a previous report [J]. J Arthroplasty, 2021, 36(3): 917−921.

[225] MANNAN A, PILLING R W D, MASON K, et al. Excellent survival and outcomes with fixed-bearing medial UKA in young patients (≤ 60 years) at minimum 10-year follow-up [J]. Knee Surg Sports Traumatol Arthrosc, 2020, 28(12): 3865−3870.

[226] KENNEDY J A, MATHARU G S, HAMILTON T W, et al. Age and outcomes of medial meniscal-bearing unicompartmental knee arthroplasty [J]. J Arthroplasty, 2018, 33(10): 3153−3159.

[227] KUIPERS B M, KOLLEN B J, BOTS P C, et al. Factors associated with reduced early survival in the Oxford phase Ⅲ medial unicompartmental knee replacement [J]. Knee, 2010, 17(1): 48−52.

[228] XU S, LIM W J, CHEN J Y, et al. The influence of obesity on clinical outcomes of fixed-bearing unicompartmental knee arthroplasty: A ten-year follow-up study [J]. Bone Joint J, 2019, 101-b(2): 213−220.

[229] MURRAY D W, PANDIT H, WESTON-SIMONS J S, et al. Does body mass index affect the outcome of unicompartmental knee replacement? [J]. Knee, 2013, 20(6): 461−465.

[230] MOLLOY J, KENNEDY J, JENKINS C, et al. Obesity should not be considered a contraindication to medial Oxford UKA: Long-term patient-reported outcomes and implant survival in 1000 knees [J]. Knee Surg Sports Traumatol Arthrosc, 2019, 27(7): 2259−2265.

[231] BEREND K R, LOMBARDI A V, JR., MORRIS M J, et al. Does preoperative patellofemoral joint state affect medial unicompartmental arthroplasty survival? [J]. Orthopedics, 2011, 34(9): e494−496.

[232] BERGER Y, FTAITA S, THIENPONT E. Does medial patellofemoral osteoarthritis influence outcome scores and risk of revision after fixed-bearing unicompartmental knee arthroplasty? [J]. Clin Orthop Relat Res, 2019, 477(9): 2041−2047.

[233] MANCUSO F, DODD C A, MURRAY D W, et al. Medial unicompartmental knee arthroplasty in the ACL-deficient knee [J]. Journal of orthopaedics and traumatology: Official journal of the Italian Society of Orthopaedics and Traumatology, 2016, 17(3): 267−275.

[234] ENGH G A, AMMEEN D J. Unicondylar arthroplasty in knees with deficient anterior cruciate ligaments [J]. Clin Orthop Relat Res, 2014, 472(1): 73−77.

[235] DERVIN G F, CONWAY A F, THURSTON P. Combined anterior cruciate ligament reconstruction and unicompartmental knee arthroplasty: Surgical technique [J]. Orthopedics, 2007, 30(5 Suppl): 39−41.

[236] PANDIT H, BEARD D J, JENKINS C, et al. Combined anterior cruciate reconstruction and Oxford unicompartmental knee arthroplasty [J]. J Bone Joint Surg Br, 2006, 88(7): 887−892.

[237] FUKUOKA S, FUKUNAGA K, TANIURA K, et al. Medium-term clinical results of unicompartmental knee arthroplasty for the treatment for spontaneous osteonecrosis of the knee with four to 15 years of follow-up [J]. Knee, 2019, 26(5): 1111−1116.

[238] JAUREGUI J J, BLUM C L, SARDESAI N, et al. Unicompartmental knee arthroplasty for spontaneous osteonecrosis of the knee: A meta-analysis [J]. J Orthop Surg (Hong Kong), 2018, 26(2): 2309499018770925.

[239] HARRINGTON M A, HOPKINSON W J, HSU P, et al. Fixed- *v.s.* mobile-bearing total knee arthroplasty: Does it make a difference? A prospective randomized study [J]. J Arthroplasty, 2009, 24(6 Suppl): 24−27.

[240] CATANI F, BENEDETTI M G, BIANCHI L, et al. Muscle activity around the knee and gait performance in unicompartmental knee arthroplasty patients: A comparative study on fixed- and mobile-bearing designs [J]. Knee Surg Sports Traumatol Arthrosc, 2012, 20(6): 1042−1048.

[241] TAY M L, MCGLASHAN S R, MONK A P, et al. Revision indications for medial unicompartmental knee arthroplasty: A systematic review [J]. Arch Orthop Trauma Surg, 2022, 142(2): 301−314.

[242] LIDDLE A D, PANDIT H, MURRAY D W, et al. Cementless unicondylar knee arthroplasty [J]. The Orthopedic clinics of North America, 2013, 44(3): 261−269, vii.

[243] BURNETT R S, NAIR R, HALL C A, et al. Results of the Oxford Phase 3 mobile bearing medial unicompartmental knee arthroplasty from an independent center: 467 knees at a mean 6-year follow-up: Analysis of predictors of failure [J]. J Arthroplasty, 2014, 29(9 Suppl): 193−200.

[244] SLAVEN S E, CODY J P, SERSHON R A, et al. The Impact of coronal alignment on revision in medial fixed-bearing unicompartmental knee arthroplasty [J]. J Arthroplasty, 2020, 35(2): 353−357.

[245] SUZUKI A T, RYU A K, KK A, et al. The Effect of posterior tibial slope on joint gap and range of knee motion in mobile-bearing unicompartmental knee arthroplasty [J]. J Arthroplasty, 2019, 34(12): 2909−2913.

[246] CHATELLARD R, SAULEAU V, COLMAR M, et al. Medial unicompartmental knee arthroplasty: Does tibial component position influence clinical outcomes and arthroplasty survival? [J]. Orthopaedics & Traumatology Surgery & Research Otsr, 2013, 99(4): S219−S225.

[247] PEARLE A D, O'LOUGHLIN P F, KENDOFF D O. Robot-assisted unicompartmental knee arthroplasty [J]. J Arthroplasty, 2010, 25(2): 230−237.

[248] LONNER J H, KLEMENT M R. Robotic-assisted medial unicompartmental knee arthroplasty: Options and outcomes [J]. J Am Acad Orthop Surg, 2019, 27(5): e207−e214.

|第十二章|
膝单髁置换术的假体选择

膝单髁置换术的假体设计起源于 20 世纪 50 年代[1]，经过几十年的发展，已经衍生出多种不同的假体类型供临床选择。目前的假体类型根据不同的设计特点可以分为活动垫片假体与固定垫片假体、金属托＋高分子聚乙烯垫片假体与全高分子聚乙烯胫骨平台假体，以及骨水泥与非水泥固定假体。随着假体设计、手术器械和术前患者选择指征的改进，膝单髁置换术的应用日益广泛，受到更多的关节外科医生的推崇。根据国外的国家人工关节置换登记系统报告，膝单髁置换术的使用量已接近初次膝关节置换的 10%[2]。本章主要总结不同类型的膝单髁置换术产品特点，为临床医生在实际操作中选择合适的假体提供参考。

第一节　骨水泥假体与非骨水泥假体的选择

膝单髁置换术假体的安装固定可以选择多种不同的方式，包括骨水泥固定、非骨水泥固定和混合固定（股骨假体骨水泥固定，胫骨假体非骨水泥固定）。美国人工关节置换登记系统（American Joint Replacement Registry，AJRR）的注册数据显示，骨水泥固定是目前临床常用的膝单髁置换术固定技术。但假体－骨水泥或骨水泥－骨界面的无菌性松动仍然是骨水泥假体最常见的失败原因，膝单髁置换术的累积翻修率约为全膝置换术的 3 倍。

证据表明，如果严格地进行术前患者选择，使用改进的器械和骨水泥技术，可获得良好的临床结果和假体假体生存率[3]。以往的研究认为，非骨水泥的假体使用寿命更短，综合临床失败率较骨水泥假体更高[1]。文献报道非骨水泥型膝单髁置换术的早期至中期失败率高达 12%～20%[2,4]。但由于材料表面技术和工艺的发展，假体界面的固定技术有了长足的发展，包括有利于骨长入的多孔钛表面技术和羟基磷灰石喷涂技术等，已经有效改善了临床和影像学结果[2,4,5]。2017 年的一项系统综述发现，由羟基磷灰石涂层多孔钛组成的非骨水泥膝单髁置换术设计的 10 年假体生存率为 94%；最常见的失败模式是骨关节炎进展（32%）和垫片脱位（25%）[3]。与骨水泥型膝单髁置换术不同，无菌性松动是最常见的失败原因，无菌性松动仅涉及 13% 的非骨水泥型膝单髁置换术后翻修手术。使用 0.71% 的年翻修率进行计算，作者推断非骨水泥型膝单髁置换术固定的 5 年、10 年和 20 年假体生存率分别为 96.4%、92.9% 和 89.3%[3]。

假体周围透亮线是骨水泥膝单髁置换术假体一个容易被误判的特点，常有缺乏经验的医生将沿骨水泥假体周围分布的透亮线误认为是无菌性松动的表现[2,6]。如果患者早期有类似的症状，则很可能发生误诊，并导致不必要的翻修。由于膝单髁置换术假体的金属部件相对全膝置换术更小巧、纤薄，假体周围的透亮线更容易被观察到。这些透光带是狭窄、无进展、不完整的纤维软骨层，不会对假体的存活率产生负面影响。有经验且熟悉膝单髁置换术的医生会对两者进行鉴别诊断：假体周围透亮线通常被硬化边包围且宽度小于 2 mm。在膝内侧牛津单髁置换术中，因为胫骨组件的竖壁没有多孔钛涂层，因此在术后 X 线片上评估时，通常都具有相邻的透亮线形成，无须过度担心。

Pandit 等[7]的前瞻性随机对照试验，比较了牛津第三代假体骨水泥与非骨水泥固定的临床效果，结果是非骨水泥固定术后假体周围透亮线发生率显著降低，同时在 5 年内达到同等或可能更好的功能效果。Akan 等[5]的回顾性研究显示非骨水泥固定的手术时间更短，有利于降低感染率，减少止血带使用导致的大腿疼痛，并有利于手术室使用效率的提高。Schlueter-Brust 等[8]的研究表明骨水泥型假体的 10 年生存率为 95.4%，非骨水泥固定为 97.4%，混合固定为 90%。

总之，骨水泥型和现代非骨水泥型膝单髁置换术设计都提供了非常好的功能结果和植入物假体生存率：两种设计的 10 年假体生存率预计都超过 90%，最常见的失败原因是骨水泥型膝单髁置换术的无菌性松动和非骨水泥型膝单髁置换术的骨关节炎进展。根据最新的文献，非骨水泥型假体在缩短手术时间和长期假体生存率方面可能比骨水泥型假体具有非常微小的优势[5]。

第二节　全高分子聚乙烯假体与金属托和高分子聚乙烯垫片假体的选择

在膝单髁置换术假体系统的演化过程中，胫骨侧的假体设计存在着巨大的争论——全高分子聚乙烯胫骨假体设计和金属托的胫骨组件式设计。全高分子聚乙烯胫骨的设计优点包括成本更低、骨切除更少（保留骨量）、胫骨后侧的磨损减少，但骨水泥固定的效果可能较差，金属托假体能够有效改善压力的转移，有利于减少磨损和胫骨假体的下沉，但需要截除更多的骨量。

有限元分析发现，由于组件间的应力遮挡，金属托胫骨假体在前内侧具有更高的压应力，这可能导致更快的垫片磨损；而全高分子聚乙烯假体的压力分布在假体的边缘更为集中，对骨质疏松的患者，可能导致更早的胫骨内侧塌陷。Manzotti 和 Saenz 等[9,10]分别独立地报道无菌性胫骨松动是全高分子聚乙烯假体最常见的翻修原因。与金属托和高分子聚乙烯的组配式设计相比，全高分子聚乙烯胫骨假体似乎具有更高的早期松动失败率。金属托和高分子聚乙烯的膝单髁置换术，似乎具有更一致的假体生存率[11,12]。在 Aleto 等[13]的研究中胫骨内侧塌陷的病例占到 47%，而这些病例中有 87% 采用全高分子聚乙烯设计。Scott[14]发现使用全高分子聚乙烯假体的患者早期翻修的原因多为无法解释的关节痛，而选择金属托和高分子聚乙烯垫片假体的患者多因关节炎进展而选择翻修，全高分子聚乙烯假体早期失败的模式似乎有所不同。了解失败翻修原因，对理解假体设计和进一步改进具有启示意义。

以中长期随访的假体生存率作为评价指标（如 10 年的假体生存率），来自不同学者、不同文献、不同假体的生存率报道差异很大。目前，对于具有金属托的胫骨假体和全高分子聚乙烯假体在中长期随访中的优劣比较尚未达成共识。金属托和高分子聚乙烯垫片的组合式设计，在理论上存在一些优点，模块化使其在手术中可能更容易安装。如果出现垫片磨损而没有假体松动，可以只更换高分子聚乙烯垫片，手术更为简单；同时，这种设计可以使得胫骨侧的受力分布更为合理，可能可以减少无菌性松动。但是其组件式的设计额外增加了垫片底侧与金属托的摩擦界面，因而存在另一种潜在的磨损方式；这一组合使得整套产品的假体费用更高，经济成本上并不占优势。此外，需要指出的是，单纯更换高分子聚乙烯垫片在实际的临床翻修中并不常见，单纯以这一点作为选择假体的理由并不充分。全高分子聚乙烯假体的成本更为低廉，同时截骨操作中保留了更多的骨量。但是，临床观察中翻修时全高分子聚乙烯假体的胫骨侧塌陷似乎更多，翻修需要更为复杂的重建。因此，应该谨慎解读上述两种假体的优缺点，结合术者的操作习惯选择合适的假体类型。

第三节 活动平台与固定平台的选择

据目前的临床资料显示，活动平台和固定平台的单髁假体均可以获得良好的假体生存率，在单髁置换成熟的医疗中心，活动平台和固定平台设计的 10 年假体生存率均可以达到 98%[15, 16]，且 15 年以上的假体生存率超过 90% 的也有报道 [7, 12, 17]，甚至与全膝置换术 [18, 19] 相比更具优势。因此，近年来单髁置换在关节外科越来越受到认可，新的手术技术和假体越来越受欢迎。

活动平台的设计是基于膝关节运动学和生物力学的理论分析提出的创新。这一创新在理论上具有积极的改进意义，可以获得更好的膝关节活动度，减少高分子聚乙烯垫片磨损并继而延长假体的使用寿命。但是，上述优势在实际使用中并未获得具有统计学意义的临床证据支持 [20, 21]。但出于对其可能存在的优势的期许，目前活动平台在临床上仍然被更为广泛使用。

体外研究显示，固定垫片假体的垫片磨损似乎更少 [22]；其 10 年假体生存率（包括全高分子聚乙烯胫骨假体和金属托＋高分子聚乙烯垫片胫骨假体）据报道可以达到 88% ～ 98%[9, 15, 21, 23~26]。另一方面，活动垫片假体的 10 年假体生存率为 74.7% ～ 98%[23, 24, 27]，15 年假体生存率为 70% ～ 93%[7, 27, 28]。活动平台的设计对手术者的手术技术提出了更高的要求，其临床效果与手术者的手术经验具有相当的关联性。在接触活动平台单髁手术的初期，术者面临着较为显著的学习曲线困扰，且全膝置换术的相关经验似乎并不能帮助术者直接跨越这些困难。为避免活动平台垫片的脱位，手术中需要非常注意软组织平衡、避免撞击和垫片旋转，这些都是该设计所独有的复杂问题。另外，有相当多的临床报道活动垫片假体（特别是牛津活动平台单髁）胫骨侧出现假体周围透亮线 [28]。目前尚无证据或判断标准肯定这一表现与无菌性松动直接相关。

在比较对侧间室的退变方面，Kwon 等 [29] 发现与固定平台相比，接受活动平台膝单髁置换术手术的患者的对侧间室接触压力和应力更低。因而他们认为采用活动垫片假体的患者出现对侧间室退变的风险相对较小。目前已有许多研究比较活动平台和固定平台的临床效果，但两者优劣尚无定论，也无法依据目前的循证医学证据推荐使用某一种假体设计 [24,29~32]。但它们得出的成功经验却是类似的：包括重视手术适应证的选择、合适患者的选择、合适的假体类型及丰富的手术经验等。

在对初次膝单髁置换术失败后翻修的病例进行分析时，研究者发现固定垫片假体的平均翻修时间（41.5 个月）较活动平台（24.1 个月）更晚，但并未显现出统计学差异。一些研究显示 [21,30,32,33]，活动平台的设计与胫骨侧无菌性松动和骨量缺损似乎有着某种联系 [21,31,33,34]。

总体而言，目前研究尚未比较出固定垫片和活动垫片假体在假体生存率和功能预后方面的差异。有研究认为，活动垫片假体可能获得更好的运动学轨迹 [34]，但同时也面临着独有的失败模式（垫片脱位）[32]。活动垫片假体对手术要求更高，有着明显的学习曲线，对手术者而言更富有挑战性，这可能导致了现有文献中活动垫片假体的临床效果差异较大。对于大量单髁置换术经验的关节外科医生，选择固定垫片假体和活动垫片假体均可以获得满意的临床疗效。对于单髁经验较少的外科医生，Bonutti 等 [35] 建议，选择固定垫片假体可以获得更可预测的高假体生存率。

第四节　膝外侧单髁置换的假体选择

膝外侧单间室的骨关节炎在所有膝骨关节炎中占到相当比例（约为 1/8）[36]。在所有开展的所有单髁手术中，膝外侧单髁置换术占 5%～10%。近来，膝外侧单髁置换术基于其特有的优点越来越受到重视和认可，其临床效果甚至优于常见的膝内侧单髁置换术，成为治疗膝外侧单间室病变的首选之一。然而，膝外侧单髁置换术与膝内侧单髁置换术在许多方面有着显著的区别，目前的研究对其病理生理学、生物力学、膝关节动力学等方面的研究都不够深入，在很多理论上直接套用了膝内侧单髁置换术的研究结论，且缺乏大样本量的循证医学支持。

目前国内多使用骨水泥型假体用于膝单髁置换术，这可能还是与早期生物型假体应用后并发症较多有关 [37]，随着近年来对膝关节认知的提升技术的改进，生物型单髁治疗效果大大改善 [38,39]。

目前在膝外侧单髁置换术中还是以骨水泥固定型假体为主，生物型假体和骨水泥型假体用于膝外侧单髁置换术后中长期疗效及假体生存率比较目前缺乏大宗文献报道。但是可以推测，与内侧单髁相似，相比于生物型固定假体而言骨水泥固定假体更多会出现假体周围透亮线的表现，但该透亮线对于假体松动诊断的敏感性低，需术后持续观察 [40]。涂意辉团队研究发现，198 例骨水泥型膝外侧单髁置换术后 1 年有 1/3 出现了假体周围透亮线 [41]。生物型假体节约了骨水泥固定过程，使整个手术操作更为简便，并且规避了骨水泥引起栓塞的风险。更短的手术时间和无骨水泥风险可能是生物型固定假体应用于外侧单髁的潜在优势。然而生物型固定假体的技术难度更高，固定过程中骨折风险增加可能也是其用于膝外侧单髁置换中的主要缺点。

在是否使用活动垫片假体方面，膝外侧单髁置换术很可能不适合采用活动垫片，目前推荐采用固定垫片。此外，2009 年 Koeck[42] 等报道采用定制金属插入式假体实施膝外侧单髁置换术，尽管文献报道及累积的经验有限，这一假体的运用为治疗外侧间室病变提供了一个新的途径。

经历近 70 年的历史变革，人工膝关节单髁的假体设计愈发合理，临床效果愈发令人满意。在假体的选择方面，仍有几个方面值得临床医生关注：包括骨水泥型假体与非骨水泥型假体的选择、全高分子聚乙烯胫骨假体与金属托和高分子聚乙烯垫片胫骨假体的选择、活动垫片与固定垫片假体的选择等。非骨水泥型假体因或可缩短手术时间并改善骨长入，以期获得更高的远期生存率。金属托＋高分子聚乙烯垫片的组件式胫骨假体设计给手术操作提供了便利、能够更好地分布胫骨侧应力，并为高分子聚乙烯磨损单纯更换垫片提供了可能，但相对成本更高，且增加了一个界面，额外增加垫片底侧的磨损。全高分子聚乙烯假体成本更低、截骨量更少，但表现出不同的临床结果，部分病例在翻修过程中需要更复杂的外科重建。对于有着丰富膝单髁置换术经验的医生，选择活动垫片或者固定垫片假体均可以获得满意的临床效果。但活动平台设计在手术技术上提出了更高的要求，更富有挑战性，因而在假体生存率上具有更多的变数。对于初学者或单髁手术经验较少的医生，选择固定平台单髁可以获得更可预测的假体生存率和临床效果。膝外侧单髁置换术大量开展的时间较短，大样本的临床研究相对较少，笔者的临床经验和目前有限的循证医学证据显示膝外侧单髁置换术更适合使用固定平台、全高分子聚乙烯胫骨假体，并使用骨水泥固定。

本章参考文献

[1] HALAWI M J, BARSOUM W K. Unicondylar knee arthroplasty: Key concepts [J]. J Clin Orthop Trauma, 2017, 8(1): 11–13.

[2] LIDDLE A D, PANDIT H, MURRAY D W, et al. Cementless unicondylar knee arthroplasty [J]. Orthop Clin North Am, 2013, 44(3): 261–269, vii.

[3] VAN DER LIST J P, SHENG D L, KLEEBLAD L J, et al. Outcomes of cementless unicompartmental and total knee arthroplasty: A systematic review [J]. Knee, 2017, 24(3): 497–507.

[4] National Joint Registry for England and Wales. 9th Annu Rep [R], 2012.

[5] AKAN B, KARAGUVEN D, GUCLU B, et al. Cemented versus uncemented Oxford unicompartmental knee arthroplasty: Is there a difference? [J]. Advances in orthopedics, 2013, 2013: 245915.

[6] PANDIT H, LIDDLE A D, KENDRICK B J, et al. Improved fixation in cementless unicompartmental knee replacement: Five-year results of a randomized controlled trial [J]. J Bone Joint Surg Am, 2013, 95(15): 1365–1372.

[7] PANDIT H, HAMILTON T W, JENKINS C, et al. The clinical outcome of minimally invasive Phase 3 Oxford unicompartmental knee arthroplasty: A 15-year follow-up of 1000 UKAs [J]. Bone Joint J, 2015, 97-b(11): 1493–1500.

[8] SCHLUETER-BRUST K, KUGLAND K, STEIN G, et al. Ten year survivorship after cemented and uncemented medial Uniglide® unicompartmental knee arthroplasties [J]. Knee, 2014, 21(5): 964–970.

[9]   MANZOTTI A, CERVERI P, PULLEN C, et al. A flat all-polyethylene tibial component in medial unicompartmental knee arthroplasty: A long-term study [J]. Knee, 2014, 21 Suppl 1: S20—S25.

[10] SAENZ C L, MCGRATH M S, MARKER D R, et al. Early failure of a unicompartmental knee arthroplasty design with an all-polyethylene tibial component [J]. Knee, 2010, 17(1): 53—56.

[11] ARGENSON J N, BLANC G, AUBANIAC J M, et al. Modern unicompartmental knee arthroplasty with cement: A concise follow-up, at a mean of twenty years, of a previous report [J]. J Bone Joint Surg Am, 2013, 95(10): 905—909.

[12] BERGER R A, MENEGHINI R M, SHEINKOP M B, et al. The progression of patellofemoral arthrosis after medial unicompartmental replacement: Results at 11 to 15 years [J]. Clin Orthop Relat Res, 2004 (428): 92—99.

[13] ALETO T J, BEREND M E, RITTER M A, et al. Early failure of unicompartmental knee arthroplasty leading to revision [J]. J Arthroplasty, 2008, 23(2): 159—163.

[14] SCOTT C E H, POWELL-BOWNS M F R, MACDONALD D J, et al. Revision of unicompartmental to total knee arthroplasty: Does the unicompartmental implant (metal-backed *v.s.* all-polyethylene) impact the total knee arthroplasty? [J]. J Arthroplasty, 2018, 33(7): 2203—2209.

[15] BERGER R A, MENEGHINI R M, JACOBS J J, et al. Results of unicompartmental knee arthroplasty at a minimum of ten years of follow-up [J]. J Bone Joint Surg Am, 2005, 87(5): 999—1006.

[16] MURRAY DW G J W O C J J. The Oxford medial unicompartmental arthroplasty: A ten-year survival study [J]. J Bone Joint Surg Br, 1998, 80(6): 983—989.

[17] SQUIRE M W, CALLAGHAN J J, GOETZ D D, et al. Unicompartmental knee replacement: A minimum 15 year followup study [J]. Clin Orthop Relat Res, 1999, 15(367): 61—72.

[18] NEWMAN J, PYDISETTY R V, ACKROYD C. Unicompartmental or total knee replacement: The 15-year results of a prospective randomised controlled trial [J]. J Bone Joint Surg Br, 2009, 91(1): 52—57.

[19] Lombardi AV JR, Berend K R, Walter C A,et al. Is recovery faster for mobile bearing unicompartmental than total knee arthroplasty? [J]. Clin Orthop Relat Res, 2009, 467(6): 1450—1457.

[20] PARRATTE S, PAULY V, AUBANIAC J M, et al. No long-term difference between fixed and mobile medial unicompartmental arthroplasty [J]. Clin Orthop Relat Res, 2012, 470(1): 61—68.

[21] WHITTAKER J P, NAUDIE D D, MCAULEY J P, et al. Does bearing design influence midterm survivorship of unicompartmental arthroplasty? [J]. Clin Orthop Relat Res, 2010, 468(1): 73—81.

[22] BURTON A, WILLIAMS S, BROCKETT C L, et al. *In vitro* comparison of fixed- and mobile meniscal-bearing unicondylar knee arthroplasties: Effect of design, kinematics, and condylar liftoff [J]. J Arthroplasty, 2012, 27(8): 1452—1459.

[23] WALKER T, HETTO P, BRUCKNER T, et al. Minimally invasive Oxford unicompartmental knee arthroplasty ensures excellent functional outcome and high survivorship in the long term [J]. Knee Surg Sports Traumatol Arthrosc, 2019, 27(5): 1658—1664.

[24] NEUFELD M E, ALBERS A, GREIDANUS N V, et al. A comparison of mobile and fixed-bearing unicompartmental knee arthroplasty at a minimum 10-year follow-up [J]. J Arthroplasty, 2018, 33(6): 1713—1718.

[25] BRUNI D, GAGLIARDI M, AKKAWI I, et al. Good survivorship of all-polyethylene tibial component UKA at long-term follow-up [J]. Knee Surg Sports Traumatol Arthrosc, 2016, 24(1): 182—187.

[26] NAUDIE D G J P D A B R B R C H. Medial unicompartmental knee arthroplasty with the Miller-Galante prosthesis [J]. J Bone Joint Surg Am, 2004, 86-A: 1931—1935.

[27] MERCIER N, WIMSEY S, SARAGAGLIA D. Long-term clinical results of the Oxford medial unicompartmental knee arthroplasty [J]. Int Orthop, 2010, 34(8): 1137−1143.

[28] PRICE A J, WAITE J C, SVARD U. Long-term clinical results of the medial Oxford unicompartmental knee arthroplasty [J]. Clin Orthop Relat Res, 2005(435): 171−180.

[29] KWON O R, KANG K T, SON J, et al. Biomechanical comparison of fixed- and mobile-bearing for unicomparmental knee arthroplasty using finite element analysis [J]. J Orthop Res, 2014, 32(2): 338−345.

[30] 万伏银，郭万首. 单髁假体的演变及现状 [J]. 中国组织工程研究，2017, 21(23): 3753−3759.

[31] GLEESON R E, EVANS R, ACKROYD C E, et al. Fixed or mobile bearing unicompartmental knee replacement? A comparative cohort study [J]. Knee, 2004, 11(5): 379−384.

[32] EMERSON R H, HANSBOROUGH T, REITMAN R D, et al. Comparison of a mobile with a fixed-bearing unicompartmental knee implant [J]. Clin Orthop Relat Res, 2002 (404): 62−70.

[33] BLOOM K J, GUPTA R R, CARAVELLA J W, et al. The effects of primary implant bearing design on the complexity of revision unicondylar knee arthroplasty [J]. J Arthroplasty, 2014, 29(1): 106−109.

[34] LI M G, YAO F, JOSS B, et al. Mobile *v.s.* fixed bearing unicondylar knee arthroplasty: A randomized study on short term clinical outcomes and knee kinematics [J]. Knee, 2006, 13(5): 365−370.

[35] BONUTTI P M, DETHMERS D A. Contemporary unicompartmental knee arthroplasty: Fixed *v.s.* mobile bearing [J]. J Arthroplasty, 2008, 23(7 Suppl): 24−27.

[36] SCOTT R D. Lateral unicompartmental replacement: A road less traveled [J]. Orthopedics, 2005, 28(9): 983−984.

[37] CRAWFORD D A, BEREND K R, THIENPONT E. Unicompartmental knee arthroplasty: US and global perspectives [J]. Orthop Clin North Am, 2020, 51(2): 147−159.

[38] KERENS B, SCHOTANUS M G M, BOONEN B, et al. Cementless versus cemented Oxford unicompartmental knee arthroplasty: Early results of a non-designer user group [J]. Knee Surg Sports Traumatol Arthrosc, 2017, 25(3): 703−709.

[39] MOHAMMAD H R, MATHARU G S, JUDGE A, et al. Comparison of the 10-year outcomes of cemented and cementless unicompartmental knee replacements: Data from the National Joint Registry for England, Wales, Northern Ireland and the Isle of Man [J]. Acta orthopaedica, 2020, 91(1): 76−81.

[40] BLANEY J, HARTY H, DORAN E, et al. Five-year clinical and radiological outcomes in 257 consecutive cementless Oxford medial unicompartmental knee arthroplasties [J]. Bone Joint J, 2017, 99-b(5): 623−631.

[41] XUE L, XUE H, WEN T, et al. Assessment of radiolucent lines in patients with lateral unicompartmental knee arthroplasty and the relationship between these lines and the outcome [J]. Int Orthop, 2021, 45(8): 2017−2023.

[42] KOECK F X, PERLICK L, LURING C, et al. Leg axis correction with ConforMIS iForma (interpositional device) in unicompartmental arthritis of the knee [J]. Int Orthop, 2009, 33(4): 955−960.

下篇　实践篇

|第十三章|
骨水泥型牛津单髁置换术

本章第一节阐述牛津单髁置换术各个手术步骤的理论依据；第二节具体描述手术步骤。牛津单髁置换术的措施是屈伸间隙平衡，间隙是植入的股骨和胫骨假体表面分开创造的空间。间隙平衡是在膝关节屈曲 20° 和屈曲 110° 状态下，通过在间隙内插入垫片恢复静息状态下内侧副韧带张力来实现的。这样既获得了正常的活动度，又获得了稳定性。在手术过程中保护内侧副韧带不受损伤至关重要。

第一节　手术原则

牛津单髁置换术的总体手术原则就是修复内侧间室磨损的骨和软骨，不做韧带松解，维持膝关节原有的软组织平衡。截骨的厚度力求切多少补多少，恢复原有的关节线高度。单髁置换后最有希望恢复疾病前状态和原有的膝关节运动学，是真正的"保膝手术"。

本节基于牛津单髁团队的学术理念与临床经验，也加入了国内专家近年探索，试图说明牛津单髁置换术的手术技术原理、牛津单髁假体设计的原理，以及牛津单髁置换的理想目标。

一、牛津单髁置换术的软组织平衡特点

牛津单髁置换术要求：患者术前前交叉韧带功能完好，内侧副韧带没有固定挛缩，术中不做任何的软组织松解，恢复患者手术前的膝关节软组织平衡状态，也就恢复到术前"正常"的软组织状态。

正常人的膝关节在完全伸直位，内外侧副韧带、后关节囊都处于紧张状态。此时做内外翻应力都不能使得内外侧间隙张开。当膝关节屈曲超过 20° 时，后关节囊放松，外侧副韧带也出现松弛，此时由于有内侧副韧带和前后交叉韧带的存在，内外翻应力可以使得关节间隙等距张开，呈现对称状态。但是当膝关节屈曲度逐渐增加时，内外侧间室在侧方应力下张开的距离就逐渐产生了差异。在外侧间室，屈曲达到 90° 时，施加内翻应力可以使外侧间室的间隙张开 7 mm [平均 (6.7±1.9) mm]。在内侧间室，屈曲达到 90° 时，施加外翻应力可以使内侧间室的间隙张开 2 mm [平均 (2.1±1.1) mm]。因此，正常膝关节在整个屈伸

过程中不是对称平衡的。屈曲位时，外侧副韧带和后关节囊处于松弛状态，而内侧副韧带和前后交叉韧带在整个屈伸过程中始终处于张力一致的对称平衡的状态（除了完全伸直时）。

对于膝前内侧骨关节炎，当前交叉韧带完好，内侧副韧带没有挛缩时，韧带特点与正常膝关节是一致的。但是在存在一定屈曲畸形的前内侧骨关节炎患者中，后关节囊可能会存在一定程度的挛缩。当膝关节完全伸直时，后关节囊挛缩，导致内侧间隙不能完全张开，可能会误导术者术中判断单髁置换术的屈伸平衡。为了消除后关节囊的影响，牛津单髁建议在屈膝20°位后关节囊放松的情况下判断伸直间隙，同时在屈膝110°位上判断屈曲间隙。

牛津单髁置换术不做任何的软组织松解，利用了内侧副韧带与前后交叉韧带在维持膝内侧间室稳定中的作用，术中仅仅通过截骨，取得内侧间室的屈伸平衡，而不干扰外侧间室的软组织特性，达到复制正常人体膝关节软组织平衡的目的。全膝关节置换与牛津单髁置换术形成了鲜明对比，全膝关节置换试图取得膝关节全屈伸范围内的内外侧副韧带之间的平衡，做完全膝关节置换术以后膝关节内外侧软组是对称平衡的，与正常人体膝关节的软组织特点有明显的区别，所以大多数全膝关节置换患者都会感到膝关节"不自然"。这也从一个侧面解释了，单髁置换术是"保膝"手术，而全膝置换术不是"保膝"手术的原因。

二、牛津单髁置换术可以精确地恢复膝关节线高度

如果把股骨内髁的矢状切面比作圆形，内侧副韧带在股骨内上髁的起点就是膝关节屈伸的"圆心"，膝关节线距离内侧副韧带在股骨髁起点的距离就是膝关节屈伸的"半径"。只有恢复了膝关节原有关节线的高度，单髁置换才能真正模拟正常膝关节的运动学。牛津活动垫片单髁置换术秉承的是屈曲间隙优先的原则，能够精确的恢复膝关节线原有的高度。

假体的关节线是指股骨假体关节面与滑动聚乙烯垫片的接触界面。因此关节线高度仅与股骨假体的位置相关，与胫骨截骨量无关。牛津单髁要想恢复膝关节线高度，股骨后髁截骨量及股骨远端截骨量是非常关键的因素。截骨后填补假体所形成的关节面应该与患者得病前的膝关节面保持一致，才能使得屈曲位和伸直位膝关节的旋转半径保持一致。

膝关节处于膝前内侧骨关节炎阶段时，股骨后髁没有磨损，磨损的仅仅是股骨髁的远端。因此，如果截除一定厚度的股骨后髁软骨和骨质，同时又补充相同厚度的假体，那么股骨后髁的关节线高度将保持不变，由此而制造的屈曲间隙将保持稳定的关节线高度。膝前内侧骨关节炎患者股骨远端的磨损是不确定的，我们不能直接确定股骨远端的关节线位置。根据股骨后髁矢状切面是近圆形的解剖特点，屈曲和伸直位，关节线距离韧带起点距离一致。我们可以根据后髁关节线推断出股骨远端的关节线位置。因为，在内侧副韧带完好无挛缩的条件下，股骨后髁的关节线位置已经确定，术中只需要将伸直间隙做到与屈曲间隙相等，那么安装假体后就恢复了股骨远端的关节线高度。

三、牛津单髁置换术可以实现精确的胫骨截骨

牛津单髁置换的工具可以非常好地控制胫骨截骨厚度，其是通过股骨后髁未磨损的正常软骨进行测量。由于单髁的适应证是膝前内侧骨关节炎，胫骨前方的磨损程度存在个体差异，通过磨损低点进行胫骨截骨厚度的预估就会存在较大的变异；胫骨后方的软骨和股骨后髁的软骨是完好的，因此，通过完好的软骨表面进行厚度测量是非常合理和准确的。牛津单髁置换术通过钩住股骨后髁的测量勺、G形夹及胫骨截骨导向器，可以使胫骨截骨量得到精确控制。

内侧胫骨平台的平均后倾为 7°，变异范围可达 0° ~ 15°。牛津单髁置换的器械自带 7° 后倾，无论患者术前后倾如何，都可以按照 7° 后倾来进行重建。因为后倾的改变只会影响屈曲间隙的大小，而术中在进行屈曲 20° 和 110° 平衡时都将这些间隙的变化考虑当中，因此并不影响屈伸间隙的平衡。

胫骨假体的选择应该尽量覆盖胫骨截骨面的前后内三侧皮质，尤其是胫骨后侧和内侧皮质的覆盖尤为重要。胫骨假体覆盖面积大，避免了应力集中，更有利于应力的均匀传导，从而降低了胫骨平台松动和骨折的风险，也降低了术后胫骨前内侧疼痛的发生率。

四、牛津单髁置换术可以通过股骨远端的多次研磨，达到精确的屈伸间隙平衡

牛津单髁置换术通过多次股骨远端研磨的方式逐步调整伸直间隙，恢复内侧副韧带张力，最终使得屈伸间隙平衡，这是非常巧妙的设计，将手术技术理论上的屈伸平衡通过工具得以精确的实现。

五、活动垫片的设计及垫片轨迹

活动垫片单髁的垫片可以随着股骨髁的屈伸活动被动地前后左右滑动。内侧副韧带和前后交叉韧带的长度和张力是限制垫片活动的因素，在这些韧带的限制引导下，垫片在各个方向的活动不受其他限制，应力可以通过股骨髁垂直传导到垫片表面，此时以压应力为主，假体与骨界面的剪切应力最低。如果垫片的活动受到其他限制（骨性撞击、水泥阻挡、胫骨外侧壁撞击），就会在假体与骨的界面产生剪切力和拉张力，可能造成假体松动，垫片脱位或者产生疼痛。

股骨相对于胫骨在前后方向上滑动移位最大，垫片在前后方向上移动既没有假体的限制也没有软组织的限制。膝关节屈曲时后关节囊放松，对垫片没有限制性，膝关节伸直时前关节囊放松，同样对垫片没有限制性。在正常功能的活动垫片单髁，高度屈曲时垫片会越过胫骨后缘部分悬空，同样在完全伸直时前内侧突出悬空也很常见。尽管在屈伸过程中有前后的垫片突出，但是假体的中间部位仍然位于胫骨假体的内 1/3，这样可以保持骨和假体的界面始终处于压应力下。膝关节在正常韧带张力下，股骨髁只有很少的内外侧滑动，相应的垫片的内外侧移动也会很少。但是，股骨胫骨假体的对位要好，避免垫片与胫骨假体外墙撞击。

牛津单髁假体模拟的股骨半月板界面是球窝关节，胫骨半月板界面是平对平的界面，理论上轴向旋转运动可以发生在上述两个界面上。实际情况是，垫片受到胫骨假体侧壁的阻挡会限制其旋转，因此，轴向旋转只发生在股骨和垫片上表面之间的界面。而胫骨竖墙阻止垫片旋转的设计可以最大限度地保持垫片在原位，而避免了垫片旋转脱位的发生。

为了进一步降低垫片旋转的概率，2002 ~ 2003 年设计出解剖型垫片，解剖型垫片分左右侧，加长了垫片外侧边的长度，这样进一步增加了垫片的抗旋能力，同时垫片的前内侧做成圆弧形，避免了垫片前内侧突出对软组织的刺激。

六、股骨假体的安放

牛津单髁置换术的股骨假体是通过股骨钻孔导向，引导股骨的切骨研磨以及最终决定假体安放的位置。股骨假体内外安放的位置决定了活动垫片相对于胫骨假体的位置。股骨假体的 6 mm 钻孔应该位于股骨内髁的中间 1/3 部分，理想的股骨胫骨假体位置应该是对位良好，此时垫片外缘应该非常接近胫骨假体的竖墙，同时又不发生撞击。

牛津单髁置换术的股骨假体内外旋放置时，会改变球面与垫片的接触面积，轻度的旋转对接触面积不会产生很大影响。牛津的研究表明，假体内外旋 10° 的范围都不会影响假体的生存率。但假体的旋转不良会影响垫片的"轨迹"，实际上垫片的运行轨迹与膝关节韧带引导的运动相关，膝关节屈伸过程中垫片运行的前后轨迹是一定的，如果股骨假体由于旋转偏离了这一轨迹，那么就会出现垫片与股骨假体之间的对位不良，表现出垫片屈伸过程中旋转。因此，在牛津单髁置换术股骨假体安放的过程中，也要关注假体的旋转。

股骨假体矢状面的理想位置屈曲 10°，有以下几个原因：①高屈曲时增加股骨假体与垫片的接触面积。②有助于膝关节在屈曲 20° 和 110° 位的屈伸平衡。单髁的伸直平衡是在屈曲 20° 位，放松后关节囊的情况下测量的。相应的屈曲位平衡是与之成 90° 角度的屈曲 110° 位测量。为了使得股骨研磨柱恰好位于伸直的方位，研磨柱最好在屈曲 110° 位时平行于胫骨平台假体。胫骨假体一般设定为后倾 7°，那么股骨假体屈曲 10°，能最好地实现上述目标。

股骨假体在冠状面的理想位置是与股骨机械轴平行。牛津单髁的髓内杆非常细，在髓腔内位置存在变异，实际上 3°～5° 的内外翻偏差经常出现，由于股骨假体的球面设计，这一影响可以忽略不计。

第二节　手术技术

一、手术体位与切口规划

采用下肢悬吊体位。患者取仰卧位，应用止血带，患肢垂吊于支架上。髋关节屈曲 30°～40°，小腿自由下垂，此时膝关节屈曲 110°，髌骨位于正前方。

对相关解剖结构及切口进行标记，包括髌骨、髌韧带、胫骨结节、关节线、胫骨前缘及髌旁内侧切口，长度为 6～7 cm（图 13-1）。

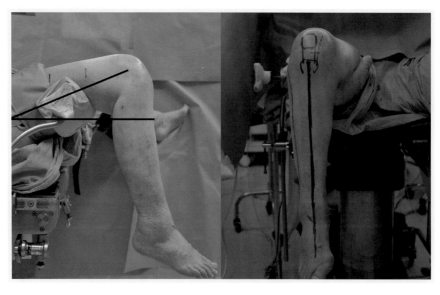

图 13-1　手术体位与切口规划

二、切口暴露

沿切口标记线依次切开皮肤、皮下组织，上缘至髌骨上极，下缘至关节线下 2 ～ 3 cm。关节囊沿髌韧带旁切开，深部切口可向股内侧肌方向延长 2 cm。

进入关节后，探查前交叉韧带、外侧间室及髌股关节退变状态。

切除部分内侧半月板和髌下脂肪垫。骨膜下剥离，显露胫骨平台前内侧缘（图 13-2）。

三、骨赘清除

应用"移动窗技术"，通过屈伸膝关节充分暴露股骨髁边缘，使用骨刀或咬骨钳清除股骨内侧髁内外缘、胫骨平台前缘骨赘（图 13-3）。若髌骨内侧缘存在较大骨赘，予以清除。必要时清除髁间凹骨赘。

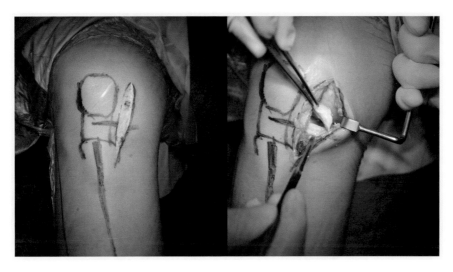

图 13-2　手术切口与暴露

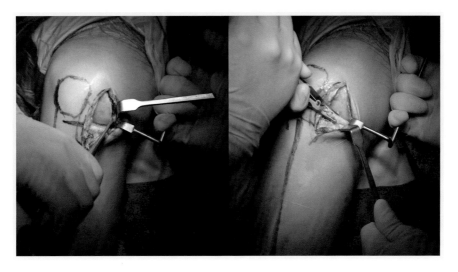

图 13-3　清除膝内侧间室增生骨赘

四、测量股骨髁

膝关节屈曲 110°，在股骨髁中央下方插入 1 mm 股骨间隙测量器，手柄与股骨长轴平行，理想的股骨假体大小是测量勺前面与股骨磨损表面距离 3 ～ 5 mm；理想的测量勺厚度是能使内侧副韧带紧张，测量勺内外翻 20° 不受限。通常 1 mm 厚度的测量勺可以获得理想的韧带张力。如果没有获得合适的韧带张力，换用 2 mm 或 3 mm 厚度的间隙测量器，直至获得合适的韧带张力（图 13-4）。

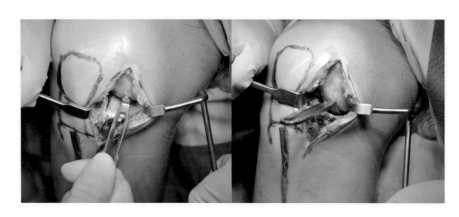

图 13-4　插入合适厚度的股骨测量勺，恢复韧带张力

五、组装胫骨截骨导向器

胫骨截骨导向器组件组装完成后，通过硅胶带将抱踝器固定在踝关节上，踝轭对准踝穴中央指向髂前上棘，导杆在冠状面与胫骨前缘标记线平行（图 13-5a）。在矢状面导杆远端与胫骨轴平行，即远端距皮缘 1.5 ～ 2 cm（图 13-5b）。

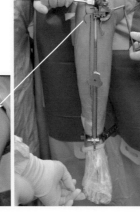
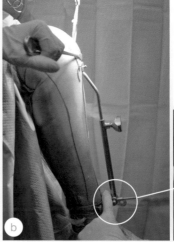
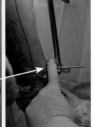

图 13-5　放置胫骨截骨导向器

a. 导杆平行于胫骨前缘；b. 导杆远端距皮缘 1.5 ～ 2 cm

将 0 号垫片插入胫骨截骨导向器（自带 7° 后倾），向上提拉上段导杆，操控导引器的上端，使其紧贴暴露的骨面，向外侧推，使其隐窝容纳髌韧带。证实膝关节屈曲 110°，测量勺手柄与股骨髓腔长轴平行，啮合 G 形夹上的凸轮，将测量勺、胫骨截骨导向器连接在一起，确保钉孔不被 G 形夹遮挡（图 13-5a）。

超小号和小号股骨假体用 3 号 G 形夹，其余用 4 号 G 形夹，建议新手或者经验不足的医生用 4 号 G 形夹。

确定导向杆与胫骨前缘平行后，锁定 G 形夹，用有头固定钉固定导向器。

解锁 G 形夹，并将其和股骨间隙测量器一起取下。

六、胫骨平台截骨

垂直截骨：用电刀头确认胫骨棘顶点，并在其内侧做一个标记。使用往复锯做垂直锯切，锯切紧贴胫骨内侧棘突顶点，通过前交叉韧带止点的边缘，刀片指向髂前上棘或者对齐胫骨屈曲面。锯切必须到达胫骨平台后缘并稍超出一点，向下锯透骨质直至到达导向器上面。要保持与导向器平行，不要抬起往复锯手柄，这样可能损伤胫骨后侧皮质，增加胫骨平台骨折风险（图 13-6）。

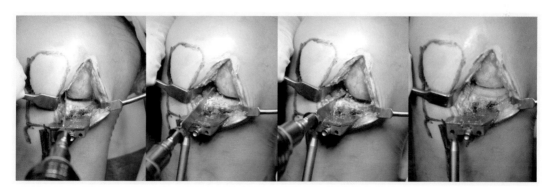

图 13-6　胫骨平台垂直截骨

水平截骨：再次确认"Z"形拉钩牵开内侧副韧带，摆锯进行槽外或者槽内水平截骨。要锯透后侧皮质，避免锯片损伤内侧副韧带、膝关节后方组织。使用两把 Kocher 钳夹持胫骨截骨块，在膝伸直位取出胫骨平台（图 13-7）。

在截骨前，可以使用不同厚度的垫片，调节截骨的厚度。移出 0 号垫片，增加截骨 2 mm；更换厚的垫片，减少截骨 2 mm（图 13-8）。

胫骨截骨块呈现典型前内侧骨关节炎特点，前侧和中央软骨及骨磨损，后侧软骨保持正常。将胫骨托试模与切除的胫骨平台截骨块背面进行比较，选择具有最大皮质覆盖且没有悬挂的胫骨假体型号，忽略内侧骨赘（图 13-9）。

假如胫骨托试模宽度适合，前后短，外移 2 mm 再次垂直截骨，以便使用更宽更长假体。当胫骨托试模前后覆盖完全，而内侧突出胫骨内侧缘时，外移 1 ～ 2 mm 垂直锯切，增加截骨宽度（图 13-10）。

通过胫骨截骨块判断截骨的宽度、厚度及截骨的方向（图 13-11）。

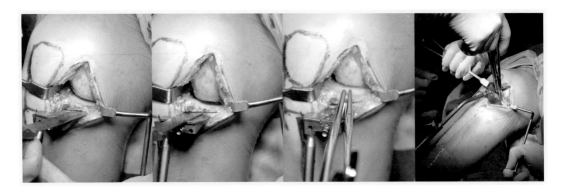

图 13-7 胫骨平台水平截骨

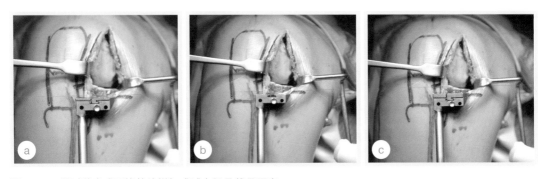

图 13-8 通过移出或更换垫片增加或减少胫骨截骨厚度

a. 使用标准垫片；b. 移出垫片，实现增加截骨 2 mm；c. 使用 2 mm 垫片，减少截骨 2 mm

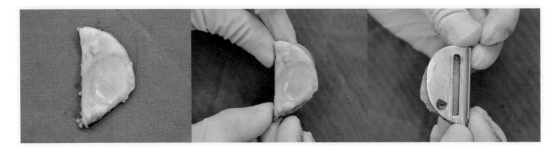

图 13-9 将切除的胫骨平台与胫骨托试模比较，选择合适大小的胫骨假体型号

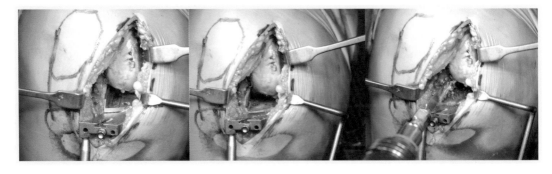

图 13-10 根据胫骨托试模覆盖情况，增加截骨宽度

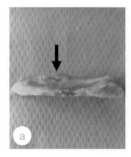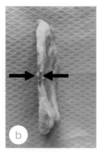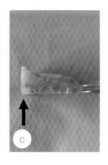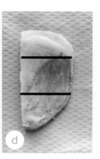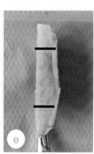

图 13-11 胫骨截骨块提供的信息

a. 截骨块外缘在胫骨棘顶点偏内，宽度合适；b. 截骨块内侧缘磨损最低点厚 2 mm，厚度合适；c. 截骨块垂面和水平面相交角 90°，水平截骨无内外翻；d. 截骨块前中央与后中央等宽，垂直截骨无内外旋转；e. 截骨块外侧接骨面前后等厚，水平截骨后倾合适

七、标记股骨中线

将大小合适的胫骨模板放在胫骨平台上，其上方插入间隙测厚器，用电刀头在间隙测厚器中点上作一条标记线与间隙测厚器垂直，此标记线位于股骨髁中央或者接近中央，协助股骨钻孔器的定位（图 13-12）。

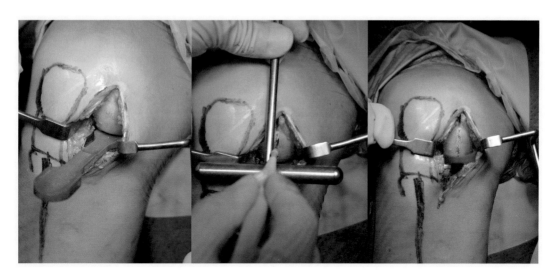

图 13-12 通过胫骨模板，标记股骨假体预计中线

八、插入股骨髓内杆

股骨开髓点位于髁间窝前方 0.5 ～ 1 cm，在内侧髁外侧壁延伸线上。膝关节屈曲 45°，用 4 mm 钻头钻孔进入股骨髓腔，方向指向髂前上棘，随后用 5 mm 尖锥扩大入口。

将髓内杆通过导入器插入髓腔，直至导入器停靠在骨面上。如果方向正确，导杆可轻松推入。如果导杆推入有阻力，改变开口位置，进一步前移，或者扩大入口孔径，有利于导杆的顺利插入。禁止使用锤子击打，以避免可能发生的皮质骨穿孔（图 13-13）。

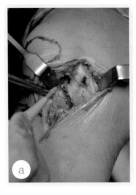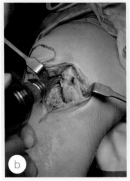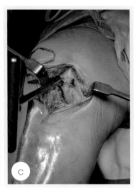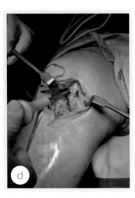

图 13-13　股骨髓内杆的置入

a. 股骨钻孔位置位于髁间窝前方 0.5 ～ 1 cm；b. 钻孔方向指向髂前上棘；c. 扩大入口；d. 推入髓内杆

九、股骨钻孔和后髁截骨

膝关节屈曲至 110°，根据胫骨假体的大小确定股骨假体大小。

插入合适的股骨钻孔导向器，将其设置为胫骨截骨时 G 形夹的大小（3 号或者 4 号），本例为 3 号。如果股骨钻孔导向器不能插入或者感觉紧，使用骨凿凿除股骨后髁 1 mm 厚软骨，没有必要重新锯切胫骨平台。

将连接器一头插入髓内导杆内，另一头插入股骨钻孔导向器外侧孔。调整连接器位置，确保股骨髁标记线在导向器 6 mm 孔中央。先钻 4 mm，后钻 6 mm 孔，最后移出股骨钻孔导向器和连接器（图 13-14）。

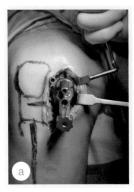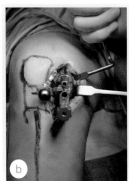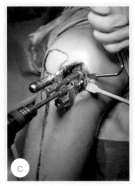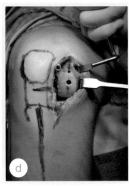

图 13-14　股骨钻孔

a. 插入股骨钻孔导向器；b. 髓内杆连接器连接髓内杆与股骨钻孔导向器，股骨钻孔导引器须位于股骨内侧髁中央；c. 使用股骨钻孔导向器钻孔；d. 移出股骨钻孔导向器和连接器，可见股骨开孔位于股骨内侧髁中央

将股骨后部截骨导向块插入到钻孔中，敲击到位，插入牵开器保护内侧副韧带和前交叉韧带，下压锯片，紧贴截骨导向器块下表面，槽内或者槽外切除股骨髁后关节面。滑锤拔出后髁截骨导向器，移出后髁关节面。切除残余内侧半月板，适当保留内侧缘，避免医源性内侧副韧带损伤（图 13-15）。

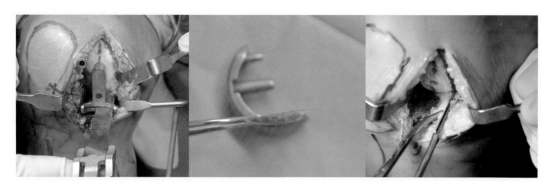

图 13-15　股骨后髁截骨与切除残余内侧半月板

十、股骨髁初次碾磨

将颈圈最厚的 0 号研磨器限位杆插入下方的 6 mm 钻孔中，轻轻敲击，直到凸缘紧靠股骨，这确保钻孔底部和股骨髁表面协调一致。少许伸直膝关节，牵开软组织，圆柱形股骨研磨器插入股骨限位杆，顺限位杆进入切口内，磨齿接触骨面，确定无软组织卡压，沿栓限位杆方向碾磨，直到研磨器不再往前进入。移出研磨器和 0 号限位杆，修整碾磨后残留在股骨髁两侧后角突出的骨质，不要损伤后髁平坦的截骨面（图 13-16）。

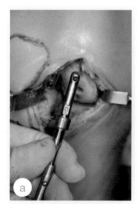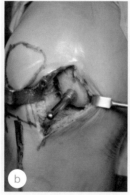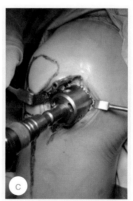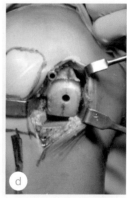

图 13-16　股骨髁首次碾磨

a. 插入 0 号研磨器限位杆；b. 击打限位杆直到凸缘紧靠股骨；c. 将股骨研磨器插入股骨限位杆，进行碾磨；d. 修整碾磨后残留在股骨髁两侧后角突出的骨质

十一、测量屈曲间隙

先在胫骨截骨面放置胫骨模板，后将单柱股骨试模插入股骨髁，与股骨轴成 45° 击打股骨冲击器，确保股骨试模到位。

屈曲间隙通过间隙测厚器来测量的。膝关节屈曲 110°，不同厚度的间隙测厚器插入间隙，使内侧副韧带自然张力恢复的间隙测厚器厚度即屈曲间隙大小。

当内侧副韧带自然张力恢复时手指和拇指握住间隙测厚器，能自由进出屈曲间隙，但不发生倾斜。间隙测厚器增加 1 mm 被牢牢卡住，而减少 1 mm 则松弛（图 13-17）。

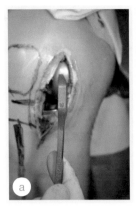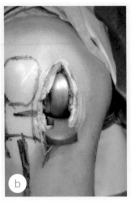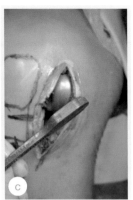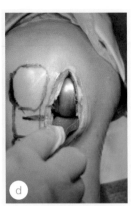

图 13-17 测量屈曲间隙

a、b. 3 mm 自由进出；c、d. 4 mm 被牢牢卡住

十二、测量伸直间隙

伸直间隙在膝关节屈曲约 20° 时测量。已经测量了屈曲间隙（如 3 mm），取出间隙器，将膝关节完全伸直，然后弯曲到 20°。施以轻度外翻应力，拉紧内侧副韧带。用金属间隙测厚器测量伸直间隙（如 1 mm），伸直间隙总是小于或者等于屈曲间隙。确认正确伸直间隙（如 1 mm）的方法是：先使用 1 mm 金属间隙测厚器进行测量，间隙测厚器可自由进出；随后使用 2 mm 金属间隙测厚器测量，测厚器被牢牢卡住，无法自由进出。此时伸直间隙为 1 mm（图 13-18）。

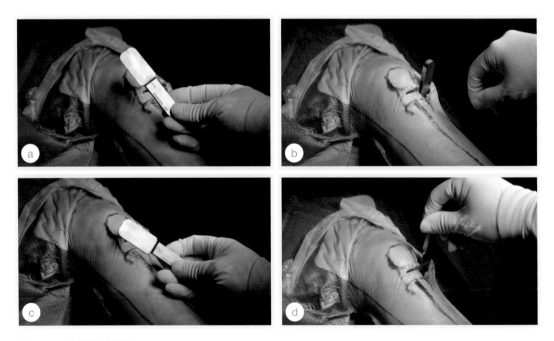

图 13-18 测量伸直间隙

a、b. 1 mm 自由进出；c、d. 2 mm 被卡住

十三、股骨髁二次碾磨

第二次碾磨去除的骨量＝屈曲间隙－伸直间隙。

本例屈曲间隙为 3 mm，伸直间隙为 1 mm，差值为 2 mm，故选择 2 号碾磨器限位杆，股骨远端进一步研磨 2 mm。如果不确定要切除多少骨量，最好小心谨慎，切忌去除太多骨量。

剔除碾磨后残留在两侧后角突出的骨质，环形截骨器磨除圆形骨凸起（图 13-19）。

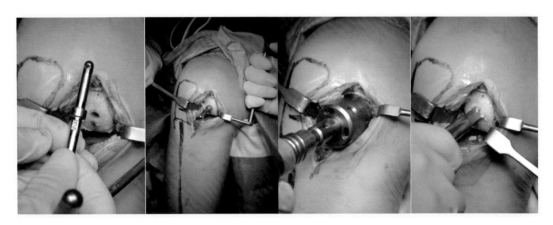

图 13-19　二次碾磨

膝关节屈曲 110° 测试屈曲间隙，3 mm 金属间隙测厚器自由进出。

膝关节屈曲 20° 测试伸直间隙，3 mm 金属间隙测厚器自由进出。金属间隙测厚器在位，膝关节完全伸直不受限。此时伸直间隙与屈曲间隙平衡（图 13-20）。

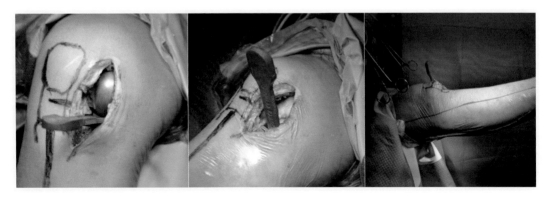

图 13-20　分别测试屈曲与伸直间隙：屈曲与伸直间隙相等

十四、股骨髁防撞击处理

在股骨髁上放置防撞击引导器，使用前骨磨钻组合移出假体前骨质，为活动垫片前缘在膝关节完全伸直时留下空间。保留防撞击引导器在原位，使用弧形骨凿凿除股骨后髁骨赘，直角钳清除骨赘，以防止膝关节高屈曲时活动垫片后缘与骨赘撞击（图 13-21）。

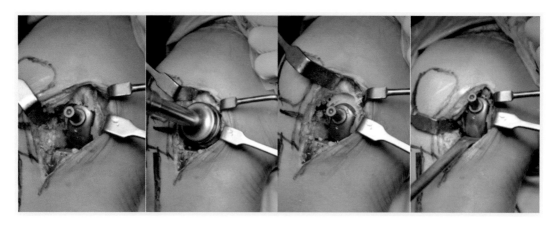

图 13-21　股骨髁前缘防撞击处理

先后插入胫骨托模板、双柱股骨试模及 3 mm 垫片试模，活动膝关节，确保在完全伸直和完全屈曲状态下垫片试模与股骨髁无撞击。假如在屈曲时垫片发生撞击，膝关节像书本一样翻开，弧形骨凿需再次使用，确保清理干净股骨后髁骨赘。同时也要确保 3 mm 垫片试模与胫骨托模板侧壁无撞击，如果发生，往外移 2 mm 再次做垂直截骨。使用拔出器和滑动锤移出 3 mm 垫片试模和双柱股骨试模（图 13-22）。

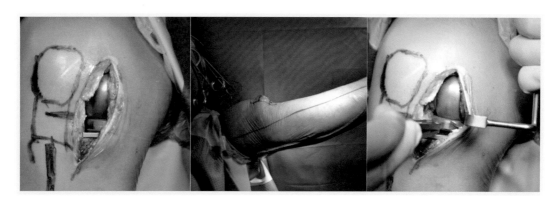

图 13-22　插入胫骨托模板、双柱股骨试模及 3 mm 垫片试模，判断有无撞击

十五、处理胫骨平台

要确保胫骨正确的尺寸，胫骨模板后缘与胫骨后侧皮质齐平，内缘与内侧皮质齐平或略悬挂在 2 mm 以内，前方距离胫骨前缘 3 mm 以内。

胫骨模板放置于胫骨平台上，将其向后推超出后侧皮质，通用移出钩跨过胫骨模板，钩住其后缘，向前拉，直至与后侧皮质齐平。通过移出钩侧方用力，使模板侧壁紧贴垂直截骨面（图 13-23a）。使用胫骨模板钉固定模板，助手在整个开槽过程中紧握长钉，避免模板移动。骨水泥型牙刷锯插入模板龙骨槽，从前往后，上下摆动，直至牙刷锯触到龙骨槽的前后壁（图 13-23b）。

取出胫骨模板，使用胫骨铣槽刀挖出合适深度的骨槽，切忌抬起胫骨铣槽刀手柄，以避免开槽过深。注意不要破坏胫骨前后方骨皮质（图 13-23c）。

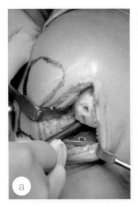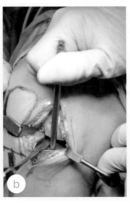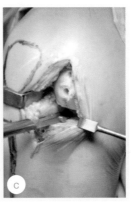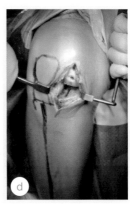

图 13-23　胫骨平台的最终准备

a.放置胫骨模板；b.胫骨模板钉固定，牙刷锯开槽；c.使用胫骨铣槽刀挖槽；d.胫骨平台开槽后的骨面形状

十六、最终的试模复位

插入胫骨试模，胫骨冲击器放置其上方，小锤击打，直至试模到位（图 13-24a、b）。

插入双柱股骨试模，击打股骨冲击器，确保试模到位。垫片试模插入器连接合适垫片试模，将其插入股骨试模与胫骨试模间隙（图 13-24c、d）。

选择垫片试模原则：合适的垫片试模恢复内侧副韧带自然张力。在膝关节完全活动范围内，关节活动正常，垫片试模稳定，无撞击。

测试：膝关节屈曲 20° 和屈曲 110°，插入 / 拔出器连接垫片试模并轻轻抬起时，试模前部抬起 2 ～ 3 mm；膝关节外翻时，关节面张开 1 ～ 2 mm；在完全伸直的情况下，垫片试模稳定嵌入股骨和胫骨假体之间（图 13-24d）。

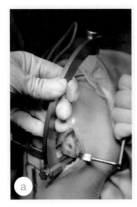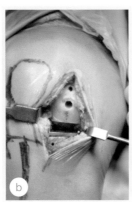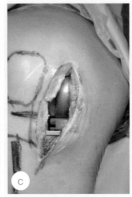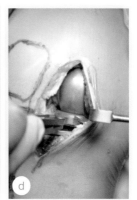

图 13-24　最终的试模复位

十七、钻孔、冲洗、局部麻醉药注射

移出所有假体试模，使用骨水泥钻在股骨髁（包括后髁）及胫骨平台打多个小孔，随后彻底冲洗，清除骨碎屑。

在植入假体之前，使用 19 号针头将"鸡尾酒"（麻醉药混合物）注射到手术中受损的组织中，不要遗漏任何区域，尤其是后侧关节囊、假体周围的骨膜、韧带止点和股四头肌附近切口的边缘。皮肤浸润至伤口边缘 3 cm（图 13-25）。

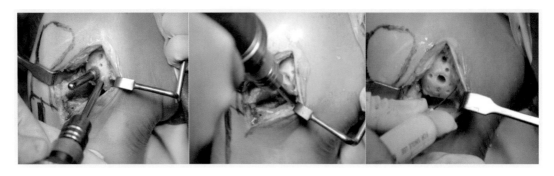

图 13-25 钻孔、冲洗、局部麻醉药注射

十八、胫骨侧骨水泥技术

在胫骨截骨面放置少量骨水泥，用骨刀压平压实，形成一薄层（约 1 mm）骨水泥覆盖整个骨表面。在胫骨假体下表面铺上一薄层骨水泥（图 13-26）。

插入胫骨假体，通用移出钩放置其上方按压，先后方，再前方，在胫骨前方挤压出多余的骨水泥。插入胫骨撞击器，小锤子击打，从后向前，压实胫骨假体，确保没有软组织卡在假体下方。使用神经剥离器清除假体边缘多余的骨水泥（图 13-27）。

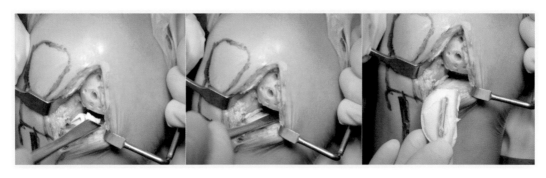

图 13-26 胫骨截骨面与胫骨假体的骨水泥涂抹

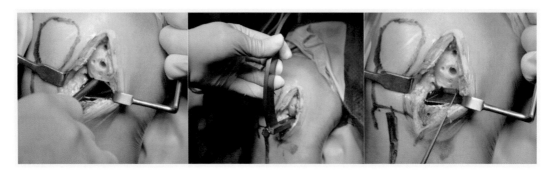

图 13-27 压实胫骨假体，去除多余的骨水泥

十九、股骨侧假体固定

（一）股骨侧骨水泥技术

股骨侧假体固定，可使用"两包骨水泥技术"，也可使用"一包骨水泥技术"。

1. 两包骨水泥技术

对于牛津单髁置换术年手术量不多医生，推荐使用两包骨水泥，即先使用一包骨水泥固定胫骨假体，等骨水泥凝固后，再使用另一包骨水泥固定股骨假体。

胫骨假体安装完成之后，插入股骨试模，随后插入适当厚度的金属间隙测厚器，保持膝关节屈曲45°，持续挤压骨水泥，直到骨水泥凝固。在骨水泥凝固前不要完全伸展或弯曲膝关节，这可能导致胫骨假体移动。

骨水泥凝固后，移出股骨试模和金属间隙测厚器，仔细检查并清除挤出的骨水泥。最后沿胫骨关节面滑动除骨水泥凿，探查并清除假体边缘和后方残存骨水泥（图13-28）。

随后开始股骨假体固定。

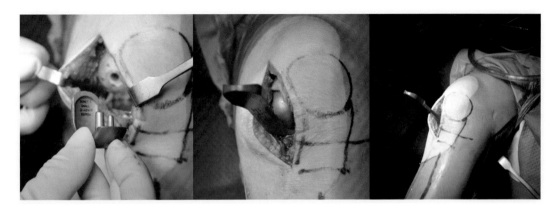

图13-28 两包骨水泥技术

先使用一包骨水泥固定胫骨假体，随后插入股骨试模与适当厚度的金属间隙测厚器，屈膝45°，待胫骨侧骨水泥凝固后，再使用另一包骨水泥固定股骨假体

2. 一包骨水泥技术

对于有经验的医生，技术娴熟，胫骨假体植入时挤出的骨水泥少，清除骨水泥花费时间短。而且使用工作时间长的骨水泥，假体背面骨水泥由助手涂抹。股骨假体和胫骨假体使用一包骨水泥固定切实可行。

在完成胫骨假体植入后，插入股骨试模和金属间隙测厚器，短时间挤压后，不等骨水泥凝固即将股骨试模和间隙测厚器移出，同时清除胫骨假体周围被挤出的骨水泥。

骨水泥搓成细条状填入，或者使用注射器将骨水泥挤入两个钻孔内，股骨假体背面凹槽内和股骨髁表面均匀涂抹骨水泥（图13-29），插入股骨钻孔内。

3. 一次性真空搅拌骨水泥套装

真空搅拌骨水泥套装可使骨水泥充分搅拌，提高骨水泥抗疲劳强度及静态抗弯曲强度。使用时接入负压吸引管，按压底部使开关闭合，此时液体在负压作用下进入管内。持续抽拉30秒，使粉剂与液体充分接触。保持负压状态，将真空管放入套装盒底部预留位置，顺时针旋转，此时底部活塞在负压作用下将多余空气排出。连接骨水泥枪，将骨水泥均匀涂抹于假体（图 13-30）。

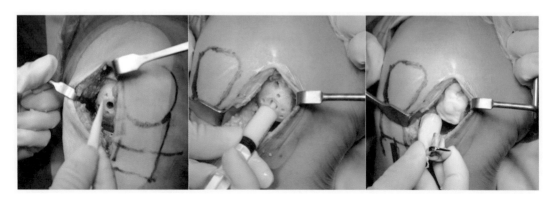

图 13-29　股骨侧骨水泥涂抹与股骨假体固定

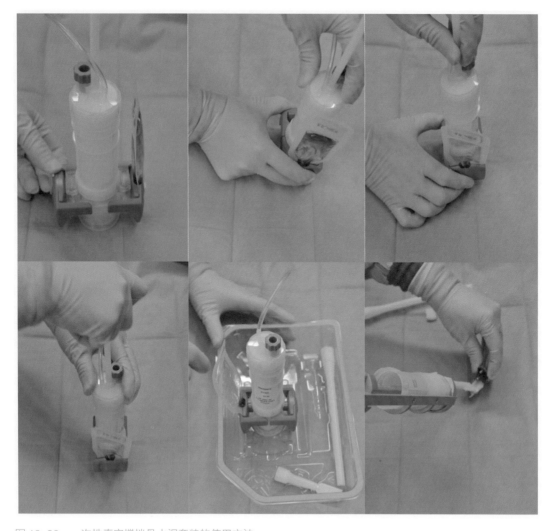

图 13-30　一次性真空搅拌骨水泥套装的使用方法

股骨假体插入股骨钻孔内，与股骨长轴 45° 击打股骨冲击器，压实股骨假体。使用神经剥离器清除股骨假体周围骨水泥。

插入适当厚度的金属间隙测厚器，保持膝关节屈曲 45° 位，持续挤压，骨水泥凝固后移出金属间隙测厚器，清除股骨假体内外缘挤出的骨水泥。股骨后髁的骨水泥不能直接观察到，有时骨水泥被反射到胫骨假体表面而被看到，也可以使用探针探查（图 13-31）。

在骨水泥凝固前，不要完全伸展或弯曲膝关节，因为这样可能导致胫骨假体移动。

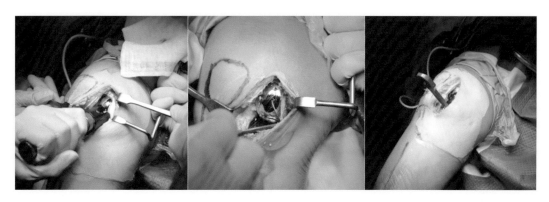

图 13-31　股骨假体固定

（二）股骨侧非骨水泥固定技术

相较于全水泥型膝单髁置换术，股骨侧非骨水泥膝单髁置换术的优势包括：①非骨水泥型股骨假体较传统水泥型股骨假体的操作更容易，减少水泥厚度带来的间隙变化；②水泥型胫骨假体与传统全水泥型假体相比，清除胫骨侧水泥的时间更从容，更不容易造成骨水泥的残余。

手术要点：胫骨侧骨水泥型假体安装完毕后，充分显露股骨髁，避免软组织嵌入股骨假体间隙中。将股骨假体插入股骨钻孔内并用力前推，与股骨长轴呈 45° 击打股骨冲击器，确定股骨假体与股骨髁骨面充分接触。仔细检查有无软组织嵌入。放入合适型号的半月板垫片试模，保持屈膝 45°，等待胫骨侧骨水泥凝固（图 13-32）。

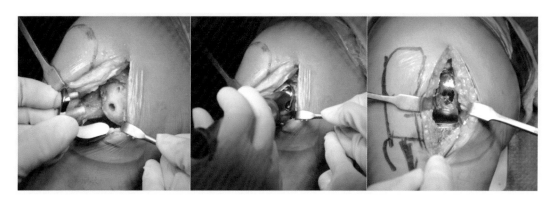

图 13-32　股骨侧非骨水泥型假体固定

二十、再次评估屈曲与伸直间隙

先插入金属间隙测厚器，然后插入垫片试模，最终评估关节间隙。

膝关节屈曲 110°，合适厚度间隙测厚器能自由进出，垫片原位，膝关节能完全伸直。垫片拔出器可以将垫片试模前部轻轻抬起 2 ～ 3 mm（图 13-33）。

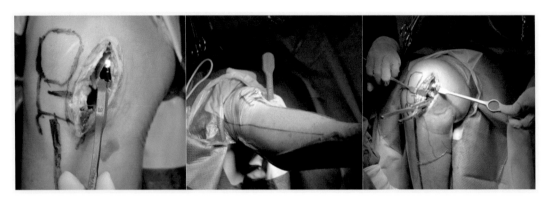

图 13-33　最终评估屈曲与伸直间隙，确定半月板垫片型号

二十一、插入半月板垫片

骨水泥会使关节间隙缩小，有时可能需要使用小一号的垫片。

将合适型号的垫片快速塞入关节间隙，完成重建过程（图 13-34）。

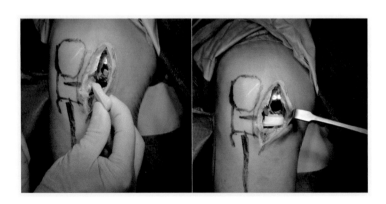

图 13-34　使用合适型号的半月板垫片，插入关节间隙

二十二、伤口闭合

最后一次冲洗膝关节，逐层缝合切口（图 13-35）。

无菌敷料覆盖切口，从脚趾到腹股沟用弹性绷带包裹。

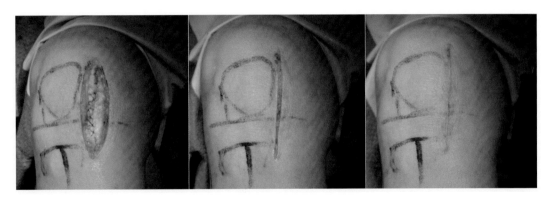

图 13-35　逐层缝合切口

国产 Just Double 单髁系统与牛津骨水泥型假体系统的手术原理及手术技术相似

第三节　典型病例

【病史】

基本情况：患者，女性，65 岁。

主诉：双膝疼痛 6 年，加重伴活动受限 1 年。

体格检查：双膝伸直位下轻度内翻及屈曲畸形，约内翻 10°。膝关节屈曲 20° 时内翻畸形应力下可纠正，90° 时内翻畸形可自行纠正。膝部内侧轻度肿胀，皮温正常，患膝部表面皮肤无红肿发热，股四头肌无明显萎缩。膝部内侧关节间隙处压痛阳性。膝关节活动受限，伸屈膝时关节内侧感觉明显骨摩擦感，膝关节活动度：0°～110°（主动情况下），0°～115°（被动情况下）。膝关节后方牵拉感，过伸过屈时疼痛明显。膝浮髌试验（-），前后抽屉试验（-），轴移试验（-），髌骨研磨试验（-），侧方应力试验（-），回旋挤压试验（+）。足背动脉搏动存在，足趾浅感觉、活动及血运好。

【患者术前大体照片】

患者术前大体照片见图 13-36。

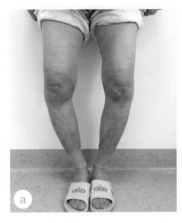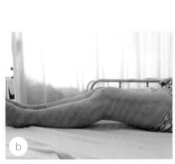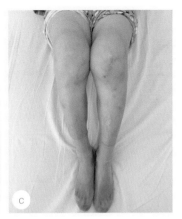

图 13-36　患者术前大体照片

a. 站立位正位；b. 卧位侧位；c. 屈曲 90° 正位，内翻畸形可自行矫正

【影像学检查】

患者术前、术后影像学检查分别见图 13-37、图 13-38。

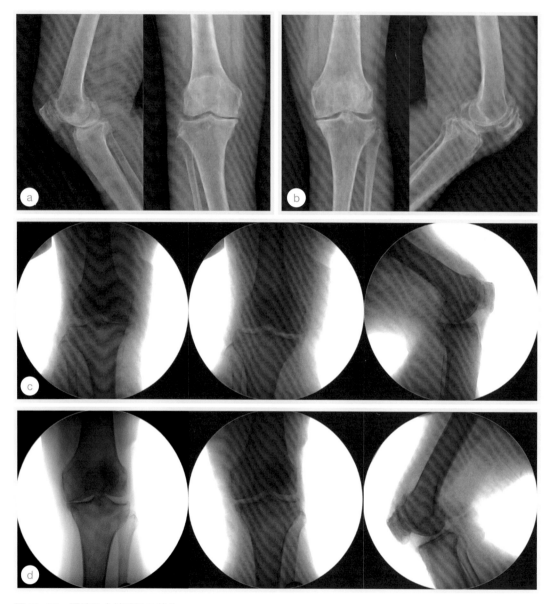

图 13-37　门诊及术前透视 X 线片

a. 右膝关节正侧位；b. 左膝关节正侧位；c. 右膝术前透视（内翻应力位、外翻应力位、侧位）；d. 左膝术前透视（内翻应力位、外翻应力位、侧位）

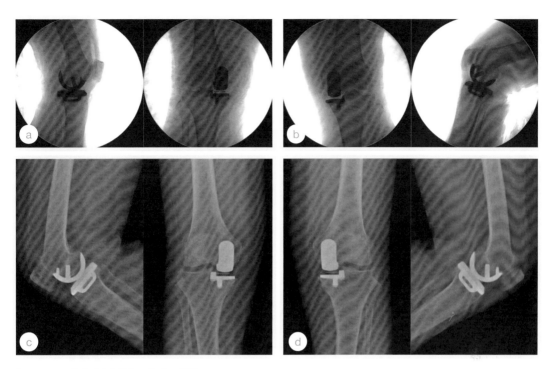

图 13-38　术中立刻透视及术后 X 线片

a. 右膝术中；b. 左膝术中；c. 右膝术后正侧位；d. 左膝术后正侧位

【患者术后大体照片】

患者术后大体照片见图 13-39。

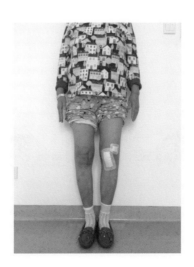

图 13-39　患者术后大体照片

|第十四章|
非骨水泥型活动垫片单髁置换术

骨水泥型牛津单髁置换术取得了良好的长期临床疗效，似乎没有开发应用非骨水泥型单髁假体的必要，但许多发生在经验不足医生身上的失败与骨水泥固定有关。一些失败由假体松动引起，其中一部分是真正的松动，而另外的可能是对胫骨假体骨水泥相关的透亮线的错误解读。这两个问题可以通过非骨水泥型单髁假体解决。通过在股骨胫骨假体背面喷涂钛和羟基磷灰石，使得假体固定更牢固，透亮线的发生概率显著降低。

第一节　假体特点

骨水泥（聚甲基丙烯酸甲酯）固定的假体在髋关节与膝关节都取得了良好的效果，但骨水泥也存在一些问题：骨水泥在凝固的过程中会产生热量，释放有毒性的甲基丙烯酸单体；骨水泥如果没有很好地挤入骨小梁结构可以造成骨与骨水泥界面松动、骨水泥断裂；骨水泥与骨组织的生物相容性并不如骨与钛金属或羟基磷灰石，以至于在界面产生微动后更容易长入纤维组织。基于这些因素，人们开始探索使用新型固定材料替代骨水泥。非骨水泥型假体的研究开始于20世纪60年代，经过几代人的不断研究，骨组织与假体的压配可以取得足够的假体初始稳定性，骨组织可以长入假体表面的多孔结构获得长期稳定性。

膝关节非骨水泥型牛津单髁假体目前使用最多的是牛津活动平台单髁。非骨水泥型牛津单髁假体是在骨水泥型假体成功的基础上开发出来的。避免了骨水泥型假体由于骨水泥残留造成的并发症，假体与骨之间出现透亮带的概率明显小于骨水泥型假体。对比骨水泥型假体与非骨水泥型牛津单髁假体10年随访结果，非骨水泥型牛津单髁假体稍好[1]（表14-1）。

表 14-1　非骨水泥型和骨水泥型假体比较

	生存率	松动	疼痛	骨溶解	骨折
非骨水泥型	93%	0.42%	0.46%	0.04%	0.26%
骨水泥型	90%	1.00%	0.74%	0.15%	0.09%

非骨水泥型牛津单髁假体在骨接触面做了钛浆和羟基磷灰石双涂层。股骨和胫骨假体与骨都有压配。在胫骨侧，非骨水泥器械底板开槽更窄，配合更窄的牙刷锯与开槽器，胫骨假体龙骨更宽实现牢固压配。胫骨截骨面要求平整，龙骨槽与龙骨之间压配的压强决定于龙骨槽的宽度和胫骨截骨面的骨质密度。股骨侧工具与骨水泥型相似，但股骨假体固定柱直径更大（图14-1）。

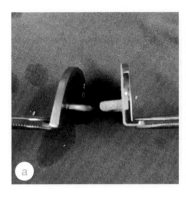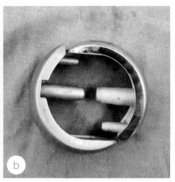

图 14-1　非骨水泥型牛津单髁假体与骨接触面均具有涂层

a. 胫骨侧假体龙骨更宽；b. 股骨假体固定柱直径更大

从 1 例术后 6 周行翻修手术取除的假体中可以发现，非骨水泥型牛津单髁假体与骨在术后 6 周时就产生良好的结合（图 14-2）。

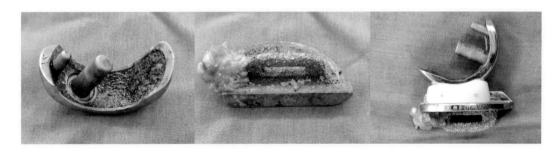

图 14-2　骨与假体之间在手术后 6 周有良好的结合

第二节　手术技术

一、体位

大腿捆绑止血带，置于腿架上，髋关节屈曲 40°、外展 30°，轻度外旋。小腿自然下垂，膝关节屈曲 110°（图 14-3）。

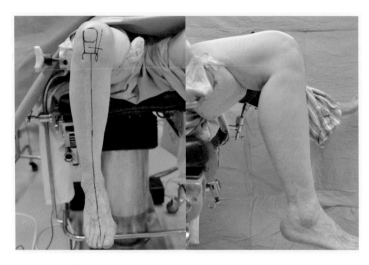

图 14-3　体位

二、手术入路

沿髌骨和髌腱内侧缘切开，上起髌骨上缘，下至胫骨结节，关节线上三分之二，关节线下三分之一（图 14-4）。

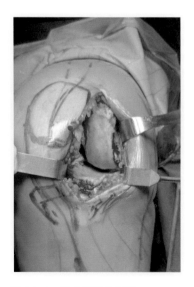

图 14-4　手术切口与暴露

三、骨赘清除

股骨内侧髁内侧缘骨赘、股骨髁间窝骨赘都要认真清除。骨赘清除是股骨髁假体准确安放的基础，髁间窝外侧壁和顶部骨赘清除可以防止前交叉韧带撞击损伤。胫骨髁间隆起前方骨赘清除有助于膝关节伸直，胫骨内髁前方的骨赘要常规清除，内侧缘骨赘清除视情况而定。

四、胫骨截骨

关节间隙插入适当大小的股骨测量勺，先用 1 mm 股骨测量勺左右晃动不超过 20°，如果太松需换 2 ～ 3 mm 股骨测量勺。如果股骨 3 mm 测量勺还是太松就需要直视下定位。

将胫骨截骨导杆远端用橡皮胶带固定于踝部远端导轨指向第二足趾。用 G 形夹将股骨测量勺与胫骨截骨导向器连接，超小号和小号股骨假体用 3 号 G 形夹，中号和大号用 4 号 G 形夹。侧面观胫骨截骨导杆与胫骨前缘平行，正面观胫骨截骨导杆平行于胫骨前缘或内翻 1°～ 2°。调整之后有头钉固定截骨导向器近端。去除 G 形夹，侧副韧带拉钩保护内侧副韧带。换上带槽的胫骨水平截骨导板，先进行水平截骨，随即在水平截骨槽放入一个金属薄片，防止纵向往复锯切得太深。再进行纵向截骨，往复锯平行胫骨屈曲轴面，在内侧胫骨髁间隆起尖端内侧截骨，骨片松动后用止血钳取出骨片。咬骨钳咬除股骨髁内后侧骨赘，测量屈曲间隙，如果少于 3 mm 可以用骨凿去除股骨后髁软骨（图 14-5）。

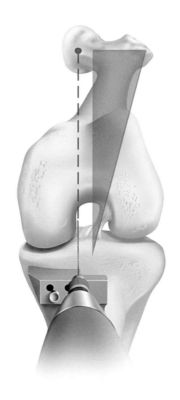

图 14-5　垂直锯方向

五、股骨截骨

在后交叉韧带股骨止点向前延伸 1 cm 处用 4 mm 钻头沿股骨髓腔方向钻孔，5 mm 直径髓腔锥扩大，插入股骨髓腔导向杆。放置股骨髁钻孔导向器，连接叉连接钻孔导向器与髓腔导杆，调节钻孔导向器位置，使得 6 mm 孔位于股骨髁中央，4 mm 孔与 6 mm 孔中心连线垂直于胫骨截骨面。钻孔导向器前端不要悬出股骨髁内侧。先钻 4 mm 孔，如果需要可以细调 6 mm 孔的位置，然后钻 6 mm 孔。卸掉钻孔导向器，插入后髁截骨导向器进入孔内，敲击到位，保护牵开器保护内侧副韧带和前交叉韧带，截除股骨后髁关节面。

6 mm 钻孔内插入 0 号研磨栓，用小锤把研磨栓敲击到底，使得领部紧贴骨皮质。用球形研磨钻研磨到底（这一步是必不可少的）。去掉研磨栓和髓腔定位杆，装上股骨单柱试模和胫骨托模板。在屈曲 110° 用间隙器测试屈曲间隙，取出间隙器，将膝关节伸直到 20° 测试伸直间隙，然后再将膝关节伸直到 0°（如果可能的话），将这两次测得的较松的结果作为伸直间隙。用屈曲间隙减伸直间隙 = 需要股骨远端需要再次研磨去除的骨量。比如屈曲间隙为 3 mm，伸直间隙为 0 mm，屈曲间隙减伸直间隙即 3−0=3（mm），这时用 3 号研磨栓将股骨远端磨去 3 mm。去掉研磨栓，装好试模，再次测量屈曲间隙和伸直间隙，如果这时伸直间隙与屈曲间隙相等或稍松就可进行下一步操作。如果此时屈曲间隙仍然为 3 mm，伸直间隙为 2 mm，则伸直间隙需要增加 1 mm，这时用 4 号研磨栓在 3 mm 的基础上再磨去 1 mm。再次测试屈曲间隙和伸直间隙，这时伸直间隙与屈曲间隙相等。在防撞击导向器引导下磨去股骨远端前方部分骨质，防止垫片在膝关节伸直位发生撞击。用弧形骨凿除股骨髁后方骨赘，防止膝关节屈曲时发生垫片撞击。取出防撞击导向器，用深弯头咬骨钳清理股骨髁后方骨赘。

六、胫骨龙骨槽准备

使用非骨水泥型胫骨托模板覆盖胫骨接骨面，如果模板前后径与胫骨一致，而横径偏大，从胫骨内侧悬出，取出模板，用往复锯适当向外锯除，模板大小合适后用固定钉固定模板，用非骨水泥型牙刷锯开出龙骨槽。胫骨托模板比龙骨长 5 mm，胫骨开槽后后部仍保留 5 mm 骨质（图 14−6）。

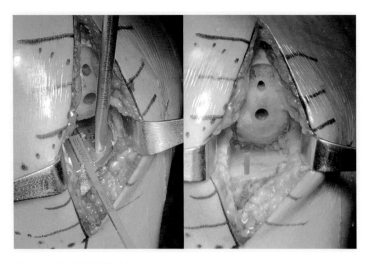

图 14−6　胫骨龙骨槽准备

装入胫骨试模和双柱股骨试模，测试间隙后插入垫片试模，屈伸膝关节观察垫片是否有撞击现象，测试完成后取出试模，冲洗截骨面，关节囊和切口周围注射局部麻醉药 50 mL。

七、假体安装

胫骨假体用手推入龙骨槽浅部，假体前缘略超出胫骨前缘，用胫骨打入器打击假体前部同时向后推打击器轻轻打击假体，等胫骨假体与股骨之间有足够空间轻松容纳打击器时，如果需要可以轻轻击打假体前缘将假体向后调整，确保假体与胫骨平台之间无软组织卡压，打实假体（图 14-7）。通过击打器将股骨假体打入到位，打击方向与假体双柱平行。用间隙器测试屈曲和伸直间隙，选择合适的垫片装入间隙。检查垫片活动轨迹，一切合适后，逐层关闭切口。

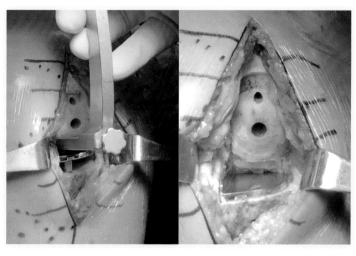

图 14-7　胫骨假体安装

非骨水泥型与骨水泥型的手术操作步骤基本相同，相似的手术操作在本节中不再赘述，可参照第十三章第二节手术技术的相关部分。本节重点描述非骨水泥型假体胫骨侧手术操作特点，龙骨的压配使得胫骨折风险增加，特别是在体格小或者是胫骨内翻的患者。为避免胫骨骨折以下几点需要注意：尽量少截骨使用 3 mm 垫片；避免外翻截骨，轻度内翻理想（2° 内翻）；胫骨假体不要向内侧悬出；先水平锯切，抽出锯片后插入一个金属片防止垂直锯切太深而损伤后侧皮质；准备胫骨龙骨槽时牙刷锯不要用力向后推，以避免损伤胫骨后侧皮质；胫骨试模存在楔形间隙不能打入时，用垂直锯向外侧锯切 1～2 mm；使用小锤，切忌重锤；股骨假体不要过分靠内侧安装。

第三节　典型病例

【病史】

基本情况：患者，男性，71 岁。

主诉：双膝疼痛 15 年，加重 1 年。

体格检查：双膝无明显肿胀，双膝周无皮肤发红，皮温正常；双膝关节内侧压痛阳性，双膝髌骨活动度尚可；双膝 10° 内翻畸形，双膝拉赫曼试验（－），抽屉试验（－），双膝内外翻应力试验（－）。双膝关节活动度：左膝屈曲 110°～伸 10°；右膝屈曲 110°～伸 5°。

【患者大体照片】

患者术前大体照片见图 14-8。

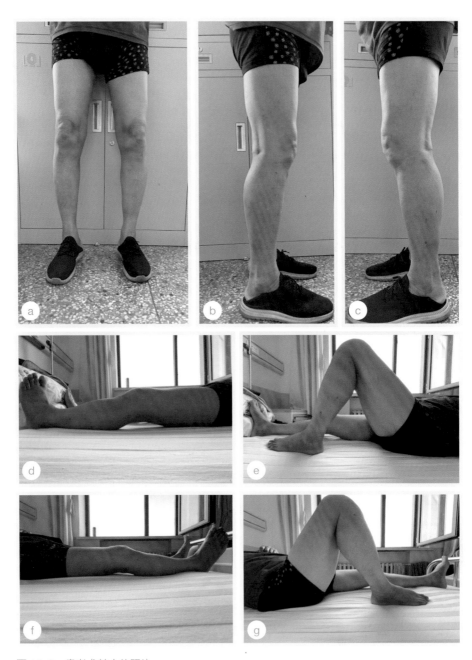

图 14-8　患者术前大体照片

a. 站立位正位；b. 右膝站立位侧位；c. 左膝站立位侧位；d. 左膝伸直 10°；e. 左膝屈曲 110°；f. 右膝伸直 5°；g. 右膝屈曲 110°

【影像学检查】

患者术前、术后影像学检查分别见图 14-9、图 14-10。

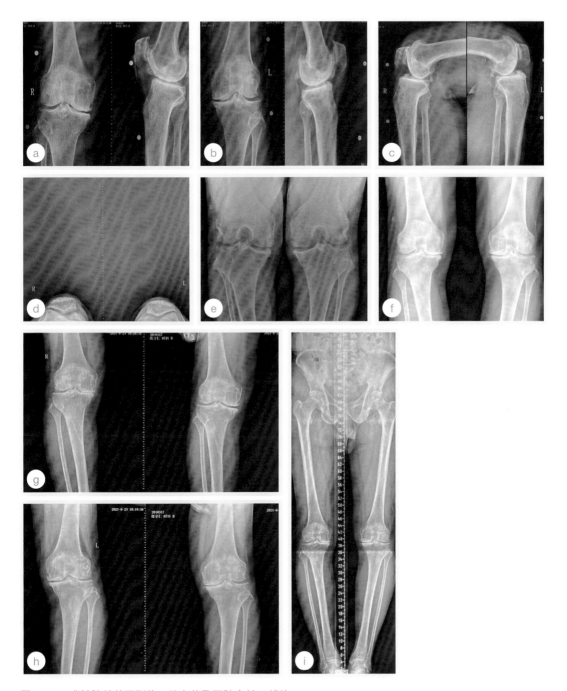

图 14-9　术前膝关节正侧位、动力位及下肢全长 X 线片

a. 右膝关节正侧位；b. 左膝关节正侧位；c. 双膝屈曲 90° 侧位（在屈曲 90° 位侧位片测量胫骨后倾角，左膝后倾 6°，右膝后倾 10°）；d. 髌股关节切线位；e. 髁间窝位；f. 站立位正位；g. 右膝内外翻应力位；h. 左膝内外翻应力位；i. 下肢全长

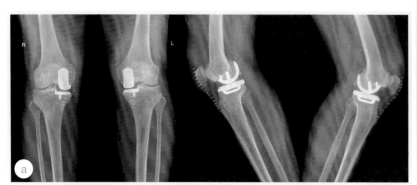
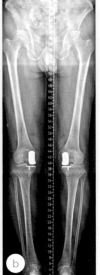

图 14-10　术后正侧位及下肢全长 X 线片

a. 术后双膝正侧位；b. 下肢全长

【患者术后大体照片】

患者术后大体照片见图 14-11。

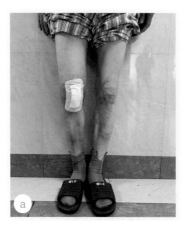
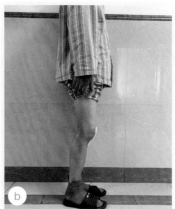

图 14-11　患者术后大体照片

a. 站立位正位；b. 站立位侧位

本章参考文献

[1]　MOHAMMAD H R, MATHARU G S, JUDGE A, et al. Comparison of the 10-year outcomes of cemented and cementless unicompartmental knee replacements: data from the National Joint Registry for England, Wales, Northern Ireland and the Isle of Man [J]. Acta orthopaedica, 2020, 91(1): 76-81.

|第十五章|
Link Sled 固定垫片膝单髁置换术

膝单髁置换术作为治疗单间室膝骨关节炎的一种微创术式，具有创伤小、恢复快、并发症少的优势，相较于全膝置换术破坏了正常关节面，丢失大量骨量，需重建下肢力线，膝单髁置换术则保留了正常骨量和交叉韧带，术后可更好地恢复膝关节生物力学行为[1,2]。目前对于膝单髁置换术假体，存在两种选择：活动垫片假体和固定垫片假体。荟萃分析显示两种假体在术后翻修率、并发症和功能结果方面并不存在明显的差异[3]。然而，在对固定垫片假体 – 膝单髁置换术后患者的随访研究中，尽管有研究显示 10 年生存率高达 95.1%（95% *CI* 92.2% ～ 97.7%）[4]，20 年的生存率达到 85.9%（95% *CI* 82.9% ～ 88.9%）[5]，但失败案例的报道也时有发生，包括进展性骨关节炎、垫片磨损、胫骨假体松动等[4,5]。本章将从有限元分析及生物力学角度对固定垫片膝单髁置换术后的运动模式、力学变化进行分析，还介绍了 Link Sled 固定垫片膝单髁假体的设计和特点及手术技术。

第一节　假体特点

自 1971 年，Link Sled 固定垫片膝单髁假体（WaldemarLink，Hamburg，Germany）一直被广泛使用，其假体分为股骨、胫骨两个组件。其中股骨组件由钴铬钼合金构成，为接触面多曲率、环抱双柱设计，与股骨髁的解剖形态十分贴近，分为 4 种型号（16×40 mm、17×46 mm、18×52 mm、20×60 mm）。胫骨假体为全高分子聚乙烯或带金属背衬的高分子聚乙烯，全高分子聚乙烯假体有 4 种高度（7 mm、9 mm、11 mm、13 mm）、4 种宽度（45 mm、50 mm、55 mm、58 mm）可供选择，带金属背衬假体有 4 种高度（8 mm、9 mm、11 mm、13 mm）、3 种宽度（45 mm、50 mm、55 mm）的型号可供选择，均需采用骨水泥进行固定。股骨假体与胫骨假体的骨接触面上有直径 1.3 mm 的球形结构，胫骨假体与股骨假体的接触面为平坦设计，减少了对膝关节活动的限制，增加关节活动度。另外，胫骨假体与骨的接触面侧方存在侧块设计，可有效增加假体稳定性，降低术后假体活动风险（图 15-1）。

Link Sled 固定垫片膝单髁假体采用了圆弧对平面的接触设计，减少了膝关节活动的限制，提高了膝关节的活动度。"圆弧对平面"的关节允许很大的自由度，关节运动完全由现有的软组织约束引导。此外，该设计对于力线不正的容忍度较高，补偿了轻微的错位，而不会导致组件的"边缘负载"。与具有较小半径的情况相比，较大的表面半径用于将载荷分布在更大的平台区域上。股骨假体表面置换的设计使骨组织及软组织得以最大程度的保留（图 15-2）。

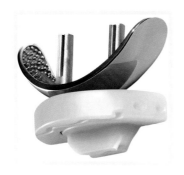
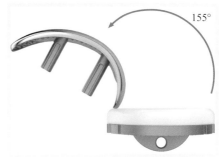

图 15-1　胫骨假体侧面观　　　图 15-2　股骨假体侧面观

第二节　Link Sled 固定垫片膝单髁置换术后生物力学分析

一、假体植入术后运动学变化

正常膝关节的运动并非简单的铰链运动，而是屈曲时围绕胫骨内侧支点的内旋运动。膝关节屈曲时，内侧股骨髁并未发生前后移动而是外侧股骨髁在相对平坦的胫骨平台上向后滚动[6,7]。膝单髁置换术后改变了内侧间室的形状、一致性及刚度，同时扰乱了为原生膝内侧间室提供约束力的解剖结构（包括十字韧带、副韧带以及半月板），必然伴随着运动学的改变。

Kia M 等[8]通过多体模型探究了固定垫片假体（Triathlon，Stryker，Mahwah，NJ，USA）－膝单髁置换术后膝关节内侧旋转行为和韧带张力。结果显示，术后无法维持膝关节被动屈曲（0°～30°）的内旋运动，股骨髁相对于胫骨的异常前后平移延迟了胫骨内旋的发生，这使得原本发生在原生膝关节屈曲 0°～30°的内旋在膝单髁置换术后被延迟到了 30°～90°，而且通过增加或减少胫骨平台厚度（过紧或过松）并不能完全恢复。此结果表明，内侧半月板和关节形态的一致性在维持膝关节被动屈曲的运动模式中起着重要的作用。此外，Kia M 等[8]研究指出，与原生膝关节相比，固定垫片假体－膝单髁置换术后，股骨外侧髁在屈曲 0°～30°向后平移更少，而从屈曲 30°～90°则后移增加，这也解释了膝单髁置换术后胫骨内旋主要发生在屈曲 30°～90°而非 0°～30°的现象。

Cassidy KA 等[9]通过膝关节标本研究显示，固定垫片假体（Triathlon，Stryker，Mahwah，NJ，USA－膝单髁置换术术后胫骨在伸展时更多外翻，在屈曲 15°～30°时则更多外旋，胫骨在整个屈曲范围内更向远侧偏移，在屈曲中段至 90°时更向内侧、前侧偏移。Heyse TJ 等[2]研究也显示了相似的研究结果，他们运用膝关节标本对膝单髁置换术后和原生膝关节在不同运动和负重下的运动模式进行了比较与分析。结果显示，膝单髁置换术后，膝关节在无负荷状态下的运动模式整体非常接近于正常膝关节，但股骨内侧髁的中心位置更偏上，由于这个原因也导致胫骨外翻角度的增加。在下蹲的运动轨迹显示，股骨内侧髁更趋于后上方，胫骨内侧髁内旋减少，胫骨出现更大程度外翻。他们认为负荷下运动模式的轻度变化是由于内侧间室半月板的丢失以及插入垫片的几何形状和硬度的不匹配所引起的。Suggs JF 等[10]研究结果也表明，相较于原生膝关节，膝单髁置换术后可导致胫骨外旋和外翻–内翻的变化，而前交叉韧带的断裂可使得股骨后移、胫骨内旋增加。

二、术后同侧、对侧间室力学分析

正常膝间室是由股骨髁表面软骨、半月板及胫骨平台软骨层组成的力传导系统。而膝单髁置换术后，内侧半月板的切除，不仅可导致内侧间室接触压力峰值的增加（25%），而且引起外旋和胫骨平移的增加[11]。不仅如此，当内侧间室置换为单髁假体后，内外侧间室的刚度出现不均，与外侧间室股骨–胫骨软骨层 15 MPa 的弹性模量相比，内侧间室胫骨侧垫片的弹性模量高达 685 MPa，相差超过 40 倍[12]。内外侧间室材料刚度的不均一性，不仅会导致膝单髁置换术后应力倾向于外侧传导，而且会导致外侧副韧带（lateral collateral ligament，LCL）松弛，内侧副韧带紧张度增加[13]。因此，对于膝单髁置换术后的膝关节力线，研究显示中立位或者轻度内翻（3°）可最大限度呈现与原生膝关节类似的生物力学表现，不仅可延长膝单髁置换术假体生存率，而且可维持适当的软组织形变张力[12]，这一点也在有限元模型中得到验证。如果内翻角度过大（6°），则易导致假体的早期松动，主要原因是胫骨假体承载的过大应力通过弹性模量更大的皮质骨传导，而非弹性模量更小的松质骨，松质骨应力的下降不仅易引起假体松动的发生，而且可引起术后疼痛反应[13]。同样，过度外翻可进一步导致外侧间室应力增加，软骨磨损加速[13]。

此外，股骨假体的位置也是一个影响内侧间室聚乙烯垫片和对侧间室关节软骨接触应力的敏感因素之一。Kang KT 等[14]通过有限元分析方法对股骨远端假体在膝单髁置换术后内外侧间室的接触应力进行了生物力学分析。结果显示，股骨假体的术后最佳位置是远端股骨髁的中心，偏外或偏内对接触应力的分布均有影响，而且对外侧关节软骨的影响大于内侧聚乙烯垫片。

三、术后髌股关节的力学影响

髌骨与股骨的滑车沟槽铰接形成髌股关节，其主要功能是在膝关节弧形屈曲运动时减少摩擦及提高杠杆作用。在矢状面上有三个力作用于髌骨，分别为股四头肌肌腱力、髌韧带拉力及髌骨关节面上净压力[15]。多项研究表明，内侧间室固定垫片假体–膝单髁置换术后机械轴的纠正可影响髌股关节的压力负载，对髌骨周围的去神经支配及增生骨质的去除均可有效缓解髌股关节的膝前痛[15, 16]。Thein R 等[17]研究也指出内侧固定垫片假体–膝单髁置换术后膝关节屈曲时股骨外旋的增加可改善髌股关节运动的吻合性，同时可重新分配整个髌股关节的压力负载，对髌股关节的退化起到保护性作用。

四、固定垫片假体在膝外侧间室的应用

膝外侧间室骨关节炎的发病率较低，约占骨关节炎发病率的 1/10[18]。在生物力学和解剖上，膝外侧单髁置换术与膝内侧单髁置换术存在着明显差异性[19, 20]。影像学研究显示，在膝关节屈曲过程中伴随着胫骨内旋，相当于股骨外侧髁的后移[6, 21]。在运动学上，外侧间室胫股接触点比内侧向后滚动幅度更大，在深屈曲时，外侧髁平均移动 12.7 mm（1.4～29.8 mm），而内侧髁的平均移动仅 2.9 mm（3.0～9.0 mm）[22]。在解剖上，外侧平

台的前后径（平均 47.2 mm，SD 3.3）小于内侧平台（平均 50.8 mm，SD 3.3）[23]。扇形分布的内侧副韧带比绳状的外侧副韧带更长（60%）、更宽（680%）、更薄（19%）[24]，对内侧单髁假体的保护性更优于外侧。

外侧间室与内侧间室在生物力学及解剖上的差异性导致了活动垫片假体在外侧间室应用的局限性，垫片脱位成了需要特别关注的问题[25]。而固定垫片假体胫骨侧金属背托与高分子聚乙烯垫片的固定设计则避免了这一问题。Xue H 等[26] 对 198 例单中心 Link Sled 固定垫片假体 – 膝单髁置换术后平均随访 56.4 个月（15.6 ～ 88.9 个月），假体生存率高达99.5%，多个评价指标表明，术后可获得满意的下肢力线和关节功能活动。其他多项随访研究也显示，膝外侧单髁置换术 10 年假体生存率超过 90%[27-29]。Wada K 等[30] 研究显示，外侧间室固定垫片假体（Tribrid，Kyocera Medical，Osaka，Japan）– 膝单髁置换术术后膝关节在屈曲过程中仍保留与原生膝关节一致的胫骨内旋，包括在屈曲中段出现短暂的胫骨外旋。

总体而言，相较于全膝关节置换，膝单髁置换术的手术方式仍最大限度地保存了维持膝关节稳定和运动的重要解剖结构，包括交叉韧带、侧副韧带、髌骨及外侧半月板。这也使得膝单髁置换术后无论是力学分析还是运动模式上都与原生膝关节更加接近。但假体的刚性与原生膝关节的间室结构（半月板、软骨等）的不同，因此不可避免地在运动学及力学传导上存在一定差异性。从目前研究而言，固定垫片假体无论在体内的中长期随访研究还是体外标本试验，抑或是有限元模拟分析结果均表现出了优良的疗效。

第三节　手术技术

Link Sled 膝单髁置换是解剖重建手术，只要胫骨截骨正确，股骨软骨修整到位，不矫枉过正，膝关节自然恢复平衡。

一、手术体位与切口规划

全身 / 脊髓麻醉满意后，患者仰卧位，应用止血带。患肢悬垂于支架上，髋关节屈曲35°，膝关节至少可以弯曲 120°。小腿自然下垂，髌骨位于正前方。

术前对相关解剖标志进行标记，包括髌骨、髌韧带、胫骨结节、关节线及胫骨前缘（图 15-3）。

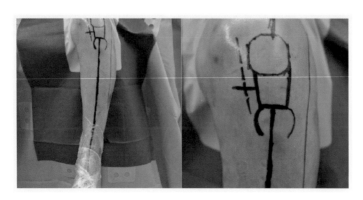

图 15-3　体位与切口规划

二、切口暴露

采用髌旁内侧切口，上缘至髌骨上极，下缘至关节线下 2 ～ 3 cm。关节囊沿髌韧带旁切开，深部切口可向股内侧肌方向延长 2 cm，以获得更好的暴露。

进入关节后，切除部分内侧半月板和髌下脂肪垫。骨膜下剥离，显露胫骨平台前内侧缘，不要做任何内侧副韧带松解（图 15-4）。

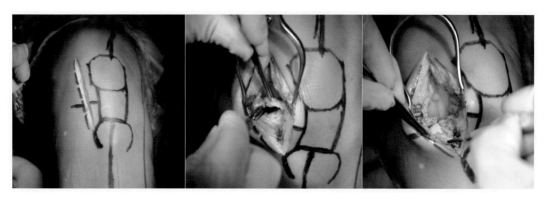

图 15-4　手术切口与暴露

三、骨赘清除

应用"移动窗技术"，通过屈伸膝关节充分暴露股骨髁边缘，使用骨刀或咬骨钳清除股骨内侧髁内外缘、胫骨平台前缘骨赘。若髌骨内侧缘存在较大骨赘，予以清除。必要时清除髁间凹骨赘。探查前交叉韧带、外侧间室及髌股关节退变状态（图 15-5）。

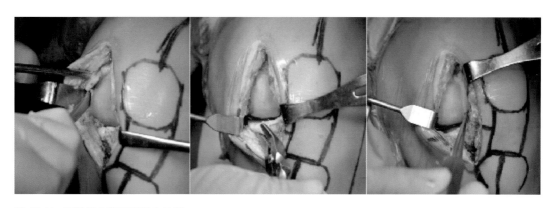

图 15-5　清除膝内侧间室增生骨赘

四、标记平台预计截骨线

截骨前用电刀对预设的水平截骨、垂直截骨部位进行标记：水平截骨一般位于胫骨磨损最低点下方 4 ～ 5 mm，垂直截骨位于内侧胫骨棘顶点内侧 1 ～ 2 mm 与股骨内侧髁外侧缘对齐。

为使胫骨假体尽可能完全覆盖胫骨截骨面，将与选定的测宽器放置于胫骨平台中央部位，沿测宽器外侧缘用电刀做标记（图 15-6）。

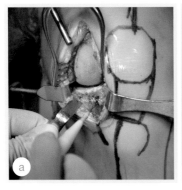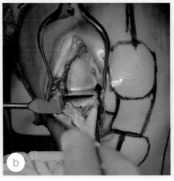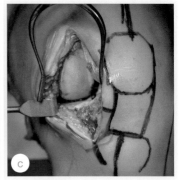

图 15-6　标记胫骨平台预计截骨线

a. 水平截骨线位于胫骨磨损最低点下方 4～5 mm；b. 垂直截骨位于内侧胫骨棘顶点内侧 1～2 mm；c. 预计水平与垂直截骨线

五、胫骨平台截骨导向器放置

胫骨髓外截骨导向器组装完成后，通过硅胶带将抱踝器固定在踝关节。将导杆的远端对准踝穴中央，并使其冠状面与胫骨机械轴平行。调整近端水平截骨导板高度，使其上表面与标记的水平截骨线齐平。调节导杆远端距离皮缘 1.8 cm，使其矢状面与胫骨前缘平行。有头钉固定截骨导板（图 15-7）。

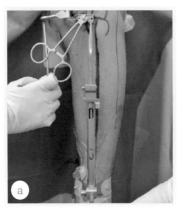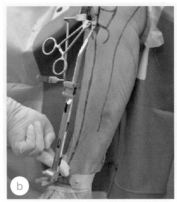

图 15-7　放置胫骨平台截骨导向器

a. 导杆平行于胫骨前缘；b. 导杆远端距皮缘 1.5～2 cm

将 9 mm 垫片置于截骨导板上，检查上面是否与股骨后髁相切，判断胫骨截骨高度（图 15-8a）。若病例磨损严重，截骨面紧贴磨损最低点，避免过截（图 15-8b）。

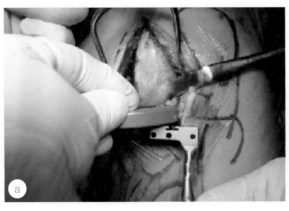
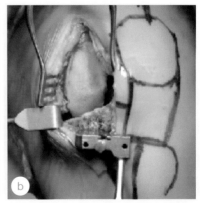

图 15-8　通过间隙测块预判截骨厚度

六、胫骨平台截骨

使用往复锯沿垂直截骨标记线与股骨内侧髁外侧缘对齐进行垂直截骨。

"Z"形拉钩放置内侧副韧带下方，使用摆锯进行水平截骨，锯透后侧皮质，避免锯片损伤内侧副韧带及膝关节后方软组织。

使用两把 Kocher 钳夹持胫骨截骨块，在膝伸直位取出。仔细检查切除的平台的宽度和厚度，对截骨的内外翻、内外旋及前后倾进行评估，然后通过与胫骨模板的比较来确定平台的大小（图 15-9）。

要确保进行了足够的切除，最薄 9 mm 间隙测块可自由进出，无任何阻力。

完整切除内侧半月板，避免医源性内侧副韧带损伤。

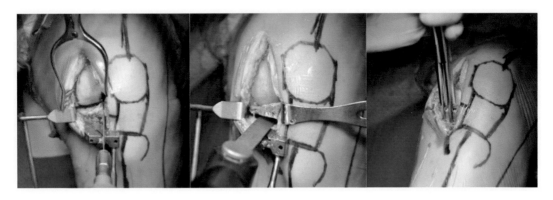

图 15-9　胫骨平台垂直截骨、水平截骨及取出截骨块

七、标记股骨截骨起点

标记股骨假体前缘线：膝关节完全伸直，间隙测试块前缘与股骨髁接触处做标记。

标记股骨假体中线：膝关节屈曲 90°，对应间隙测试中点在股骨髁上做垂直标记线（图 15-10）。

股骨假体大小：最终的股骨假体合适的尺寸必须是在去除股骨软骨后使用相应的钻孔导向器确定。钻孔导向器应完全覆盖股骨髁，但其前缘延伸至但不超过假体前缘标记线。

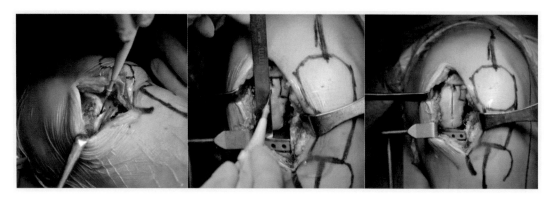

图 15-10　标记股骨假体前缘，与股骨假体预计放置中线

八、股骨侧截骨

股骨侧属于真正软骨替代，术中需彻底剔除残留的股骨软骨，及对已磨损的骨表面进行塑形，以适配股骨假体的轮廓。

在屈曲间隙插入 9 mm 垫片，抬起内侧股骨髁。从股骨髁前方水平标记线开始沿着股骨髁远端表面，使用宽锯片去除残留的软骨，深度至软骨下骨，股骨远端截骨面应与胫骨矢状面垂直（图 15-11a）。

在 9 mm 垫片上方放置 2 mm 金属插片，在金属插片上方使用摆锯在股骨后髁做一水平标记线（图 15-11b）。移除垫片和金属插片，不断加大髋关节和膝关节屈曲角度，充分显露股骨后髁，摆锯与股骨后髁相切并与水平标记线平行数次截去软骨，残留软骨通过弧形骨刀截除（图 15-11c、d、e）。

将 11 mm 的垫片插入屈曲间隙，判断间隙大小及后髁截骨面是否与胫骨截骨面平行。若间隙不足，或者不平行，需做进一步截骨。

选择合适的股骨钻孔导向器，并用于判断与股骨髁匹配程度。若不匹配，则需进一步修整（图 15-11f）。

九、处理股骨侧固定孔

股骨假体中置器放置于胫骨平台，股骨钻孔导向器下柱卡进中置器槽内，前方卡入股骨水平截骨槽内，固定钉固定，分别钻上孔和下孔。取出股骨钻孔导向器和中置器，观察上孔和下孔在股骨髁中线上，下孔位于股骨远端和后髁交界处。

将预选型号的股骨假体试模插入钻孔内，沿固定栓方向敲击到位，观察假体试模与股骨髁适配程度。9 mm 垫片插入屈曲间隙，无阻力。在整个关节活动范围内观察股骨假体与胫骨假体接触点轨迹，为假体中点接触（图 15-12）。

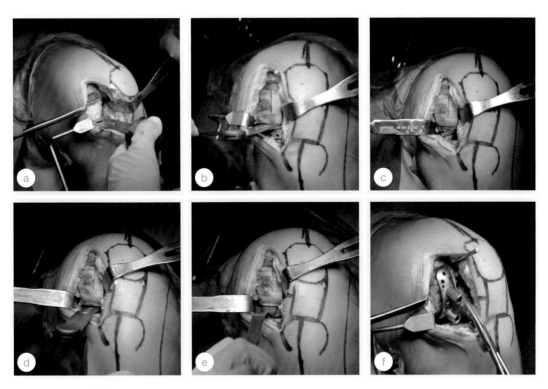

图 15-11　股骨侧截骨

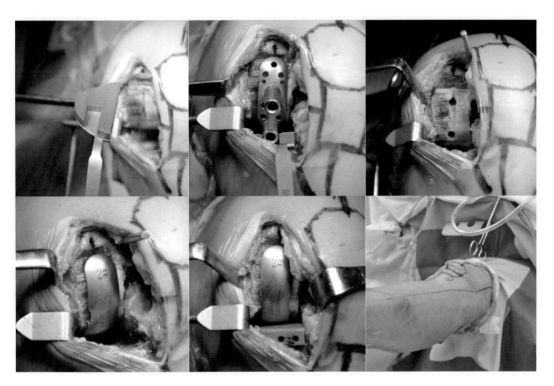

图 15-12　股骨侧钻孔与假体试模

十、准备胫骨

将金属底板胫骨开槽器后缘置于胫骨平台后方，手柄往前外侧方向拉，使其后缘与胫骨平台后缘齐平，外侧面紧贴胫骨平台内侧截骨面。

通过判断胫骨开槽器对胫骨截骨面的覆盖程度，确认胫骨假体大小。

使用牙刷锯从前往后上下摆动开槽，随后将专用的龙骨凿放入槽内，锤击龙骨凿压实骨质。禁止重力敲击，以避免平台骨折（图 15-13）。

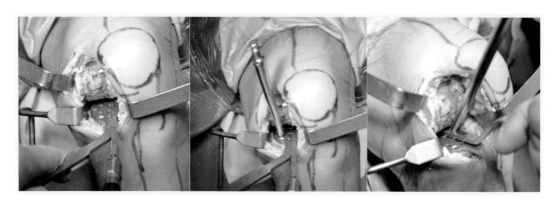

图 15-13 胫骨侧最终准备

十一、假体试模复位

先装入股骨试模，再装入胫骨试模。

膝关节深度屈曲和完全伸直，检查关节的稳定性。

选择合适的胫骨假体厚度，恢复韧带的自然张力。膝关节外翻时，内侧关节间隙应能打开 2 mm（图 15-14）。

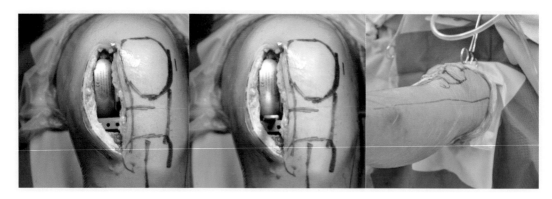

图 15-14 股骨假体与胫骨假体试模复位，测试屈伸间隙有无撞击

十二、钻孔、冲洗、"鸡尾酒"注射

使用小钻头在股骨和胫骨上钻孔，以提高骨水泥的渗透力。彻底冲洗，清除骨碎粒。"鸡尾酒"注射后方关节囊、韧带止点、髌下脂肪垫及切口边缘（图 15-15）。

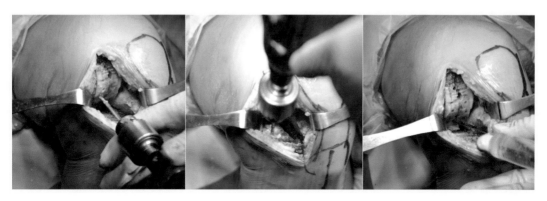

图 15-15　股骨与胫骨表明钻孔、冲洗、"鸡尾酒"注射

十三、安装股骨假体

将少量骨水泥放入 5 mL 注射器内，然后将股骨上、下孔内注满骨水泥。股骨假体背面凹槽填满骨水泥，将其插入股骨上、下钻孔，榔头敲击到位，去除多余骨水泥。

放入胫骨试模，测试屈伸间隙，最终确定胫骨假体厚度（图 15-16）。

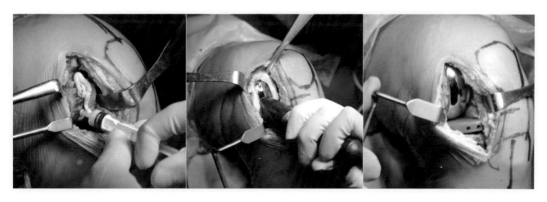

图 15-16　股骨侧骨水泥涂抹与股骨假体固定

十四、安装胫骨假体

在胫骨平台和假体背面均匀涂抹骨水泥，膝关节屈曲 45°，胫骨外翻外旋位插入胫骨假体。仔细清理并确保多余的骨水泥被完全去除，没有松动的骨水泥颗粒残留（图 15-17）。

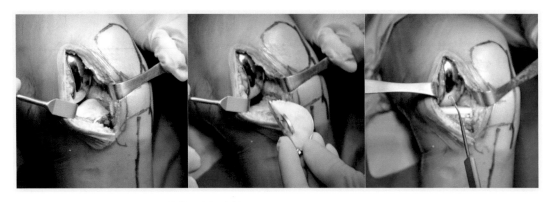

图 15-17　胫骨截骨面与胫骨假体的骨水泥涂抹

压实胫骨假体，去除多余的骨水泥

十五、加压固定、缝合关节囊

使用 1 mm 插片插入假体间，膝关节屈曲 45°，直到骨水泥凝固。连续缝合关节腔，注射氨甲环酸，常规缝合皮肤切口。弹力绷带包扎下肢至大腿根部（图 15-18）。

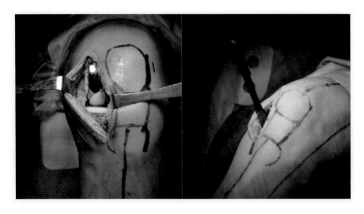

图 15-18　在股骨与胫骨假体间插入 1 mm 插片，在屈膝 45° 位，等待骨水泥凝固

第四节　典型病例

【病史】

基本情况：患者，女性，67 岁。

主诉：右膝疼痛 3 年，加重伴活动受限半年。

体格检查：右膝伸直位下轻度内翻及屈曲畸形，约内翻 8°。膝关节屈曲 20° 时内翻畸形应力下可纠正，90° 时内翻畸形可自行纠正。膝部内侧轻度肿胀，皮温正常，患膝部表面皮肤无红肿发热，股四头肌无明显萎缩。膝部内侧关节间隙处压痛阳性。膝关节活动受限，伸屈膝时关节内侧感觉明显骨摩擦感。膝关节活动度：5°～110°（主动情况下），0°～120°（被动情况下）。膝关节后方牵拉感，过伸过屈时疼痛明显。膝浮髌试验（-），前后抽屉试验（－），轴移试验（－），髌骨研磨试验（－），侧方应力试验（－），回旋挤压试验（＋）。足背动脉搏动存在，足趾浅感觉、活动及血运好。

【患者大体照片】

患者术前大体照片见图 15-19。

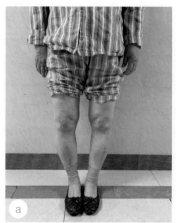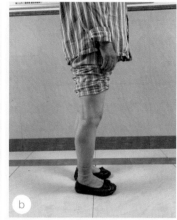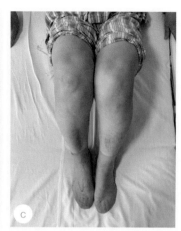

图 15-19　患者术前大体照片

a. 站立位正位；b. 站立位侧位；c. 屈曲 90° 正位、内翻畸形可自行矫正

【影像学检查】

患者术前、术后影像学检查分别见图 15-20、图 15-21。

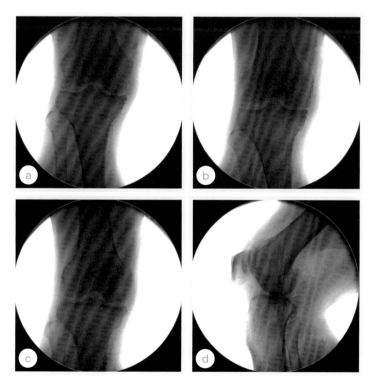

图 15-20　右膝术前透视 X 线片

a. 模拟负重位；b. 内翻应力位；c. 外翻应力位；d. 侧位

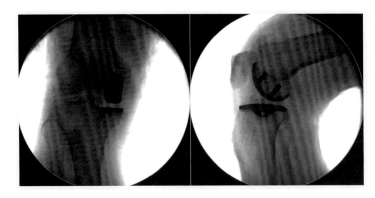

图 15-21　右膝术中 X 线片

【患者术后大体照片】

患者术后大体照片见图 15-22。

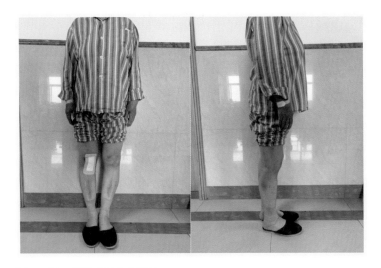

图 15-22　患者术后大体照片

本章参考文献

[1]　CAO Z, MAI X, WANG J, et al. Unicompartmental knee arthroplasty *v.s.* high tibial osteotomy for knee osteoarthritis: A systematic review and Meta-analysis [J]. J Arthroplasty, 2018, 33(3): 952-959.

[2]　HEYSE T J, EL-ZAYAT B F, DE CORTE R, et al. UKA closely preserves natural knee kinematics in vitro [J]. Knee Surg Sports Traumatol Arthrosc, 2014, 22(8): 1902-1910.

[3]　CAO Z, NIU C, GONG C, et al. Comparison of fixed-bearing and mobile-bearing unicompartmental knee arthroplasty: a systematic review and Meta-analysis [J]. J Arthroplasty, 2019, 34(12): 3114-3123.e3.

[4]　LIM J W, CHEN J Y, CHONG H C, et al. Pre-existing patellofemoral disease does not affect 10-year survivorship in fixed bearing unicompartmental knee arthroplasty [J]. Knee Surg Sports Traumatol Arthrosc, 2019, 27(6): 2030−2036.

[5]　STEELE RG H S, EVANS RL, ACKROYD CE, NEWMAN JH. Survivorship of the St Georg Sled medial unicompartmental knee replacement beyond ten years. [J]. J Bone Joint Surg Br, 2006, 88(9): 1164−1168.

[6]　HILL PF V V, WILLIAMS A, IWAKI H, PINSKEROVA V, FREEMAN MA. Tibiofemoral movement 2- the loaded and unloaded living knee studied by MRI. [J]. J Bone Joint Surg Br, 2000, 82(8): 1196−1198.

[7]　IWAKI H P V, FREEMAN MA. . Tibiofemoral movement 1- the shapes and relative movements of the femur and tibia in the unloaded cadaver knee. [J]. J Bone Joint Surg Br 2000, 82(8): 1189−1195.

[8]　KIA M, WARTH L C, LIPMAN J D, et al. Fixed-bearing medial unicompartmental knee arthroplasty restores neither the medial pivoting behavior nor the ligament forces of the intact knee in passive flexion [J]. J Orthop Res, 2018, 36(7): 1868−1875.

[9]　CASSIDY K A, TUCKER S M, RAJAK Y, et al. Kinematics of passive flexion following balanced and overstuffed fixed bearing unicondylar knee arthroplasty [J]. Knee, 2015, 22(6): 542−546.

[10]　SUGGS J F, LI G, PARK S E, et al. Knee biomechanics after UKA and its relation to the ACL: A robotic investigation [J]. J Orthop Res, 2006, 24(4): 588−1894.

[11]　HARNER CD M C, LESNIAK BP, ROMANOWSKI JR. . Biomechanical consequences of a tear of the posterior root of the medial meniscus. [J]. J Bone Joint Surg Am, 2009, 91: 257−270.

[12]　INNOCENTI B, PIANIGIANI S, RAMUNDO G, et al. Biomechanical effects of different varus and valgus alignments in medial unicompartmental knee arthroplasty [J]. J Arthroplasty, 2016, 31(12): 2685−2691.

[13]　INNOCENTI B, BILGEN O F, LABEY L, et al. Load sharing and ligament strains in balanced, overstuffed and understuffed UKA. A validated finite element analysis [J]. J Arthroplasty, 2014, 29(7): 1491−1498.

[14]　KANG K T, SON J, KOH Y G, et al. Effect of femoral component position on biomechanical outcomes of unicompartmental knee arthroplasty [J]. Knee, 2018, 25(3): 491−498.

[15]　MILLER RK G J, MURRAY DW, O'CONNOR JJ. *In vitro* measurement of patellofemoral force after three types of knee replacement. [J]. J Bone Joint Surg Br, 1998, 80(5): 900−906.

[16]　BERGER Y, FTAITA S, THIENPONT E. Does medial patellofemoral osteoarthritis influence outcome scores and risk of revision after fixed-bearing unicompartmental knee arthroplasty? [J]. Clin Orthop Relat Res, 2019, 477(9): 2041−2047.

[17]　THEIN R, ZUIDERBAAN H A, KHAMAISY S, et al. Medial unicondylar knee arthroplasty improves patellofemoral congruence: A possible mechanistic explanation for poor association between patellofemoral degeneration and clinical outcome [J]. J Arthroplasty, 2015, 30(11): 1917−1922.

[18]　SCOTT CE N R, BIANT LC. Lateral compartment osteoarthritis of knee: Biomechanics and surgical management of end-stage disease. [J]. Bone Joint J, 2013, 95-B(4): 436−444.

[19]　SAH A P, SCOTT R D. Lateral unicompartmental knee arthroplasty through a medial approach. Study with an average five-year follow-up [J]. J Bone Joint Surg Am, 2007, 89(9): 1948−1954.

[20]　ASHRAF T N J, EVANS RL, ACKROYD CE. Lateral unicompartmental knee replacement [J]. J Bone Joint Surg Br, 2002, 84(4): 1126−1130.

[21] KARRHOLM J B S, FREEMAN MA. . Tibiofemoral movement 4 changes of axial tibial rotation caused by forced rotation at the weight-bearing knee studied by RSA [J]. J Bone Joint Surg Br, 2000, 82(8): 1201−1203.

[22] KOMISTEK R D, DENNIS D A, MAHFOUZ M. *In vivo* fluoroscopic analysis of the normal human knee [J]. Clin Orthop Relat Res, 2003 (410): 69−81.

[23] SERVIEN E, SAFFARINI M, LUSTIG S, et al. Lateral versus medial tibial plateau: Morphometric analysis and adaptability with current tibial component design [J]. Knee Surg Sports Traumatol Arthrosc, 2008, 16(12): 1141−1145.

[24] WILSON W, WEARING S, PAYNE A, et al. The medial collateral ligament of the human knee is stronger but not stiffer than its lateral counterpart[J]. Journal of Science and Medicine in Sport, 2010, 13: e77−e78.

[25] PANDIT H, JENKINS C, BEARD D J, et al. Mobile bearing dislocation in lateral unicompartmental knee replacement [J]. Knee, 2010, 17(6): 392−397.

[26] XUE H, MA T, WEN T, et al. Predictors of satisfactory outcomes with fixed-bearing lateral unicompartmental knee arthroplasty: Up to 7-year follow-Up [J]. J Arthroplasty, 2021, 36(3): 910−916.

[27] ARGENSON J N, PARRATTE S, BERTANI A, et al. Long-term results with a lateral unicondylar replacement [J]. Clin Orthop Relat Res, 2008, 466(11): 2686−2693.

[28] PENNINGTON D W, SWIENCKOWSKI J J, LUTES W B, et al. Lateral unicompartmental knee arthroplasty: Survivorship and technical considerations at an average follow-up of 12.4 years [J]. J Arthroplasty, 2006, 21(1): 13−17.

[29] LUSTIG S, ELGUINDY A, SERVIEN E, et al. 5 to 16-year follow-up of 54 consecutive lateral unicondylar knee arthroplasties with a fixed-all polyethylene bearing [J]. J Arthroplasty, 2011, 26(8): 1318−1325.

[30] WADA K, HAMADA D, TAKASAGO T, et al. Native rotational knee kinematics is restored after lateral UKA but not after medial UKA [J]. Knee Surg Sports Traumatol Arthrosc, 2018, 26(11): 3438−3443.

|第十六章|
Sigma HP 固定垫片膝单髁置换术

西格玛高性能（Sigma high performance，Sigma HP）固定垫片膝单髁假体由股骨髁组件、胫骨托组件和聚乙烯垫片三部分组成，参照人体膝关节静态与动态条件下正常解剖及生物学力学特性设计，改良了多项假体设计，取得了令手术医生及患者满意的临床效果。根据英格兰与威尔士国家人工关节登记系统统计数据，Sigma HP 膝单髁置换术后 3 年全因翻修率为 3.3%（95% CI 2.6% ～ 4.1%），术后 5 年为 5.1%（95% CI 3.26% ～ 7.96%），而在此登记系统数据中，全部膝单髁（其他类型）置换术后 3 年、术后 5 年整体的全因翻修率均高于 Sigma HP 膝单髁置换术，分别为 4.6%、7.1%。其他国家的相关关节置换登记系统也报道了相似的统计数据。

第一节 假体特点

一、间隙平衡设计理念

Sigma HP 单髁特有的股骨远端截骨模块，可以更好地平衡截骨后屈伸间隙。截骨模块下方为截骨后预留伸直间隙，一般等于胫骨截骨后的屈曲间隙。下方无垫块时，预留间隙 7 mm，通过下方增加垫片，最大可增加至 11 mm（1 ～ 4 mm 垫片）。上方为股骨远端截骨量，无垫片时，截骨 6.7 mm（等于假体远端厚度）。通过插入 1 ～ 3 mm 垫片，减少股骨远端截骨量（图 16-1）。

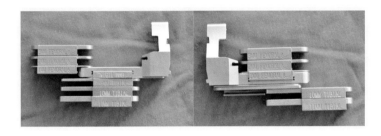

图 16-1 Sigma HP 单髁股骨截骨模块

二、股骨髁假体特点

股骨髁假体为非对称性设计，共有 6 个型号，以适应股骨内侧髁轨迹。股骨髁假体远端与后髁厚度恒定为 6.7 mm，前后长度随着尺寸增加。在冠状面上，假体独特的弧形边缘，允许股骨髁假体在 10° 范围内的旋转而不会增加额外的应力。股骨髁假体背侧两个平行带凹槽设计的立柱，增加了抗旋转性能，提高假体与骨水泥间的把持力，预防早期松动。后髁截骨面与后柱间距离恒定，在使用截骨模块完成初始截骨后，若选择的假体不完全匹配，或有边缘撞击情况，可以选择小一号的 Sigma HP 单髁假体对假体大小进行微调，同样可以完美匹配截骨外形（图 16-2a）。

采用三合一截骨模块进行后髁截骨时，会比测得屈曲间隙额外多截 1.5 mm，从而实现屈曲间隙的松解，获得更好的屈曲间隙。股骨截骨模块还可以根据需要选装 1.5 mm 后髁截骨补块，安装后会少截除 1.5 mm 后髁骨质。

三、胫骨侧假体特点

胫骨托假体相比经典的牛津单髁胫骨假体，前方增加了 3 mm 的前尖结构，增大了前方骨皮质的支撑，宽度减少了 1～2 mm，减少对侧方软组织的激惹。假体胫骨面呈龙骨与嵴的三角形多向稳定结构，关节负荷的应力集中区就位于此区域（图 16-2b）。

四、聚乙烯垫片

聚乙烯垫片材料为适度交联高分子量聚乙烯结构，外形为中间略凹陷形设计，以 7 mm 垫片为例，其最小厚度为 5.4 mm。在聚乙烯垫片磨损率测量中，Sigma HP 单髁假体的低厚度聚乙烯垫片磨损结果优于美国 FDA 的标准。胫骨托假体与垫片之间的固定为锁定机制，降低了微动，使聚乙烯磨损最低化，兼具了一体化胫骨设计的性能和模块化组件的优势（图 16-2c）。

相较于既往固定垫片假体的设计，Sigma HP 单髁假体对截骨量的要求明显降低，在综合假体、垫片厚度及间隙的情况下，只截取必要的最少骨量（股骨侧截骨量最小可达 4 cm³），从而为后期翻修手术预留尽可能多的正常骨质，降低翻修手术难度。

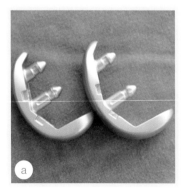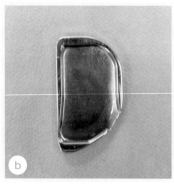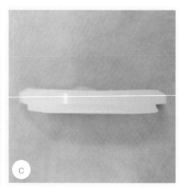

图 16-2　Sigma HP 单髁假体

a. 股骨假体后髁截骨面与后柱间距固定，若截骨后可更换较小一号假体；b. 胫骨托假体；c. 聚乙烯垫片

第二节　手术技术

一、手术体位与切口规划

Sigma HP 膝单髁置换术采用平卧体位或下肢悬吊体位，根据术者习惯进行选择。本节介绍悬吊体位：患者取仰卧位，患肢垂吊于下肢支架上，髋关节屈曲 30°～ 40°。小腿自然下垂，髌骨位于正前方。

术前对相关解剖标志进行标记，包括髌骨、髌韧带、胫骨结节、关节线及胫骨前缘。采用髌旁内侧切口，上缘至髌骨上极，下缘至关节线下 2 ～ 3 cm（图 16-3）。

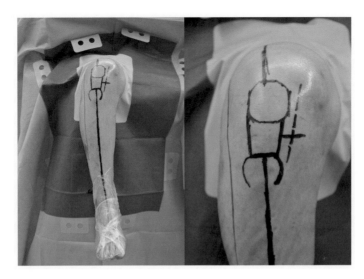

图 16-3　体位与切口规划

二、切口暴露

沿标记手术切口依次切开皮肤、皮下组织，切开关节囊，深部切口向股内侧肌方向延长 2 cm，以获得更好的暴露（图 16-4a）。

切除半月板前角，骨膜下剥离，显露胫骨平台前内侧缘。切除部分滑膜和髌下脂肪垫，有利于手术野显露。探查三间室骨关节炎情况及前交叉韧带功能（图 16-4b）。

三、骨赘清除

使用骨刀或咬骨钳清除股骨内侧髁内侧缘、内侧髁外下角、胫骨平台前缘骨赘。若髌骨内侧缘存在较大骨赘，可以去除以获得更好的暴露。必要时清除髁间凹的骨赘（图 16-5）。

四、标记胫骨平台预计截骨部位

截骨前用电刀对预计垂直和水平截骨部位进行标记：垂直截骨位于内侧胫骨棘顶点偏内 1 ～ 2 mm，紧贴前交叉韧带止点内侧缘。水平截骨一般位于胫骨磨损最低点下方 2 ～ 3 mm（图 16-6）。

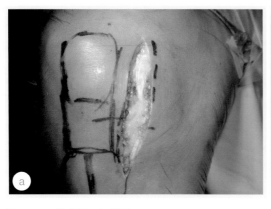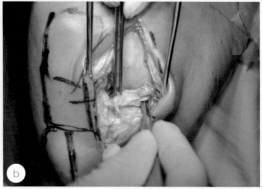

图 16-4　手术切口与暴露

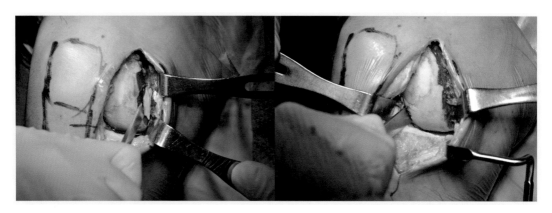

图 16-5　清除膝内侧间室增生骨赘

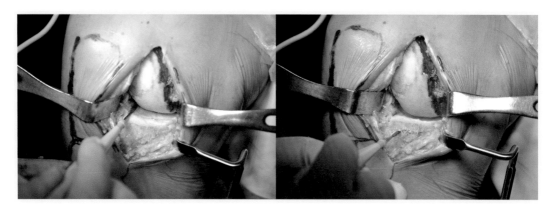

图 16-6　标记胫骨平台预计截骨线

五、胫骨平台截骨导向器放置

组装胫骨髓外截骨导向器。

在踝关节近端放置踝关节固定夹，延伸胫骨导杆，使截骨导向器接近胫骨水平截骨标记线。

调整导向器位置，使导杆在冠状面与胫骨前缘标记线平行。

通过调节截骨导向器上设定的后倾刻度，调整胫骨平台截骨后倾角。通常将后倾角调整至 5°～7°。

最后使用螺纹钉固定胫骨截骨导向器（图 16-7）。

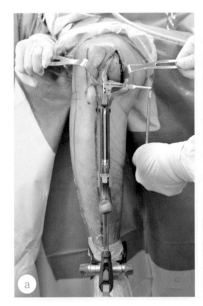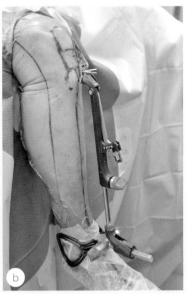

图 16-7　放置胫骨髓外截骨导向器

a. 导杆平行于胫骨前缘；b. 导杆远端距皮缘 1.5～2 cm

六、胫骨平台截骨

使用往复锯沿胫骨平台垂直截骨标记线进行垂直截骨（图 16-8a）。

"Z"形拉钩放置内侧副韧带下方，使用摆锯进行槽外水平截骨，锯透后侧皮质，避免锯片损伤内侧副韧带、膝关节后方软组织及血管（图 16-8b）。

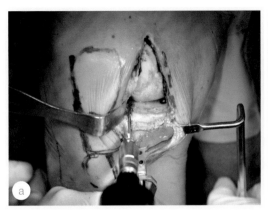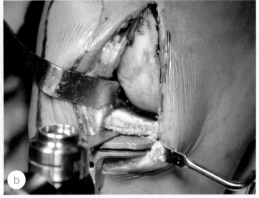

图 16-8　胫骨平台垂直截骨与水平截骨

使用两把有齿血管钳夹持胫骨截骨块，在膝伸直位取出胫骨平台。对胫骨截骨块骨进行评估，以确定是否需要重建后倾角，并与胫骨试模进行比较，以确定胫骨假体尺寸。

切除内侧半月板，保留 2 mm 半月板边缘，以避免医源性内侧副韧带损伤。

七、测试屈曲间隙和伸直间隙

测试屈曲间隙：确保最薄的 7 mm 间隙测块自由进出，无任何阻力（胫骨假体最小厚度 7 mm，最大厚度 11 mm）（图 16-9）。

标记股骨假体中线：对应测块中点，在股骨髁做垂直于测块的标记线（图 16-9a）。

测试伸直间隙：将膝关节完全伸直，插入不同厚度的间隙测块。最后选择合适厚度的间隙测块测块，确保膝关节可完全伸直，且保持合适的内侧副韧带张力。在屈曲 20° 外侧应力时，应保留 2 mm 松弛。

标记股骨假体前缘：沿胫骨试模前缘做一个横向标记，股骨假体前缘向前延伸不应超过此标记（图 16-9b）。

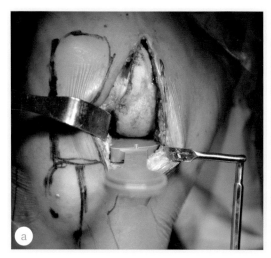 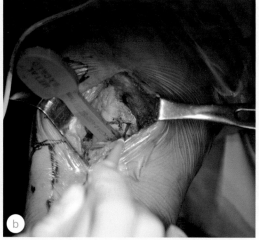

图 16-9　测试屈曲与伸直间隙，标记股骨假体预计中线及股骨假体前缘

八、计算股骨远端截骨量

为了股骨远端截骨后达到屈伸间隙平衡，Sigma HP 单髁系统专门配备了截骨模块和垫片。垫片分为股骨缺损垫片（1 mm、2 mm 或 3 mm）和胫骨垫片（1 mm、2 mm、3 mm 或 4 mm），截骨模块厚度为 7 mm。

根据需要在以下情况下使用垫片（表 16-1、图 16-10）。

（1）屈曲间隙大于 7 mm，在远端截骨块胫骨侧需要增加适当的胫骨垫片。垫片厚度为屈曲间隙减去截骨模块厚度（7 mm），确保截骨模块加下方垫片厚度等于屈曲间隙厚度。

（2）伸直间隙相对于屈曲间隙过度松弛，使用股骨缺损垫片可有效地进行少量股骨远端截骨（截骨量比股骨假体厚度置换的骨量少），在股骨远端缺损时张紧伸直间隙。股骨缺损垫片厚度等于伸直间隙减去屈曲间隙。

表 16-1　股骨截骨模块设计与计算

		伸直间隙（mm）							
		7	8	9	10	11	12	13	14
屈曲间隙（mm）	7	无	上 +1	上 +2	上 +3	/	/	/	/
	8（下 +1）	/	无	上 +1	上 +2	上 +3	/	/	/
	9（下 +2）	/	/	无	上 +1	上 +2	上 +3	/	/
	10（下 +3）	/	/	/	无	上 +1	上 +2	上 +3	/
	11（下 +4）	/	/	/	/	无	上 +1	上 +2	上 +3

注：胫骨垫片（下方垫片）= 屈曲间隙 −7 mm，股骨缺损垫片（上方垫片）= 伸直间隙 − 屈曲间隙。

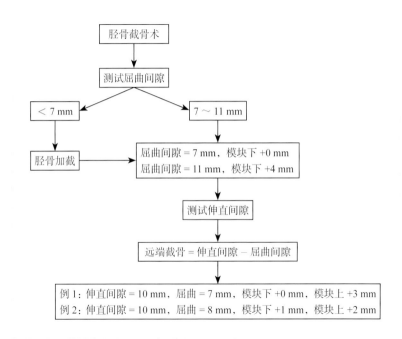

图 16-10　Sigma HP 单髁假体截骨设计与计算流程

九、股骨远端截骨

伸展膝关节，将增加了垫片的远端截骨块插入关节间隙内。本例患者屈曲间隙 8 mm，伸直间隙 10 mm，模块上方槽内增加了 2 mm 股骨缺损垫片，下方槽内增加了 1 mm 胫骨垫片。

2 枚带螺纹螺钉将远端截骨块固定在适当位置，保持膝关节伸直位进行股骨远端截骨（图 16–11）。

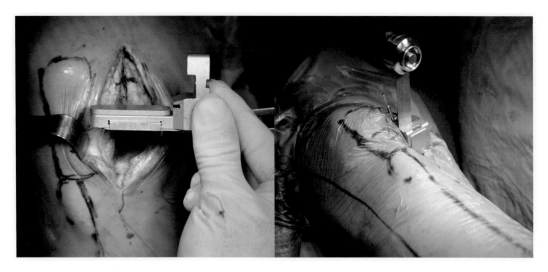

图 16-11　股骨远端截骨

十、股骨三合一截骨

膝关节屈曲 90°，定位合适大小的股骨修整块，其顶点之间的沟与垂直线对齐，且不超过水平线标记线以上。

将股骨修整块紧贴股骨远端截骨面，下方插入股骨间隙评估块，确保股骨修整块同时紧贴股骨远端与股骨后髁，双侧耳部用带螺纹螺钉固定。

按照后方、前方、后斜步骤进行三合一截骨，最后用股骨钉孔钻钻取前、后钉孔（图 16-12）。

十一、置入股骨假体试膜

股骨假体固定孔在预设股骨中线上，置入股骨假体试膜，可见股骨假体前缘与假体前缘标记线齐平。

插入胫骨试模，测试屈伸间隙。屈伸间隙平衡，在整个运动范围内，假体在指定轨迹内平稳运动（图 16-13）。

十二、胫骨准备

将与选定胫骨试模匹配的胫骨模板插入，敲打到位。再次检查尺寸，确保模板完全覆盖胫骨平台。

打入胫骨固定钉，助手把持固定钉，使用牙刷锯从前往后上下摆动开槽，将龙骨试模放入槽内，敲击压实龙骨槽（图 16-14）。

十三、钻孔、冲洗、"鸡尾酒"注射

去除试模后，骨表面钻孔，冲洗器彻底清洗，确保截骨面清洁、干燥。

"鸡尾酒"注射，注射点包括后方关节囊、膝关节韧带止点、内侧副韧带止点、髌下脂肪垫、骨膜及切口边缘（图 16-15）。

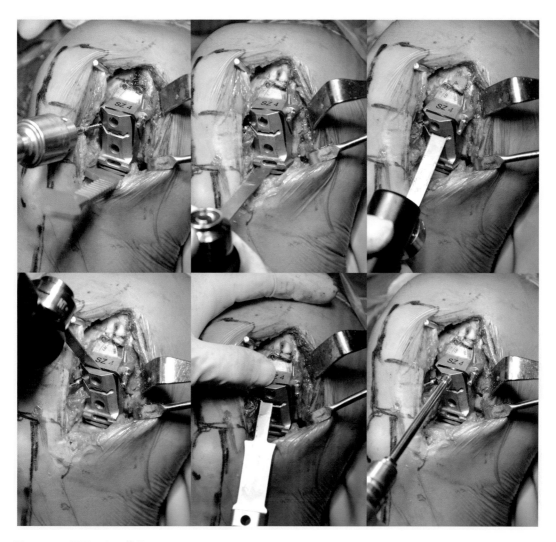

图 16-12 股骨三合一截骨

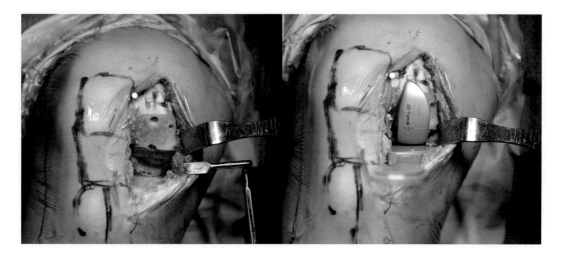

图 16-13 置入股骨假体试模，测试屈曲与伸直间隙

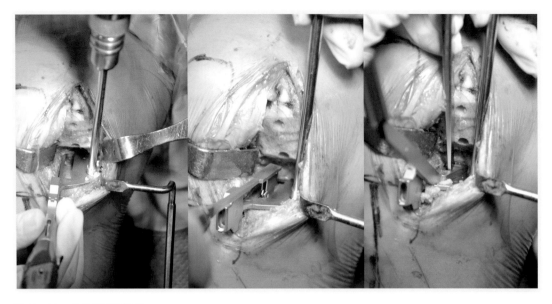

图 16-14 胫骨侧最终准备

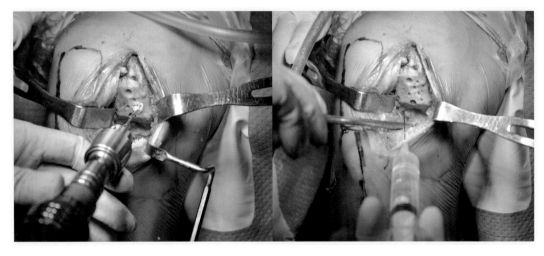

图 16-15 股骨与胫骨平台表面钻孔，"鸡尾酒"注射

十四、胫骨侧骨水泥技术

胫骨平台表面、龙骨槽内及胫骨假体背面均匀涂抹骨水泥，骨凿压实，确保骨水泥有 1 mm 厚。

用适当尺寸和厚度的胫骨试模的圆头啮合胫骨托，以 45° 角插入，用骨锤和胫骨托压臂完成胫骨假体插入。

取出胫骨试模，耐心清除胫骨周围溢出的骨水泥（图 16-16）。

十五、安装股骨假体

股骨和股骨假体背面均匀涂抹水泥，股骨钻孔内使用 5 mL 注射器注入骨水泥。

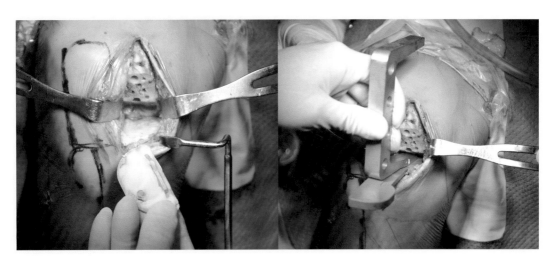

图 16-16　胫骨截骨面与胫骨假体的骨水泥涂抹及胫骨假体安装

打击压实后去除多余的骨水泥

　　膝关节屈曲 110°，将股骨假体插入钻孔内，骨锤敲击导向器使假体到位。

　　清除假体周围溢出的骨水泥。

　　胫骨试模的圆头重新啮合胫骨托，伸直膝关节，等待骨水泥硬化（图 16-17）。

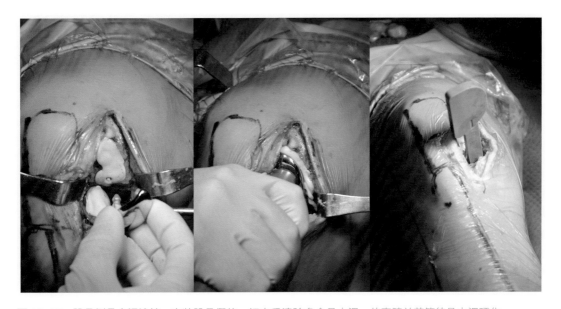

图 16-17　股骨侧骨水泥涂抹，安装股骨假体，打击后清除多余骨水泥，伸直膝关节等待骨水泥硬化

十六、安装聚乙烯垫片

　　骨水泥硬化后，取出胫骨试模，插入最终胫骨垫片。确定无软组织嵌入，打击器敲击到位（图 16-18）。

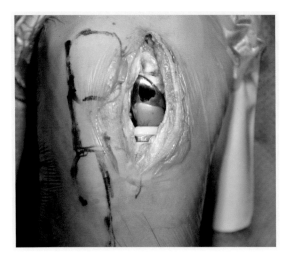

图 16-18　插入聚乙烯垫片

十七、关闭切口

最后一次冲洗膝关节，逐层缝合切口。

无菌敷料覆盖切口，从脚趾到腹股沟用弹性绷带包裹。

第三节　典型病例

【病史】

基本情况：患者，女性，65 岁。

主诉：左膝关节疼痛伴活动受限 5 年。

体格检查：左膝伸直位下轻度内翻及屈曲畸形，约内翻 8°。膝关节屈曲 20° 时内翻畸形应力下可纠正，90° 时内翻畸形可自行纠正。膝部内侧轻度肿胀，皮温正常，患膝部表面皮肤无红肿发热，股四头肌无明显萎缩。膝部内侧关节间隙处压痛阳性。膝关节活动受限，伸屈膝时关节内侧感觉明显骨摩擦感，膝关节活动度：0°～105°（主动情况下），0°～110°（被动情况下），膝关节后方牵拉感，过伸过屈时疼痛明显。膝浮髌试验（−）、前后抽屉试验（−），轴移试验（−），髌骨研磨试验（−），侧方应力试验（−），回旋挤压试验（+）。足背动脉搏动存在，足趾浅感觉、活动及血运好。

【患者术前大体照片】

患者术前大体照片见图 16-19。

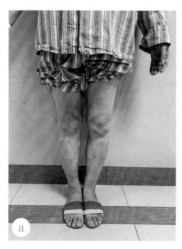
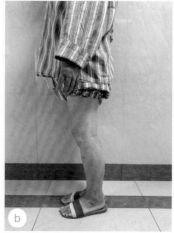

图 16-19　患者术前大体照片

a.站立位正位；b.站立位侧位

【影像学检查】

患者术前、术后影像学检查分别见图 16-20、图 16-21。

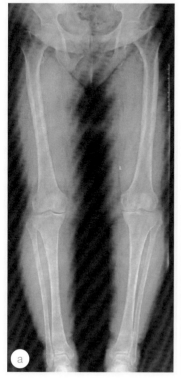
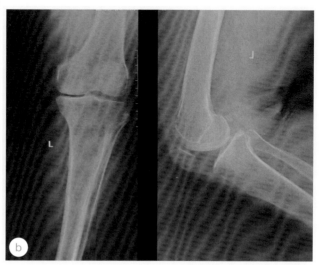

图 16-20　术前 X 线片

a.双下肢负重正位；b.左膝关节正、侧位

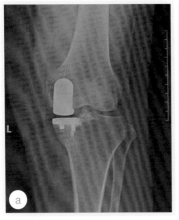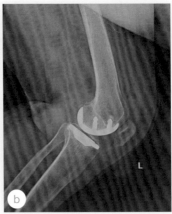

图 16-21 术后 X 线片

a. 左膝关节正位；b. 左膝关节侧位

【患者术后大体照片】

患者术后大体照片见图 16-22。

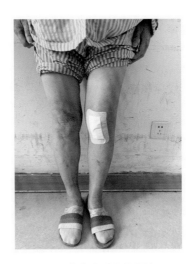

图 16-22 患者术后大体照片

|第十七章|
Journey UNI 固定垫片膝单髁置换术

保留交叉韧带并保留更多的关节几何形状的膝单髁置换术比全膝关节置换术具有更好的本体感觉、运动学功能和更快地恢复。与任何一种使用不太频繁的手术一样，单髁置换的学习曲线可能是一个问题。出于对简化手术的需要，同样保持多功能性 Journey UNI 膝单髁置换系统应运而生。第二代 Journey UNI 膝单髁置换系统股骨假体表层由具有陶瓷氧化锆外层的锆合金金属——黑晶制成，该材料具有更小的摩擦系数，降低了与胫骨假体聚乙烯垫片间的摩擦率。

第一节　假体特点

一、股骨假体

非对称性：该款假体模仿了股骨髁远端正常解剖学形态，股骨髁远端具有 10° 解剖角度。这种设计有利于在右股骨外侧髁上使用左股骨内侧组件，在左股骨外侧髁上使用右股骨内侧组件。

解剖设计：该假体共有 7 种型号，便于选择最适合患者的假体。矢状面为久经验证的"J"弧形，能够优化整个屈曲运动的功能。解剖设计的前中斜面也是该假体的一大特点，能确保深屈曲时平滑的髌骨轨迹。

固定界面：3 个截骨面和 2 个桩孔可提供均匀一致的骨水泥界面。固定桩足够长，且与后方截骨面成角 45°，有助于假体在后方截骨面的牢固固定。整个固定界面，包括固定桩都进行了喷砂处理，以强化骨水泥固定。

通用性：3、4、5、6、7 号假体均具备完全相同的截骨面和桩孔位置。骨准备工作完成后，3～7 号试模可随意更换，通过增加或缩小试模型号，直至得出最终的假体型号。1、2 号假体试模也可互相更换这两种型号仅在截骨及固定桩位置上与 3、7 号假体存在细微差别。3～7 号假体可用于 80% 及以上的膝单髁置换术病例（图 17-1）。

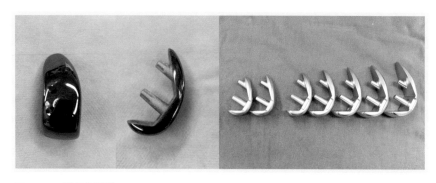

图 17-1 股骨侧假体

二、胫骨假体

非对称性：左膝内侧胫骨平台可用于右膝外侧，右膝内侧胫骨平台可用于左膝外侧。

灵活性：共有 6 种型号，4 种厚度（8 mm、9 mm、10 mm、11 mm），便于进行微调。

运动学无限制：在平坦垫片与弧形股骨假体进行匹配时，可实现无任何限制的运动学。第二代 Journey UNI 膝单髁置换系统是一种非限制性的前交叉韧带 / 后纵韧带保留型假体，患者自身韧带控制膝关节活动（图 17-2）。

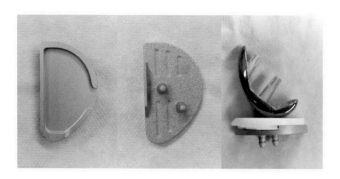

图 17-2 胫骨假体

第二节 手术技术

一、手术体位与切口规划

第二代 Journey UNI 膝关节单髁置换术采用平卧体位或下肢悬吊体位，根据术者习惯进行选择。本节介绍采用的体位是下肢悬吊体位：患者取仰卧位，患肢垂吊于下肢支架上，髋关节屈曲 30°～40°，下肢自然下垂，髌骨位于正前方。

术前对相关解剖标志进行标记，包括髌骨、髌韧带、胫骨结节、关节线以及胫骨前缘。标记髌旁内侧切口，上缘至髌骨上极，下缘至关节线下 2～3 cm。

二、切口暴露

沿标记手术切口依次切开皮肤、皮下组织，切开关节囊，深部切口可向股内侧肌方向延长 2 cm，以获得更好的暴露（图 17-3a）。

切除半月板前角，骨膜下剥离显露胫骨平台前内侧缘。切除部分髌下脂肪垫，充分暴露手术区域。探查前交叉韧带、外侧间室及髌股关节情况，如发现前交叉韧带功能缺失、外侧间室负重区软骨磨损及外侧髌股关节严重磨损，需放弃单髁置换术，改为全膝关节置换（图 17-3b）。

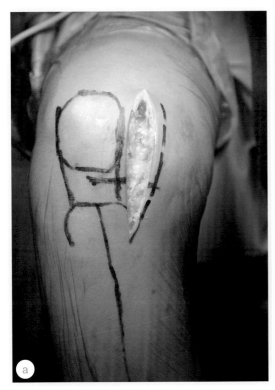 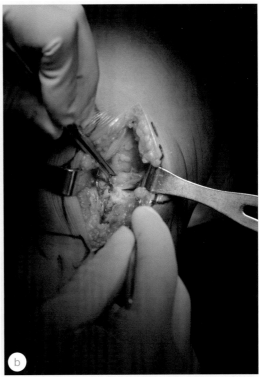

图 17-3　手术切口与暴露

三、骨赘清除

应用"移动窗技术"，通过屈伸膝关节充分显露股骨髁边缘，使用骨刀或咬骨钳清除股骨内侧髁内侧缘、内侧髁外下角、胫骨平台前缘骨赘。若髌骨内侧缘存在较大骨赘，可以去除以获得更好的暴露。必要时清除髁间凹的骨赘（图 17-4）。

四、标记胫骨平台预计截骨部位

截骨前用电刀对预计垂直和水平截骨部位进行标记：垂直截骨位于内侧胫骨棘顶点偏内 1 ~ 2 mm，紧贴前交叉韧带止点内侧缘。水平截骨一般位于胫骨磨损最低点下方 3 ~ 4 mm（图 17-5）。

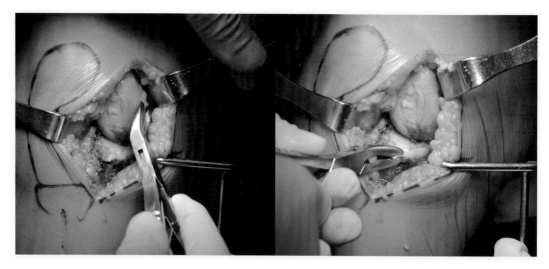

图 17-4　清除膝关节内侧间室增生骨赘

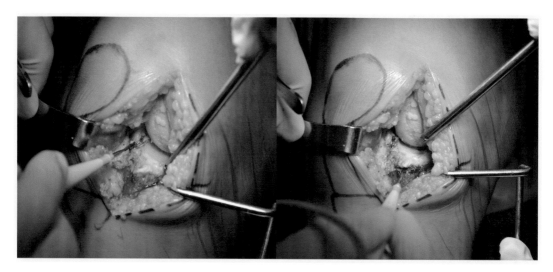

图 17-5　标记胫骨平台预计截骨线

五、胫骨平台截骨导向器放置

完成胫骨髓外截骨导向器组合后，将抱踝器抱住踝关节，导杆在冠状面及矢状面与胫骨前缘平行。使用胫骨笔针设定截骨深度，根据胫骨平台磨损程度，笔针尖端距槽内截骨面可选距离 2 mm、3 mm、4 mm 或 5 mm。此病例选择 3 mm，与水平标记线齐平。设定胫骨平台截骨后倾角为 5°。螺纹钉固定近端截骨器（图 17-6）。

六、胫骨平台截骨

使用往复锯沿胫骨平台垂直截骨标记线进行垂直截骨。

"Z" 形拉钩放置于内侧副韧带下方，使用摆锯进行槽内水平截骨，锯透后侧皮质，避免锯片损伤内侧副韧带、膝关节后方软组织及血管（图 17-7）。

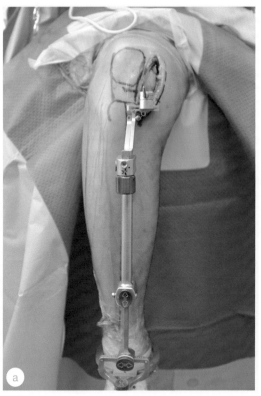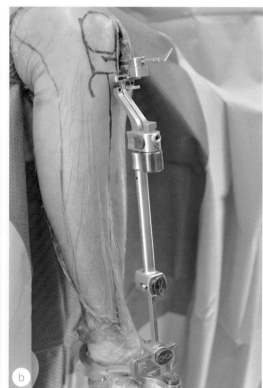

图 17-6 放置胫骨髓外截骨导向器

a. 导杆平行于胫骨前缘；b. 导杆远端距皮缘 1.5 ～ 2 cm

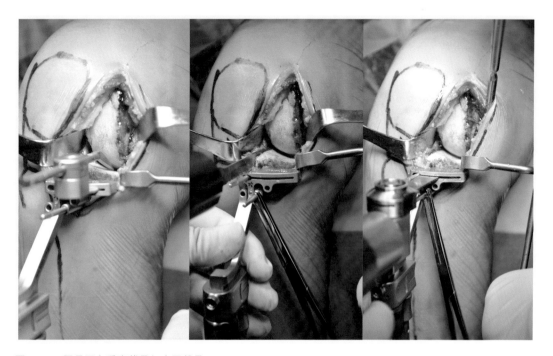

图 17-7 胫骨平台垂直截骨与水平截骨

取下胫骨髓外截骨导向器，使用两把 Kocher 钳夹持胫骨截骨块，在膝伸直位取出胫骨截骨块。将取下的截骨块与胫骨试模进行匹配，确定胫骨部件尺寸。

切除内侧半月板，保留 2 mm 半月板边缘，以避免医源性内侧副韧带损伤。

骨锉处理水平截骨与垂直截骨交界处骨质。

七、测试屈曲、伸直间隙

测试屈曲间隙：确保最薄的 8 mm 间隙测块自由进出，无任何阻力（胫骨假体总厚度最小 8 mm，最大 11 mm）。

测试伸直间隙：考虑到膝完全伸直位的锁扣机制，建议在屈曲 10°～ 20° 时检查伸直间隙。膝关节屈曲 20°，插入间隙测块，合适厚度的测试块维持合适的内侧副韧带张力，施加外翻应力时，测试块上方张开 2 mm，且确保膝关节可完全伸直（图 17-8）。

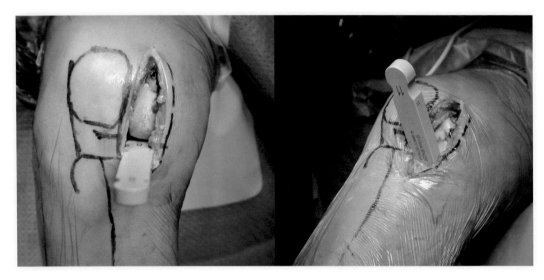

图 17-8　测试屈曲与伸直间隙

由于前内侧骨关节炎股骨髁远端磨损，屈伸间隙不平衡，伸直间隙通常大于屈曲间隙。胫骨截骨后，通常伸直位达到平衡时，屈曲位会略紧张。

如果屈伸间隙不平衡，目前常用的第一代 Journey UNI 膝单髁置换系统，可通过骨锉股骨后髁或股骨远端磨挫，获得屈伸间隙平衡（表 17-1）。

最新的第二代 Journey UNI 膝单髁置换系统提供了更精确的股骨远端截骨模块，以调整股骨远端的截骨量。股骨截骨模块规格为 8.5 mm（+2 号），7.5 mm（+1 号），6.5 mm（0 号），5.5 mm（-1 号）和 4.5 mm（-2 号），实现 +2 mm、+1 mm、0 mm、-1 mm、-2 mm 股骨远端截骨量，相应增加或减少伸直间隙，达到屈伸间隙平衡。

截骨模块有插槽，根据所测屈曲间隙，可插入与屈曲间隙相等的插片，插片规格有 8 mm、9 mm、10 mm 和 11 mm 四个规格（图 17-9）。

插片厚度 = 屈曲间隙截骨模块规格 = 屈曲间隙 - 伸直间隙。

例 1：对应表 17-1 情景 3 的解决方案（屈曲间隙良好，伸直间隙松弛）。

表 17-1 间隙平衡时的常见场景

情景	屈曲间隙	伸直间隙	下一步
1	良好	良好	最理想情况，使用远端及二合一截骨导板，截除等量的股骨远端与股骨后髁
2	良好	紧张	使用骨锉，磨除股骨远端 1 ~ 2 mm 的软骨； 或减少后倾角，重新胫骨截骨； 或后倾角不变，重新胫骨截骨，等量扩大屈伸间隙，并接受截骨后适度的屈曲松弛
3	良好	松弛	使用 4.5 mm 远端截骨导板，减少股骨远端截骨，目的是减少伸直间隙。此时不影响屈曲间隙
4	紧张	良好	骨锉磨除后髁 1 ~ 2 mm 软骨，扩大屈曲间隙，再进行远端截骨
5	紧张	紧张	加截胫骨，间隙测块再评估屈伸间隙
6	紧张	松弛	使用 4.5 mm 截骨截骨导板减少股骨远端； 或骨锉磨除后髁 1 ~ 2 mm 软骨； 或增加胫骨后倾角
7	松弛	良好	如屈曲较伸直间隙大 2 mm 内，认为可以接受； 如屈曲时过于松弛，可在后髁截骨时，二合一截骨导板适当后移，使抱髁板和后髁间留有间隙，减少后髁截骨； 加截股骨远端，并使用厚垫片
8	松弛	紧张	解决方案类似于场景 7，但平衡难度更大
9	松弛	松弛	使用更厚间隙测块

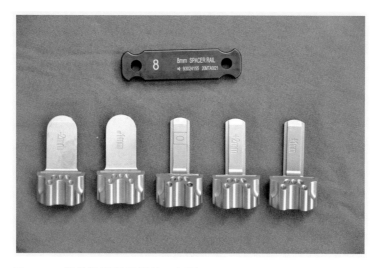

图 17-9 股骨远端截骨模块，实现 -2 mm、-1 mm、0 mm、+1 mm、+2 mm 股骨远端截骨量

伸直间隙 =10 mm，屈曲间隙 =8 mm。选择 8 mm 插片，股骨远端截骨模块选择 -2 号，减少股骨远端截骨 2 mm（远端截骨 4.5 mm）。

例2：对应表17-1情景7的解决方案（屈曲间隙松弛，伸直间隙良好）。

伸直间隙 =8 mm，屈曲间隙 =10 mm。选择 10 mm 插片，股骨远端截骨模块选择 +2号，即增加股骨远端截骨 2 mm（远端截骨 8.5 mm）。

八、股骨远端截骨

选择合适型号的股骨远端截骨导板和下方插片，膝关节伸直插入间隙，2 枚带螺纹螺钉牢固固定，保持膝关节伸直位一定持续压力下进行股骨远端截骨。一次锯透，但要避免锯切过深，以免损伤膝关节后侧软组织。

拔出螺钉，取出股骨远端截骨导板，标记远端截骨面前缘和中线（图 17-10）。

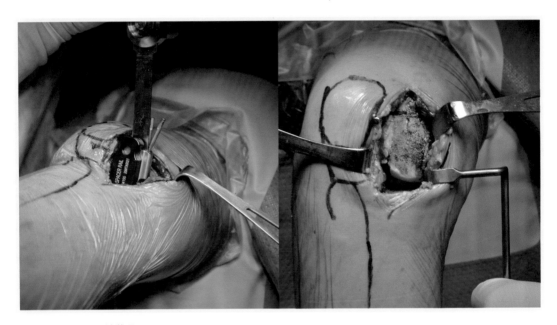

图 17-10　股骨远端截骨

九、股骨二合一截骨

膝关节屈曲，将合适股骨大小的二合一截骨板紧贴股骨远端截骨面，确保紧贴股骨远端，抱髁板紧贴股骨后髁，螺纹钉牢固固定。确定截骨板位置满意后，进行股骨后柱钻孔，再进行前柱钻孔。按照步骤进行二合一截骨，先进行后髁截骨，后进行斜角截骨。最后分别测试屈曲和伸直间隙（图 17-11）。

需要注意以下几点。

（1）股骨截骨导板型号确定原则：获得股骨远端截骨面最大覆盖，无悬出。

（2）合适截骨导板前缘不超过远端截骨面前缘，应位于其后方 1 ～ 1.5 mm。

（3）截骨模块的内外位置确定：通过截骨模块上的中线标记对齐股骨髁标记的中线进行定位。股骨固定孔并非在假体中线上，切忌通过股骨固定孔进行定位。

（4）股骨假体 1 ～ 2 号、3 ～ 7 号之间具有相同的截面和固定孔位置，各型号之间可按需进行调换。

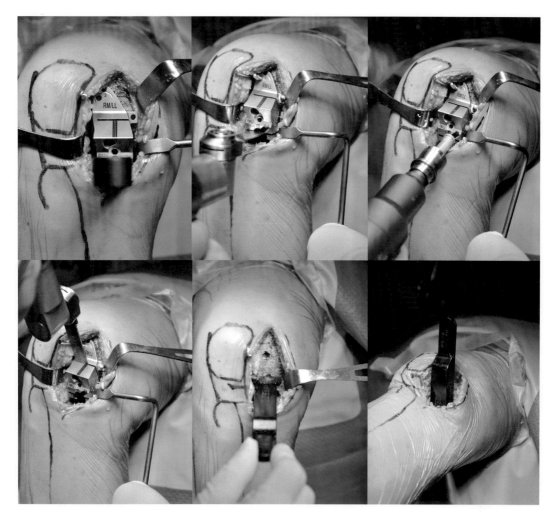

图 17-11　股骨二合一截骨

十、胫骨准备与假体试模

在垂直截骨面放置假体测量试模，钩住胫骨后皮质并向前拉，初步确定胫骨假体型号（适当的型号是没有悬垂的最大可用型号）。

将同型号的胫骨托试模准确定位，通过位于试模前中侧的斜孔插入带凸缘的销钉，将试模临时固定到位。

使用胫骨钻孔器，通过胫骨试模在胫骨平台上钻两个孔，用嵴部冲压器完成胫骨开槽。

置入胫骨和股骨试模，其间插入垫片试模，评估关节张力和活动度。伸直时 1 mm，屈曲时 2 mm 松弛度为最佳效果，此时的垫片厚度最佳（图 17-12）。

十一、钻孔、冲洗、"鸡尾酒"注射

去除试模后，骨表面钻孔，冲洗器彻底清洗，确保截骨面彻底清洁、干燥，以利于骨水泥固定。

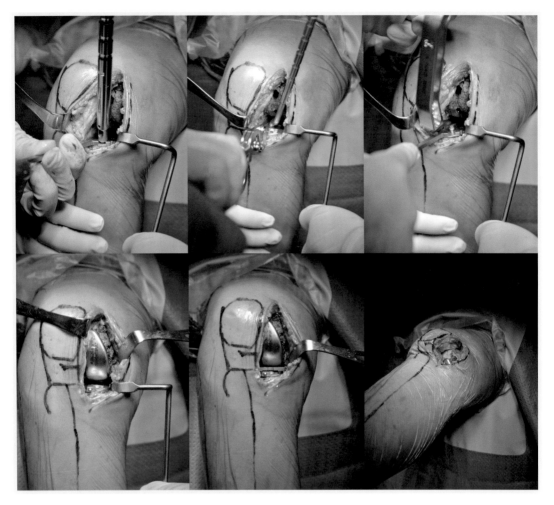

图 17-12　胫骨最终准备，假体试模安装，测试屈伸间隙

给予"鸡尾酒"注射，注射点包括后方关节囊、膝关节韧带止点、内侧副韧带止点、髌下脂肪垫、骨膜及切口边缘（图 17-13）。

十二、胫骨侧骨水泥技术

胫骨平台和胫骨假体背面均匀涂抹薄层骨水泥，骨凿压实。

将胫骨托假体置于准备好的胫骨上。使用胫骨打击器将胫骨假体撞击到位。从胫骨底托的后部开始，往前移动。耐心清除胫骨周围溢出的骨水泥，尤其是内侧副韧带下方骨水泥，需彻底清除（图 17-14）。

十三、安装股骨假体

股骨和股骨假体背面均匀涂抹水泥，股骨钻孔内使用 5 mL 注射器注入骨水泥。将股骨假体安装到位，打压器压实，清除从假体周围溢出的水泥（图 17-15）。

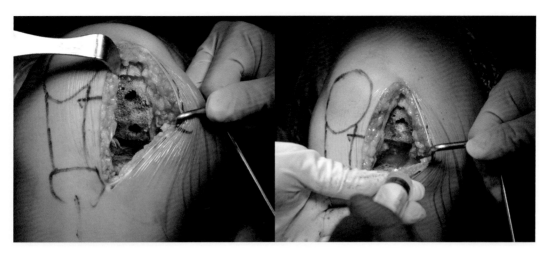

图 17-13　股骨与胫骨平台表面钻孔，"鸡尾酒"注射

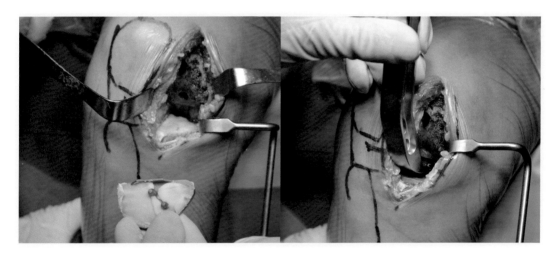

图 17-14　胫骨截骨面与胫骨假体的骨水泥涂抹，打击压实胫骨假体，清除多余骨水泥

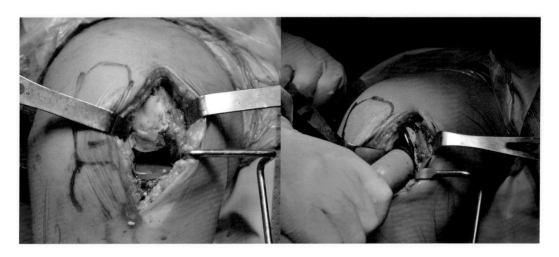

图 17-15　股骨侧骨水泥涂抹，打击压实股骨假体，清除多余骨水泥

十四、安装聚乙烯垫片

彻底清除胫骨托表面，确定锁定区及中部卡轨无碎屑，小角度向后方滑入聚乙烯垫片至最后端，下压前方到位。确保无周围软组织卡压在垫片下方，打击器敲击垫片锁定。膝关节屈曲 45°，股骨假体与垫片间插入 2 mm 插片，等待骨水泥凝固（图 17-16）。

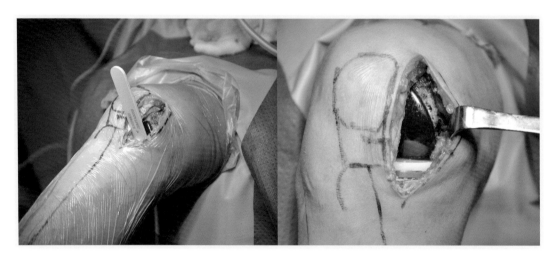

图 17-16　插入聚乙烯垫片，膝关节屈曲 45°，在股骨与胫骨假体间插入 2 mm 插片，等待骨水泥凝固

插入聚乙烯垫片，膝关节屈曲 45°，在股骨与胫骨假体间插入 2 mm 插片直至骨水泥凝固

十五、关闭切口

最后一次冲洗膝关节腔。用无菌敷料覆盖切口，从脚趾到腹股沟用弹性绷带包裹。

第三节　典型病例

【病史】

基本情况：患者，女性，68 岁。

主诉：右膝疼痛 4 年，加重伴活动受限半年。

体格检查：右膝伸直位下轻度内翻及屈曲畸形，约内翻 10°。膝关节屈曲 20° 时内翻畸形应力下可纠正，90° 时内翻畸形可自行纠正。膝部内侧轻度肿胀，皮温正常，患膝部表面皮肤无红肿发热，股四头肌无明显萎缩。膝部内侧关节间隙处压痛阳性。膝关节活动受限，伸屈膝时关节内侧感觉明显骨摩擦感，膝关节活动度：0°～105°（主动情况下），0°～110°（被动情况下），膝关节后方牵拉感，过伸过屈时疼痛明显。膝浮髌试验（-），前后抽屉试验（-），轴移试验（-），髌骨研磨试验（-），侧方应力试验（-），回旋挤压试验（+）。足背动脉搏动存在，足趾浅感觉、活动及血运好。

【患者术前大体照片】

患者术前大体照片见图 17-17。

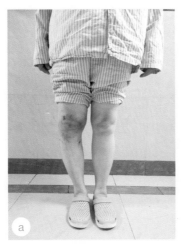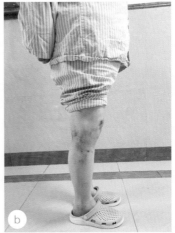

图 17-17　患者术前大体照片

a. 站立位正位；b. 站立位侧位片

【影像学检查】

患者术前、术后影像学检查分别见图 17-18、图 17-19。

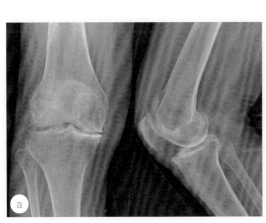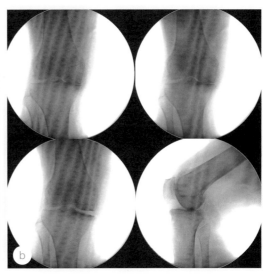

图 17-18　术前正侧位及透视 X 线片

a. 右膝关节正侧位；b. 右膝透视（模拟负重位、内翻应力位、外翻应力位、侧位）

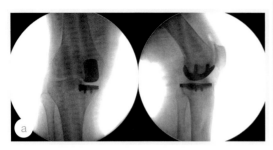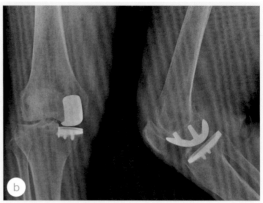

图 17-19　术中即刻透视及正侧位 X 线片

a. 右膝术中透视；b. 右膝术后正侧位

【患者术后大体照片】

患者术后大体照片见图 17-20。

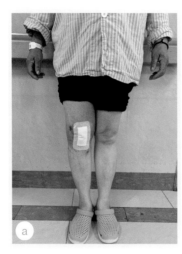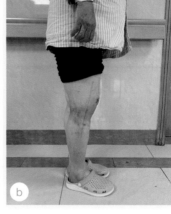

图 17-20　患者术后大体照片

|第十八章|
IUK 固定垫片膝单髁置换术

随着膝关节骨性关节炎"保膝治疗"及"阶梯治疗"的理念深入人心，膝单髁置换术在国内呈快速发展趋势。目前国内使用的单髁假体绝大多数是进口的，这些进口单髁假体根据欧美人的解剖数据和操作习惯设计，无法完全满足国内患者的需要。正是在这种情况下，更符合国人解剖形态和更符合国内医生操作习惯的 IUK 固定垫片单髁假体应运而生。

第一节　假体特点

一、股骨髁假体

1. 低限制性、多型号、多曲率关节面、高活动范围

IUK 固定垫片单髁股骨假体有 6 种型号，便于术中选择，采用经典的多曲率半径设计，提供更自然、更符合正常生理的运动轨迹；假体允许 ±10° 范围内的内外翻。通过延长股骨假体的后髁关节面，可达到 155° 高屈曲，极大满足国人对于日常生活的需求。

2. 优良的固定性能设计

股骨假体采用双立柱设计，立柱上设计了环槽和凹槽，提高了股骨假体的抗旋性能及立柱对于骨水泥的抓持力；股骨假体后髁和后斜上设计了倒刺型沟槽，增加了假体与骨水泥的接触面积的同时提高了假体的抗脱出能力（图 18-1）。

3. 更少的截骨量

IUK 固定垫片单髁股骨假体远端的厚度仅为 3.2 mm。以中间型号股骨假体为例，IUK 固定垫片单髁假体平均只需要截掉 2.3 cm^3 的骨量，保留了更多骨量。

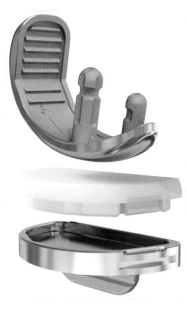

图 18-1　IUK 固定垫片膝单髁假体

二、胫骨平台假体

1. 解剖型胫骨托，型号齐全

IUK 单髁解剖型的胫骨托设计对胫骨内侧和外侧都能达到良好的匹配。左膝内侧胫骨假体可用于右膝外侧平台，右膝内侧胫骨假体可用于左膝外侧平台。共有 12 个型号，与股骨假体通配，能保证良好的皮质骨覆盖又可以防止过多悬挂现象的发生。

2. 一体式多槽龙骨，边缘倒角

多个凹槽可增加假体与骨水泥的接触面积和交锁体积，显著提高胫骨托的抗拔出性能，且方便术中安装。假体内侧边缘倒角防止应力骨折（图 18-2）。

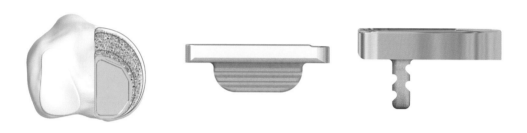

图 18-2　胫骨平台假体

三、聚乙烯垫片

1. 解剖型垫片、术中毫米调节

IUK 单髁垫片共有 12 个型号，每种规格有 9、10、11、12、13 五种厚度，更丰富的假体规格设计，可更好地满足患者的需求，实现术中毫米级调节。

2. 锁合独特

IUK 单髁垫片的斜面弹片锁钩设计提供了更长的防脱作用时间，梁柱式锁定设计可提供三角式稳定性能。实心过盈能显著降低单髁假体的微动。通过较小的微动配合高抛光的胫骨托上表面，可最大程度地降低背侧磨损（图 18-3）。

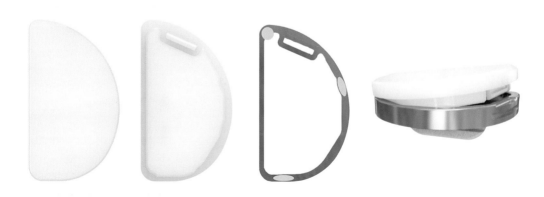

图 18-3　聚乙烯垫片及独特锁合结构

第二节 手术技术

一、手术体位与切口规划

IUK 固定垫片膝单髁置换术采用下肢悬挂体位。患者仰卧位，大腿根部应用止血带，托架支于大腿中部。此时髋关节屈曲 30°～40°，小腿自然下垂，膝关节屈曲 110°，髌骨位于正前方。膝关节必须能弯曲到 135°，托架不能靠近腘窝，确保对大血管损伤的风险最小化。

对相关解剖标志进行标记，包括髌骨、髌韧带、胫骨结节、关节线以及胫骨前缘。标记髌旁内侧皮肤切口，髌骨上极正上方至关节线远端 3 cm，胫骨结节内侧。

二、切口暴露

沿标记手术切口依次切开皮肤、皮下组织，切开关节囊，深部切口可向股内侧肌方向延长 2 cm，以获得更好的暴露（图 18-4）。切除半月板前角，骨膜下剥离显露胫骨平台前内侧缘，切除部分髌下脂肪垫。探查前交叉韧带、外侧间室及髌股关节情况（图 18-4）。

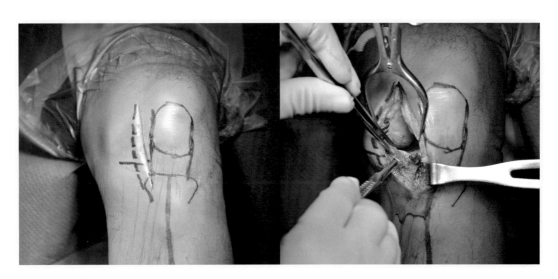

图 18-4 手术切口与暴露

三、骨赘切除

应用"移动窗技术"，助手通过屈伸膝关节充分暴露股骨髁边缘，使用骨刀或咬骨钳清除股骨内侧髁内侧缘、内侧髁外下角、胫骨平台前缘骨赘。若髌骨内侧缘存在较大骨赘，可以去除以获得更好的暴露。必要时清除髁间凹的骨赘（图 18-5）。

四、预计胫骨平台截骨宽度

截骨前用电刀对预计水平截骨和垂直截骨部位进行标记：水平截骨一般位于胫骨磨损最低点下方 4～5 mm 处，垂直截骨位于内侧胫骨棘顶点偏内 1～2 mm，紧贴前交叉韧带止点内侧缘处（图 18-6）。

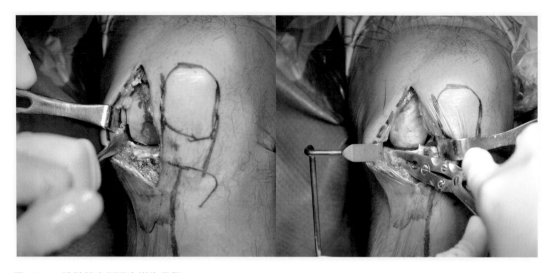

图 18-5　清除膝内侧间室增生骨赘

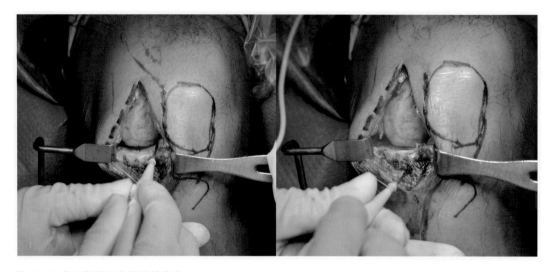

图 18-6　标记胫骨平台预计截骨线

五、胫骨平台髓外截骨导向器放置

胫骨髓外截骨器械的组装：依次将抱踝器、胫骨截骨定位杆支架、胫骨截骨定位杆上杆、胫骨截骨板和 0 号胫骨截骨插片连接在一起，完成胫骨髓外截骨器械的组装。IUK 固定垫片单髁假体中有多个规格的胫骨截骨插片，此步骤应使用 0 号胫骨截骨插片。

胫骨髓外截骨导向器的安放：将抱踝器抱住踝关节，水平截骨板置于平台磨损最低点下 4 ～ 5 mm 处。定位杆的远端对准踝穴中央，使其冠状面与胫骨前缘平行；调节定位杆支架上的前后锁定装置，使其矢状面与胫骨前缘平行，有头钉固定胫骨截骨板。胫骨截骨装置自带 5° 后倾角，将导杆与胫骨前缘保持平行即可产生 5° 后倾角（图 18-7）。

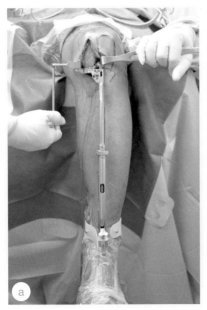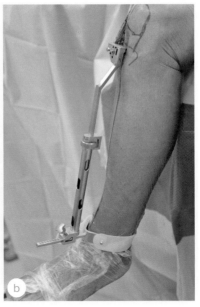

图 18-7　放置胫骨髓外截骨导向器

a. 导杆平行于胫骨前缘；b. 导杆远端距皮缘 1.5 ～ 2 cm

六、胫骨平台截骨确定胫骨假体型号

使用往复锯沿胫骨平台垂直截骨标记线进行垂直截骨。

"Z"形拉钩放置内侧副韧带下方，使用摆锯进行槽外水平截骨，锯透后侧皮质，避免锯片损伤内侧副韧带、膝关节后方软组织及血管。

使用两把 Kocher 钳夹持胫骨截骨块，在膝关节伸直位取出。

将胫骨托试模与切除的胫骨平台截骨块进行比较，选择具有最大皮质覆盖且没有悬挂的胫骨假体型号（图 18-8）。

完整切除内侧半月板，保留 2 mm 半月板边缘，以避免医源性内侧副韧带损伤。

七、标记股骨截骨起点

测试屈曲间隙：确保最薄的 9 mm 间隙测块自由进出，无任何阻力。

标记股骨假体中线：对应测块中点，在股骨髁做垂直于测块的标记线。

测试伸直间隙：将膝关节完全伸直，插入不同厚度的间隙测块。最后选择合适厚度的测块，确保测块自由进出，且保持合适的内侧副韧带张力。

标记股骨假体前缘：在间隙测块前缘与股骨髁远端接触点进行水平标记，作为股骨假体前缘标记线（图 18-9）。

八、股骨定位

关于股骨定位，IUK 单髁有两种方案可供选择，医生可以根据自己的喜好或以往经验进行灵活选择。

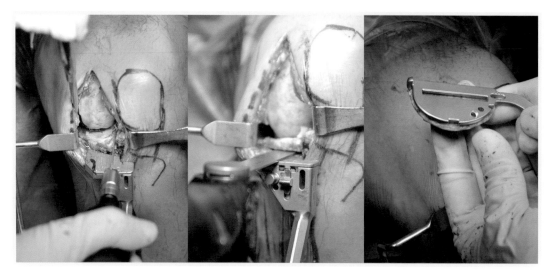

图 18-8　胫骨平台垂直截骨与水平截骨

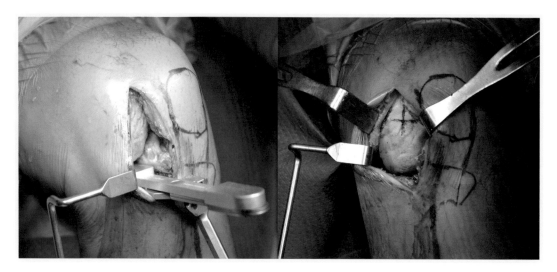

图 18-9　标记股骨假体预计中线与股骨假体前缘

　　1. 方案一

　　髓内定位：将膝关节屈曲 45°，在髁间窝顶点偏前偏内 1 cm 处开髓，沿着股骨解剖轴插入髓内导杆。屈膝至 110°，插入合适大小的股骨钻孔导向器（弧面贴合且前缘位于股骨假体前缘标记线附近），使用连接器将股骨钻孔导向器与髓内导杆连接。调整股骨钻孔导向器的位置，使其居于股骨髁中央，通过导孔分别钻上、下孔（图 18-10）。

　　2. 方案二

　　髓外定位：选择合适的股骨钻孔导向器（弧面贴合且前缘位于股骨假体前缘标记线附近），下方入股骨间隔器，确保股骨钻孔导向器紧贴股骨后髁，调整股骨钻孔导向器的位置，使其居股骨髁中央，前缘与股骨假体前缘标记线齐平，固定钉牢固固定，通过导孔分别钻上、下孔（图 18-11）。

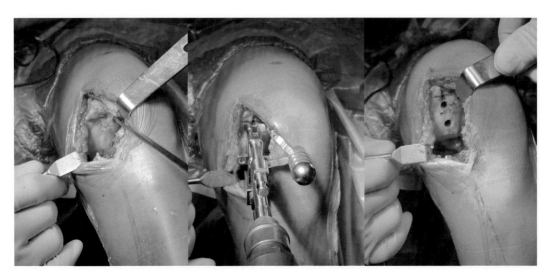

图 18-10　股骨髓内定位与股骨钻孔

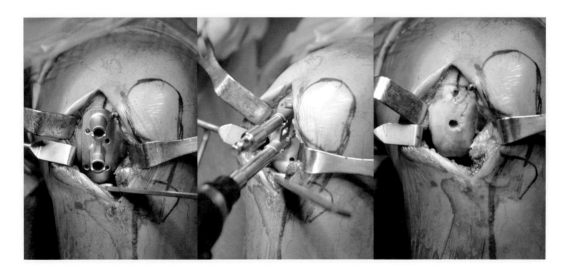

图 18-11　股骨髓外定位与股骨钻孔

九、股骨后髁／后斜截骨

选择与股骨钻孔导向器同型号的后髁截骨器，将其插入上下钻孔内，使用固定钉固定，然后进行股骨后髁水平截骨及后斜截骨。锯片插入水平截骨槽内，保持轻微下压，确保锯片紧靠后髁截骨器的下表面进行水平截骨，注意保护内侧副韧带和前交叉韧带。然后进行后斜截骨（图 18-12）。

十、股骨髁碾磨

选择 0 号磨钻导向柱，插入下孔，选择与股骨钻孔导向器同型号的球形磨钻进行股骨远端研磨。随后，摆锯修整上孔至下孔间未研磨的骨质，使其适合股骨假体最前缘形状（图 18-13）。

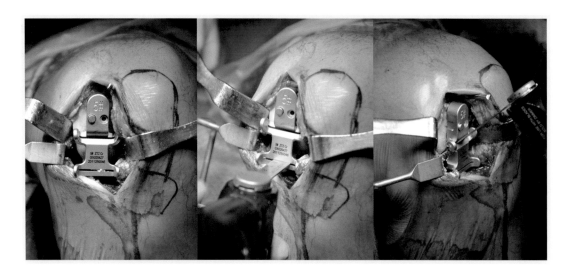

图 18-12　股骨后髁水平截骨与后斜截骨

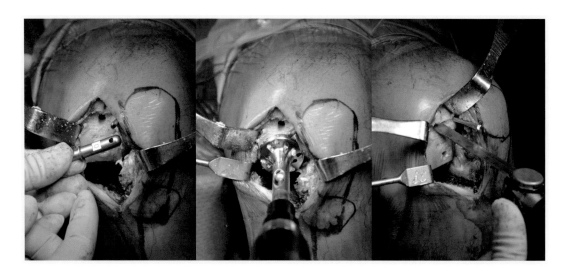

图 18-13　股骨髁初次碾磨

十一、屈伸间隙平衡

选择与后髁截骨器同型号的股骨假体试模，击打器将其击打到位。

测量屈曲间隙：膝关节屈曲至 110°，插入不同厚度的间隙测块，确保最薄的 9 mm 间隙测块自由进出，无任何阻力（胫骨假体最小厚度 9 mm，最大 13 mm）。

测量伸直间隙：将膝关节屈曲 20°，插入不同厚度的间隙测块。最后选择合适厚度的测块，确保膝关节可完全伸直，且保持合适的内侧副韧带张力。

屈伸间隙平衡公式为：屈膝间隙（mm）－伸直间隙（mm）＝股骨远端继续研磨截骨的厚度（mm）。

然后选择相应型号的导向柱插入下孔，进行二次研磨。每次研磨后应修整骨面，去除边角残留的骨质。

置入股骨假体试模，可见股骨假体前缘与此前预计的假体前缘标记线基本齐平，即假体大小合适。

再次测试屈伸间隙，若屈、伸间隙平衡，则开始胫骨侧操作（图18-14）。

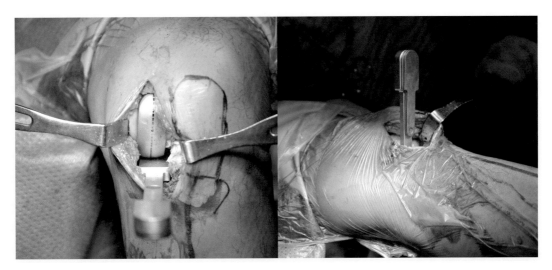

图 18-14 测试屈曲与伸直间隙

十二、胫骨平台二次处理

再次将选定型号的胫骨测量板放置于胫骨截骨面，打入胫骨固定钉，随后助手握住固定钉，使用牙刷锯从前往后上下摆动开槽，将龙骨嵴放入槽内，榔头敲击，压实龙骨槽（图18-15）。

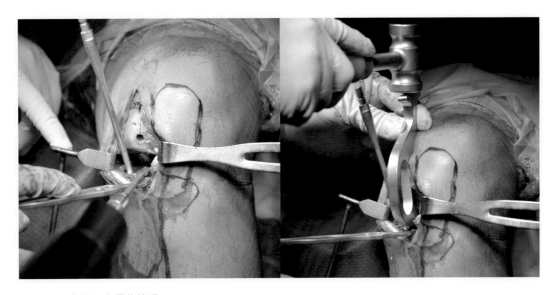

图 18-15 胫骨平台最终处理

十三、最终的试模复位

先安装胫骨试模，然后安装股骨试模，最后将胫骨垫片试模复位，确保垫片试模顺利插入无阻力，股骨假体试模与垫片试模间至少能插入 1 mm 厚的插片。检测膝关节活动度、软组织张力、下肢力线等，可适当保留轻度内翻（图 18-16）。

十四、钻孔、冲洗、"鸡尾酒"注射

在股骨髁及胫骨平台钻孔，以便骨水泥充分固定。彻底冲洗，给予"鸡尾酒"注射，注射点包括后方关节囊、膝关节韧带止点、髌下脂肪垫、骨膜及切口边缘（图 18-17）。

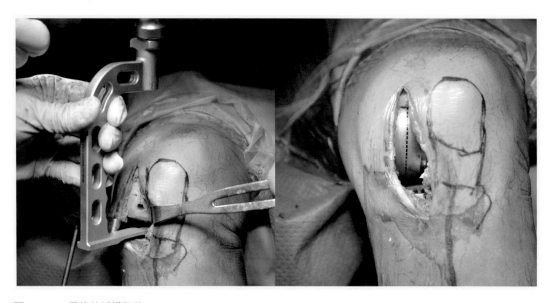

图 18-16　最终的试模复位

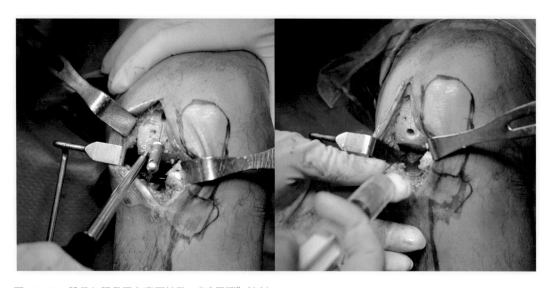

图 18-17　股骨与胫骨平台表面钻孔，"鸡尾酒"注射

十五、安装胫骨假体

在胫骨平台截面涂抹薄层骨水泥，压实，胫骨假体背面凹槽填满骨水泥并抹平。轻度外翻膝关节，插入胫骨假体，使用 C 臂击打器由后往前敲击假体到位，避免重击。耐心清除假体周缘溢出的骨水泥，尤其是内侧副韧带下方骨水泥需彻底清除（图 18-18）。

十六、安装股骨假体

将少量骨水泥放入 5 mL 注射器内，然后将股骨上、下孔内注满骨水泥。股骨假体背面凹槽填满骨水泥，插入股骨上、下孔，打击器敲击到位。插入测厚垫片，挤压固定，清除多余骨水泥（图 18-19）。

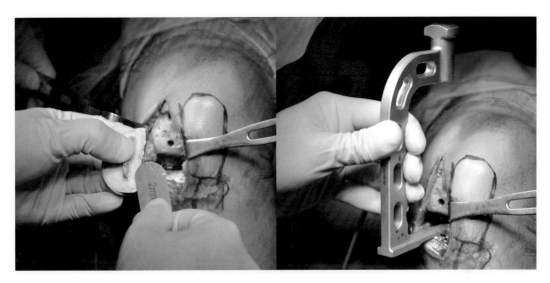

图 18-18　胫骨截骨面与胫骨假体的骨水泥涂抹，打击压实胫骨假体

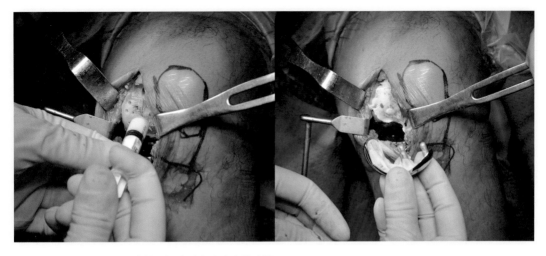

图 18-19　股骨侧骨水泥涂抹，打击后去除多余骨水泥

股骨钻孔内注射骨水泥，股骨表面及假体背面涂抹骨水泥

十七、安装聚乙烯垫片

彻底清理胫骨托表面，确定锁定区及中部卡轨无碎屑后，小角度向后方滑入聚乙烯垫片至最后端，下压前方锁定垫片，打击器敲击到位。剥除器剥离周围软组织，以确保无软组织卡压在聚乙烯垫片和金属底板之间。膝关节屈曲45°，等待骨水泥凝固（图18-20）。

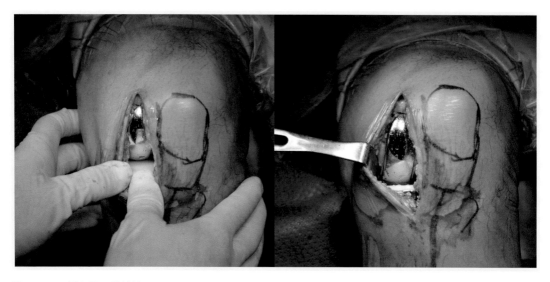

图 18-20 插入聚乙烯垫片

十八、关闭切口

连续缝合关闭关节囊，囊内注入氨甲环酸（1 g/50 mL），常规关闭皮肤切口。松止血带，弹力绷带包扎下肢至大腿中段。

第三节 典型病例

【病史】

基本情况：患者，男性，65岁。

主诉：右膝疼痛5年，加重伴活动受限半年。

体格检查：右膝伸直位下轻度内翻及屈曲畸形，约内翻10°。膝关节屈曲20°时内翻畸形应力下可纠正，90°时内翻畸形可自行纠正。膝部内侧轻度肿胀，皮温正常，患膝部表面皮肤无红肿发热，股四头肌无明显萎缩。膝部内侧关节间隙处压痛阳性。膝关节活动受限，伸屈膝时关节内侧感觉明显骨摩擦感，膝关节活动度：10°～110°（主动情况下），5°～115°（被动情况下），膝关节后方牵拉感，过伸过屈时疼痛明显。膝浮髌试验（-），前后抽屉试验（-），轴移试验（-），髌骨研磨试验（-），侧方应力试验（-），回旋挤压试验（+）。足背动脉搏动存在，足趾浅感觉、活动及血运好。

【患者大体照片】

患者大体照片见图 18-21。

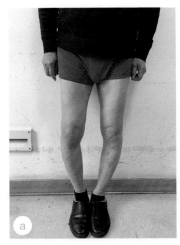
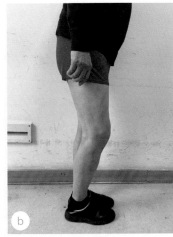
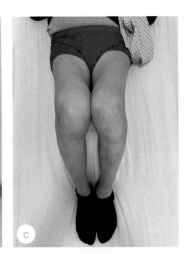

图 18-21　患者术前大体照片

a.站立位正位；b.站立位侧位；c.屈曲 90° 正位片，内翻畸形可自行矫正

【影像学检查】

患者术前术后影像学检查分别见图 18-22、图 18-23。

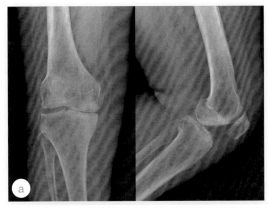

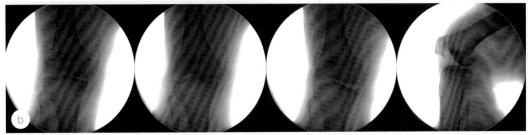

图 18-22　术前正侧位及透视 X 线片

a.右膝正侧位；b.右膝透视（模拟负重位、内翻应力位、外翻应力位、侧位）

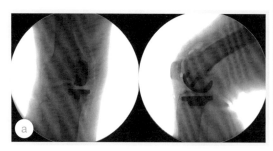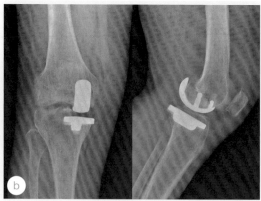

图 18-23　术中即刻透视及术后正侧位 X 线片

a. 右膝术中透视；b. 右膝术后正侧位

【患者术后大体照片】

患者术后大体照片见图 18-24。

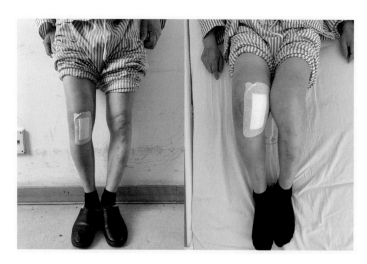

图 18-24　患者术后大体照片

|第十九章|
膝外侧单髁置换术

自 1975 年以来，膝内侧单髁置换术和外侧单髁置换术已经开展了 40 多年。外侧间室骨性关节炎在膝关节骨性关节炎中发生率为 5%~10%，但外侧间室骨性关节炎仅占膝关节置换的 1%。由于外侧间室独特的解剖结构，不同的生物力学和运动学特性，膝外侧单髁置换术技术比膝内侧单髁置换术要求更高。医生对膝外侧单髁置换术不熟悉。早期报道的手术结果较差，导致膝外侧单髁置换术开展非常有限。随着对膝外侧间室解剖和运动学的理解日益深刻，以及手术技术的进步和假体的改进，现代膝外侧单髁置换术短期和中期随访结果优于膝内侧单髁置换术和全膝关节置换。

第一节　膝外侧间室解剖学

膝内侧间室和外侧间室在解剖学上是独一无二的。与内侧间室相比，外侧胫股间室具有不同的解剖和运动学。内侧平台呈凹形，长度和宽度均大于外侧平台。外侧平台呈凸形，较内侧平台高 2 ～ 3 mm。内侧半月板呈椭圆形，较厚，活动度较小，与关节囊附着较外侧半月板更加紧密[1]。外侧半月板比内侧半月板覆盖的平台面积更大（约 50%）。由于其与关节囊连接松弛，它在膝关节屈曲活动过程中活动度更大[1]。

在正常的膝关节中，内侧间室和外侧间室的胫骨后倾不同，一项尸体研究[2]报道的差异高达 27°。从侧方看内侧平台比外侧平台显得更长一些，前后径／内外径更大[3]。目前大多数膝单髁置换术假体与外侧间室匹配度较低，一些植入物设计为获得良好的前后覆盖可能导致假体外侧悬垂，而这可以诱发软组织撞击而引起术后疼痛[4]。

外侧胫骨平台与股骨外侧髁相比，向外侧突出 3 ～ 4 mm，膝关节外侧股骨髁与胫骨平台的中心不一致（图 19-1），提示膝外侧单髁置换术术中膝关节胫骨假体相对于股骨假体有向外的趋势（向内不充分）。因而，股骨假体放置应尽量靠近髁外侧缘，以使外侧股骨假体与胫骨假体的中心一致。

外侧间室周围有软组织保护，比较重要的外部结构包括外侧副韧带、髂胫束、腘肌腱和外侧关节囊。膝关节屈曲 10° 时外侧副韧带松弛度逐渐增加，屈曲 90° 时内翻应力允许外侧间室最多撑开 6.7 mm，而外翻应力下内侧间室仅能张开约 2.1 mm[5]。这些差异表明外侧间隙松弛度更大，自然状态下膝关节屈伸间隙并不平衡，这被证实是活动垫片膝外侧单髁置换术容易脱位的一个重要原因。另外，术中如果过度拉伸，切割或松解致侧方结构松弛或损伤，同样可导致膝外侧单髁置换术后部分病例发生半月板垫片脱位 [6]。

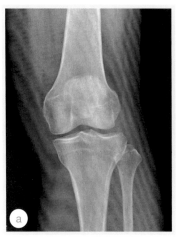
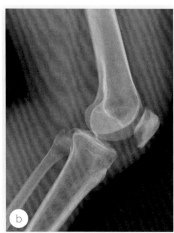

图 19-1　膝关节正侧位 X 线片

a. 正位；b. 侧位

第二节　膝外侧间室运动学

膝内侧间室和外侧间室解剖结构的差异与膝关节的复杂运动相适应。在膝关节屈曲过程中，股骨髁在胫骨上滚动和平移。这种运动方式使得股骨髁运动过程中可以清除来自胫骨表面的骨或软组织撞击以促进深度屈曲。Moglo 等 [7] 发现，屈膝 90° 时，胫骨内旋约 16.4°，过伸 10° 时则外旋 1.3°。在屈曲过程中，股骨内侧髁在内侧平台上旋转，仅向后平移约 1.5 mm。相比之下，外侧髁向后平移多达 15 mm[8]，130° 以上深度屈曲外髁中心可脱出至胫骨平台后方。内侧平移少是由于内侧胫股关节面曲率匹配一致、相对静止的内侧半月板具有坚固的关节囊附着及更紧密的内侧软组织连接。相比之下，松弛的外侧间室和股胫匹配度减少导致该间室活动度增加 [1, 9]。

在膝关节屈曲过程中，胫骨向内旋转，旋转中心位于膝内侧，这些发现已通过荧光透视下体内 3D 负重运动学得到证实。放射立体照相测量分析也表明，胫骨随着屈曲增加而向内旋转，这与外侧股骨髁的向后平移相对应 [10]。生理状态下外侧间室股骨回滚比内侧间室更加明显 [11]。这些差异解释了膝关节软骨磨损模式的差异。膝外侧间室骨关节炎是屈曲型病变，韧带功能完好表现为中央及后方胫骨平台和股骨髁后方磨损为主，股骨髁磨损通常发生在屈曲 40° ～ 70° 处，平均磨损最大值为屈曲 45° 位置，而股骨软骨厚度在屈曲 0° 和 90° 处通常可以保留 [12]。这提示屈曲 45° Rosenberg X 线片可以更好地发现外侧间室的软骨磨损。膝内侧间室骨关节炎通常涉及胫骨平台前内侧，并且疼痛症状在膝伸直位下更为多见，前交叉韧带功能缺陷时，磨损则向后方进展 [13]。Weidow 等 [11] 描述了全膝置换术手术切除后内外侧胫骨表面的软骨磨损。在膝内侧骨关节炎中，前部磨损更大。在外侧骨关节炎中，磨损在后侧区域更为明显，在此区域，股胫关节面磨损区在屈曲时出现接触。

当膝关节从屈曲变为伸展时，胫骨相对外旋，在伸直的最后 20°，胫骨相对股骨外旋约 15°，膝关节发生锁定并保持稳定。这种独特的运动学特点被称为锁扣机制（screw-home）[14]。因而，膝外侧单髁置换术术中胫骨假体一般应内旋 15°～20° 放置，这样一方面增加股胫假体的接触面，另一方面可防止活动垫片与侧壁撞击导致脱位。

第三节　膝外侧间室生物力学

多项生物力学研究表明，腓侧副韧带、腘肌腱和腘腓韧带是影响膝关节外侧稳定的 3 个重要结构，是对抗内翻旋转、胫骨外旋和胫骨后外侧平移的主要稳定装置[15, 16]。此外，这些外侧结构在防止膝关节内旋时也起着重要的稳定作用[17, 18]。后外侧结构与后交叉韧带共同作用，维持膝关节的整体稳定性。膝关节复杂的解剖结构不允许发生单纯旋转或平移运动。膝关节正常的生物力学和异常的力学表现是复杂的旋转和平移耦合的结果。总的来说，这 3 个主要的稳定结构和其他膝关节外侧结构的良好功能能够保持正常的膝关节运动学。对于接受前交叉韧带和后交叉韧带重建的患者，膝关节外侧结构稳定性的保留或恢复尤其重要，因为慢性膝关节外侧不稳定与交叉韧带移植的应变增加和移植失败的风险增加相关。同样，外侧结构稳定是膝外侧单髁置换术手术开展的必备条件，并且与术后膝关节良好功能的保留密切相关。

不同间室的负荷取决于静态或动态负荷和膝关节畸形[19]。在完全伸膝状况下，内、外侧间室受到的承载负荷比值接近 2∶1。在膝关节内翻时，无论是动态还是静态状态，下肢载荷主要是在站姿和步态摆动阶段的内侧间室。膝外翻患者的外侧间室负荷过大，主要发生在站立期，然而在摆动期，主要负荷仍然转移到内侧间室。这可能有利于延长膝外侧单髁置换术的生存期[20]。另外，这可能解释了为什么在膝外侧单髁置换术的长期随访研究中，无菌性松动较少，但对侧间室骨关节炎进展增加。在一项生物力学研究中，Ohdera[20]建议在进行膝外侧单髁置换术时部分纠正下肢外翻力线，控制在 5° 到 7° 之间，以防止内侧间室关节炎的进展。VanderList 等[21] 的研究表明，3° 至 7° 矫正不足与良好的功能结果相关。另一个关于矫正不足的论点可能是，在外翻膝关节的动态阶段，负荷转移到内侧间室（图 19-2）。

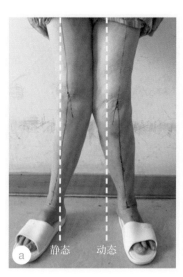
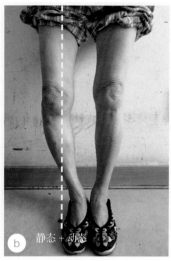

图 19-2　动态、静态和内翻、外翻膝关节畸形不同间室的负荷

第四节　手术原则

一、适应证与禁忌证

严格的患者筛选是膝外侧单髁置换术顺利开展的前提条件。理想的患者是 Kellgren Lawrence 分级 3、4 级，前交叉韧带功能正常，内侧间室软骨正常，外翻畸形可矫正，膝关节稳定；屈曲活动度 > 90°，屈曲畸形 < 10°，外翻畸形 < 15°[22]。年轻、肥胖及活动量应作为医患沟通的参考因素而非禁忌证。对于髌股关节退变，目前认为症状性髌股关节病或影像学提示沟槽样改变的患者不适合行膝外侧单髁置换术。创伤后骨关节炎患者是否合适行膝外侧单髁置换术仍存在争议；炎症性疾病（如类风湿性关节炎）则是膝外侧单髁置换术的绝对禁忌证。

二、手术切口的选择

膝外侧单髁置换术可选择外侧髌旁斜切口入路，平行于髌腱，向下延伸至胫骨结节外侧缘。尽管部分外科医生认为，这会在术中转变为全膝置换时显露困难，也可能增加翻修难度，并建议采用内侧髌旁入路完成外侧[23]。但是近期的研究及我们的经验是外侧入路显然能带来更好的视野暴露，减少软组织的牵拉，从而更精准地安放假体，提高术后膝关节活动度[24]。

三、植入假体的选择

外侧单髁假体主要包括固定垫片和活动垫片两大类。就固定垫片假体而言，内侧与外侧间室一般可通用。有研究结果表明，膝外侧单髁置换术采用限制性固定垫片的翻修率更低[25]，临床疗效更优，生物力学特性更佳[26]。而这与膝关节的锁扣机制密不可分。对于活动需求较高的相对年轻的患者，活动垫片能降低 90% 的聚乙烯垫片磨损率，从而提高假体生存率[27]。然而，活动垫片假体仍不可避免垫片脱出的风险。相比于活动垫片假体，固定垫片假体较少的胫骨截骨量也有助于将假体安放在骨密度更高的干骺端，提高稳定性[28]。在实际工作中，我们更推荐使用固定垫片假体。

四、截骨

截骨的最终目标在于安放适宜尺寸和力线良好的假体，并允许其能部分矫正外翻畸形。膝关节内外侧间室的解剖学和生物力学的本质差异，在内侧间室中取得良好效果的植入物和手术技术不能简单地运用到外侧间室。

（一）胫骨侧截骨与假体安放的原则

1. 垂直截骨的内外旋问题

当使用髓外力线杆进行定位并垂直截骨时，为了应对锁扣机制，推荐内旋 15° ～ 20° 截骨，以适应完全伸直后胫骨相对股骨的外旋，减少聚乙烯垫片边缘负荷过大的风险[29]，同时注意避免损伤前交叉韧带的胫骨止点。

2. 水平截骨的内外翻问题

作为膝单髁置换术后满意度（WOMAC）的唯一线性相关变量[30]，力线的重要性毋庸置疑。膝外侧单髁置换术比膝内侧单髁置换术更为敏感。理想状态下，假体安放应在冠状面与机械轴相匹配，相比于膝内侧单髁置换术保留 1°～ 4° 内翻的建议，而膝外侧单髁置换术则应保留 3 ～ 7° 的外翻。但需要警惕的是，过度的保留外翻会增加平台骨折的风险[31]。

3. 水平截骨的后倾角问题

固定垫片假体对后倾角的容错率要明显好于活动垫片假体，但依旧要避免过大的后倾对假体应力分布的影响。胫骨每增加 5° 后倾，胫骨后方区域的应力增加 53%，而应力集中与假体下沉、松动或不明原因疼痛显著相关[32]。胫骨后倾超过 7° 会导致胫骨过度前移和前交叉韧带张力异常增加，增加膝单髁置换术的失败率。因此，膝外侧单髁置换术一般推荐胫骨假体后倾 3°～ 5°[33]。

4. 假体大小的选择

独特的外侧胫骨平台形态使得外侧间室的截骨块往往比内侧偏短、偏宽。在胫骨侧假体的尺寸选择上，前后径和内外径往往不能兼顾，假体偏大突出（overhang）或者偏小覆盖不足（underhang）的问题难以避免，短期内对关节功能的影响不大，但随着时间推移，膝关节功能明显受到影响[34]。胫骨平台的骨密度在前内侧与后外侧是最高的[35]，为了延长假体寿命、避免骨折等，术中应当将膝外侧单髁置换术的胫骨假体选择偏大些。但同时应注意避免胫骨假体放置过度偏外偏后，刺激腘肌腱产生机械疼痛。

（二）股骨侧截骨与假体安放的原则

1. 截骨后假体安放：内外翻

股骨假体的安放的原则基本可归纳为形合，并尽可能保留骨量。避免内外翻是均匀分布应力、延长假体生存的必要前提。不同厂商设计的股骨侧假体对内外翻的容错率不同，但必须避免超过 6° 的内外翻，否则股骨、胫骨假体的接触面会发生显著改变，造成局部支撑和肢体力线的偏移，进而影响膝关节的整体运动。

2. 截骨后假体安放：偏内还是偏外

所有固定垫片假体在设计阶段，都已决定了股骨假体对应胫骨假体的理想位置。与膝内侧单髁置换术推荐居中放置不同[36]，由于自然状态下外侧股骨髁与胫骨平台的中心不一致，胫骨假体相对于股骨假体有向外的趋势。因而，股骨假体放置应尽量靠近髁外侧缘以尽可能增加股胫假体的接触面。

3. 截骨后假体安放：过伸还是过屈

股骨侧的截骨追求的是保留骨量并不破坏原有的髁的弧度，术中注意截骨深度，利用股骨外侧髁的固有形态指导假体安放的前后位置。将假体放置于轻度过伸位（≤ 5°）并不会改变聚乙烯垫片及对侧软骨的应力分布，而当存在过屈的情况时，在一个完整的步态周期内，对侧软骨的应力会变得更大，进而可能加快对侧间室关节退变[37]。过度的偏前放置股骨假体，可能增加髌骨和假体关节面匹配不良的风险。这一风险在膝外侧单髁置换术中更可能发生，并导致顽固性的弹响和疼痛不适。

4. 假体大小选择

由于外侧间室股骨假体需要合适尺寸，特别是后方有较好的覆盖。如果假体无法安放在一个完美的位置，术中更倾向于将其放在轻度过伸位（≤ 5°）并选择一个偏小号的假体，否则很难控制后髁截骨的深度，不利于匹配其弧度，也不利于屈膝间隙的保持，后方的悬凸往往超乎术者的评估，也将大大增加翻修的可能[38]。术前标准侧位片上对于股骨侧假体预计尺寸的评估极为重要。

虽然膝外侧间室关节炎并不常见，但现阶段膝单髁置换术仍未得到充分利用。事实上膝关节置换术中有超过45%的患者适合膝单髁置换术，其中膝外侧单髁置换术占3%～5%[39]。我国人口基数大，老龄化显著，需要手术的膝外侧间室关节炎患者总体数量并不少。我们希望长期、大样本的结果来证明其良好的效果。遵循上述原则，采用最适宜的外侧间室假体治疗外侧间室关节炎，可以预期取得满意的疗效。

第五节　手术技术

一、手术体位与切口规划

膝外侧单髁置换术采用下肢悬挂体位。患者仰卧位，大腿根部应用止血带，大腿中部托架支撑。此时髋关节屈曲30°～40°，小腿自然下垂，膝关节屈曲110°，髌骨位于正前方。

对相关解剖标志进行标记，包括髌骨、髌韧带、胫骨结节、关节线及胫骨前缘。

采用改良髌旁外侧切口，皮肤切口与关节囊切开部位并非在同一平面。从髌骨上极，沿髌骨中外 1/3 及髌韧带外缘，至关节线下 2 ～ 3 cm 做标记（图 19-3）。

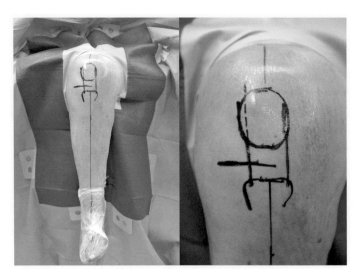

图 19-3　体位与切口规划

二、切口与暴露

沿标记手术切口切开皮肤，外侧皮下组织剥离 1 ～ 2 cm。将外侧皮肤拉开，沿髌韧带外侧缘切开关节囊，随后沿髌骨外侧缘旁 2 mm 切开外侧支持带，近端可向股外侧肌方向延长 2 cm，以获得更好的暴露（图 19-4）。

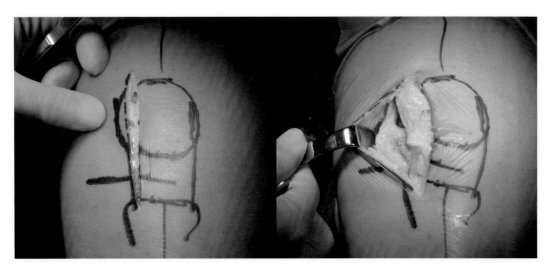

图 19-4　手术切口与暴露

切除外侧半月板前角。骨膜下剥离，显露胫骨平台前外侧缘。切除部分髌下脂肪垫，充分显露手术野。探查前交叉韧带功能状态及髌股关节磨损程度。

应用"移动窗技术"，通过屈伸膝关节充分暴露股骨髁边缘，使用骨刀或咬骨钳清除胫骨平台前缘、股骨外侧髁外缘骨赘。若髌骨外侧缘存在较大骨赘，予以清除。必要时清除髁间凹骨赘。

三、标记股骨截骨起点、置入髓内遮挡杆

完全伸直膝关节，在胫骨平台前缘与外侧股骨髁远端相交处，电刀做水平标记，此标记线为股骨假体前缘所处位置。

膝外侧间室骨关节炎通常合并髌骨半脱位，形成对外侧股骨髁的遮挡。伸直膝关节，在髁间凹顶点前约 0.5 cm 处置入 3.5 mm 斯氏针，随后将髌骨向内侧推的同时屈曲膝关节，禁止使用暴力，预防髌骨骨折发生。膝关节屈曲 110°，髌骨被斯氏针挡向内侧，外侧股骨髁被充分显露（图 19-5）。

四、标记胫骨平台预计截骨线

截骨前用电刀对预设的垂直截骨、水平截骨部位进行标记：垂直截骨位于外侧胫骨棘顶点外侧 1 ~ 2 mm，水平截骨一般位于胫骨磨损最低点下方 2 ~ 3 mm。

通常情况下，外侧较内侧，女性较男性，胫骨假体小一个型号。女性通常选择宽度为 22.5 mm 的胫骨假体，很少选择 25 mm 宽的胫骨假体。男性通常选择宽度为 25 mm 的胫骨假体，身高大于 180 cm 的可能会选择 25 mm 宽的胫骨假体。

为使胫骨假体尽可能完全覆盖胫骨截骨面，将根据性别及身高预选的胫骨假体宽度相同的测宽器放置于胫骨平台中央部位，沿测宽器内侧缘用电刀做标记，以此为垂直截骨线（图 19-6）。

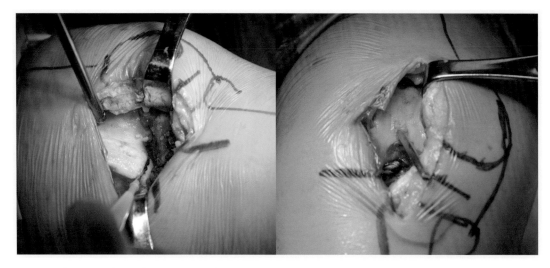

图 19-5　标记股骨截骨起点，置入髓内遮挡杆

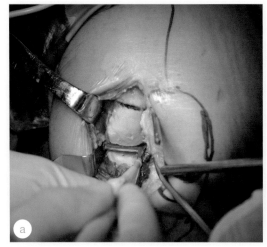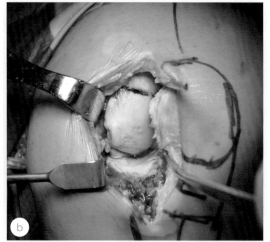

图 19-6　标记胫骨平台预计截骨线

a. 垂直截骨位于外侧胫骨棘顶点外侧 1 ～ 2 mm；b. 水平截骨一般位于胫骨磨损最低点下方 2 ～ 3 mm

五、胫骨平台导向器放置

胫骨髓外截骨导向器组装完成后，将抱踝器轻松抱住踝关节，切忌太紧。调整近端水平截骨板高度，使其上表面与标记的水平截骨线齐平。将导杆的远端对准踝穴中央，并使其冠状面与胫骨前缘平行；调节导杆远端距离皮缘约 1.8 cm，使其矢状面与胫骨前缘平行。然后远端稍推向皮肤，减少与皮缘的距离。通常外侧单髁后倾角设定为 3° ～ 5°（图 19-7）。

确定胫骨水平截骨面方法：11 mm 垫片置于截骨板上面，调整导杆长度，在垫片上方轻松插入 1 mm 金属插片，并与外侧股骨髁后髁相切，此时截骨板上表面即水平截骨面。通过 1 枚有头钉固定胫骨截骨板（图 19-8a）。

外侧胫骨平台磨损严重，水平截骨应适当保守，在胫骨平台磨损最低点下方1～2mm截骨，可避免截骨过多。外侧胫骨平台磨损不严重，应在胫骨平台磨损最低点下方3～4mm水平截骨。截骨通常在Gerdy结节顶点下方，截骨后至少创造12mm的屈曲间隙（图19-8b）。

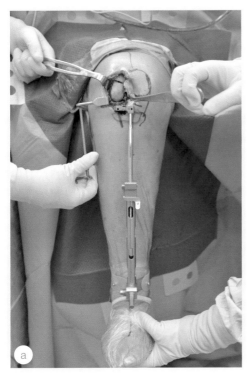
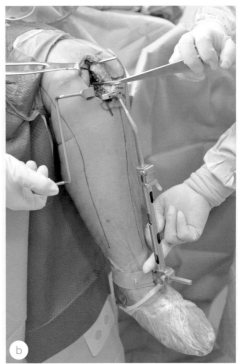

图 19-7　放置胫骨平台截骨导向器

a. 导杆平行于胫骨前缘；b. 导杆远端距皮缘约 1.8 cm

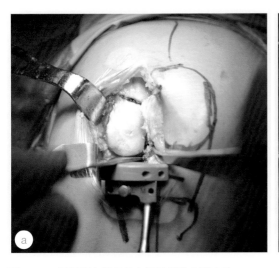
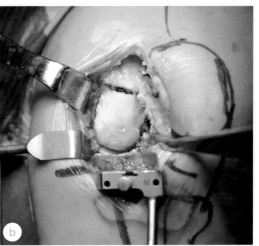

图 19-8　胫骨平台截骨导向器近端的放置方法

六、胫骨平台截骨

膝关节屈曲 45°，往内牵开松弛的髌韧带。使用往复锯，沿垂直截骨标记线进行内旋 10°～15° 垂直截骨，以防止股骨假体与胫骨外棘突撞击。

"Z" 形拉钩放置外侧副韧带下方，使用摆锯进行水平截骨，锯透后侧皮质，避免锯片损伤侧副韧带、腘肌腱、膝关节后方软组织及血管。

2 把 Kocher 钳夹持胫骨平台截骨块，膝关节伸直位取出（图 19-9）。

胫骨假体宽度：将取下的截骨块与胫骨假体相匹配，初步确定胫骨假体大小。

仔细切除外侧半月板，切忌损伤腘肌腱。

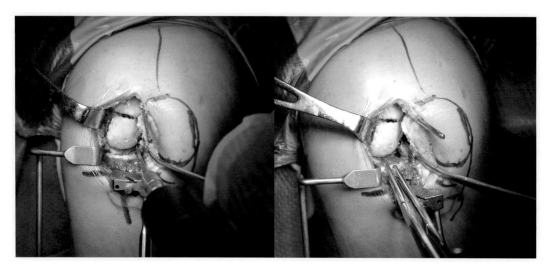

图 19-9　胫骨平台截骨及取出截骨块

七、股骨侧截骨

Link Sled 股骨侧假体属于软骨替代型假体，术中需彻底剔除残留的股骨软骨，并对磨损的骨表面进行塑形，以适配假体的轮廓。

在屈曲间隙插入 11 mm 垫片，抬起外侧股骨髁。从股骨髁前方水平标记线开始沿着股骨远端表面，使用宽锯片去除残留的软骨，深度至软骨下骨，外侧截骨量多于内侧，股骨远端截骨面应与胫骨矢状面垂直。

在 11 mm 垫片上方放置 2 mm 金属插片，在金属插片上方使用摆锯在股骨后髁做一水平标记线。移除垫片和金属插片，不断加大髋关节和膝关节屈曲角度，充分显露股骨后髁，做与水平标记线平行、股骨后髁切线位、深度 2 mm 截骨 4～5 次，弧形骨刀去除股骨后髁残留的软骨。

将 13 mm 的垫片插入屈曲间隙，判断间隙大小及后髁截骨面是否与胫骨截骨面平行。若不平行，需进一步处理至平行。

使用股骨钻孔器判断截骨后股骨髁与假体匹配程度，若不匹配，则需进一步修整至匹配（图 19-10）。

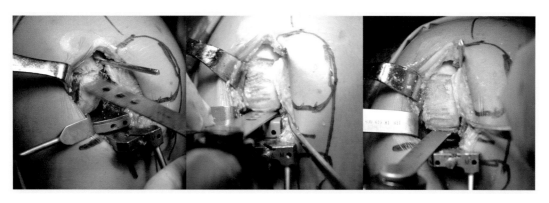

图 19-10　股骨侧截骨

八、处理股骨侧固定孔

标记股骨髁中线。先将股骨假体中置器放置于胫骨平台，随后将股骨钻孔导向器下孔道卡进中置器槽内，导向器前缘卡进股骨髁前方水平截骨槽内，固定钉固定钻孔导向器，分别钻上孔和下空，最后取出导向器和中置器。

股骨钻孔导向器外侧缘应与股骨髁外缘齐平，其中线在标记的股骨髁中线外侧，下孔位于股骨远端和股骨后髁交界处。

将预选型号的股骨假体试模插入钻孔内，沿固定栓方向敲击到位，观察假体试模与股骨髁贴服程度。11 mm 垫片插入屈曲间隙无阻力。股骨假体中线与胫骨假体中线一致。

股骨假体型号：合适的股骨假体前缘在髁间凹顶点前 0.5 cm 处，下孔位于股骨远端和股骨后髁交界处（图 19-11）。

九、处理胫骨侧固定槽

将胫骨开槽器后缘置于胫骨平台后方，手柄往前内侧方向拉，使其后缘与胫骨平台后缘齐平，内侧面紧贴胫骨平台内侧接骨面。

胫骨假体宽度：通过判断胫骨开槽器对胫骨截骨面的覆盖程度，再次确认胫骨假体大小。

固定孔内安放固定钉，助手握住固定钉，使用牙刷锯从前往后上下摆动开槽，随后将龙骨嵴放入槽内，打击器压实，确保开槽器与截骨面齐平。

不要使用重力敲击，以避免胫骨平台骨折（图 19-12）。

十、假体试模与测试屈伸间隙

先安装股骨假体试模，再安装胫骨假体试模。

测试屈伸间隙：屈曲间隙应该大于伸直间隙 2 mm，膝关节伸直无受限，保留 3°～ 5°轻度外翻。

胫骨假体厚度：与伸直间隙等厚，或者屈曲间隙 −2 mm 选择胫骨假体（图 19-13）。

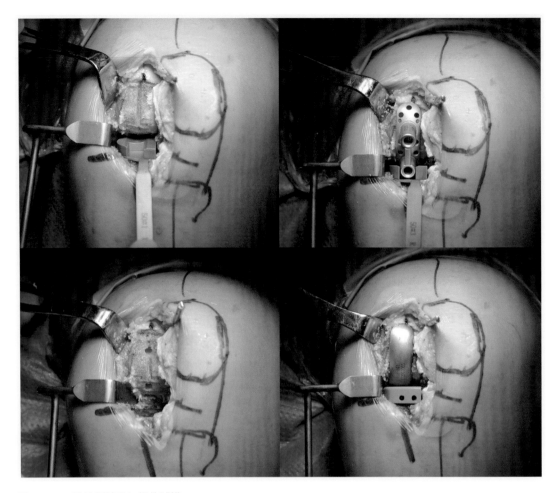

图 19-11 股骨侧钻孔与假体试模

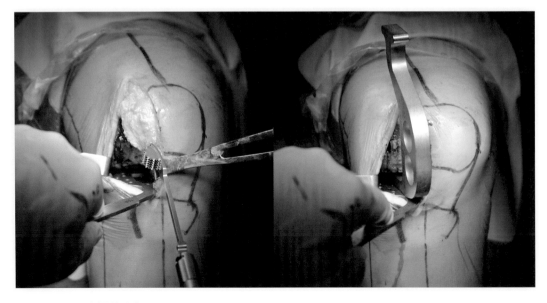

图 19-12 胫骨侧最终准备

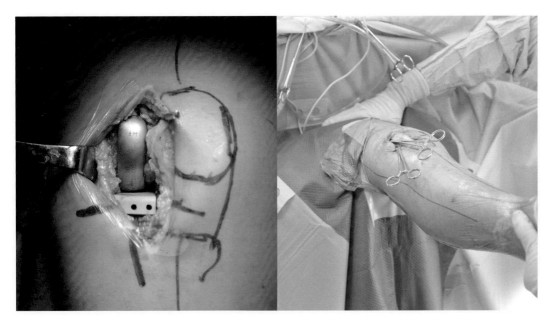

图 19-13　股骨假体与胫骨假体试模复位，测试屈伸间隙

十一、钻孔、冲洗、"鸡尾酒"注射

在股骨髁及胫骨平台钻孔，以利于骨水泥固定。彻底冲洗，给予"鸡尾酒"注射，注射点包括后方关节囊、膝关节韧带止点、髌下脂肪垫、骨膜及切口边缘（图 19-14）。

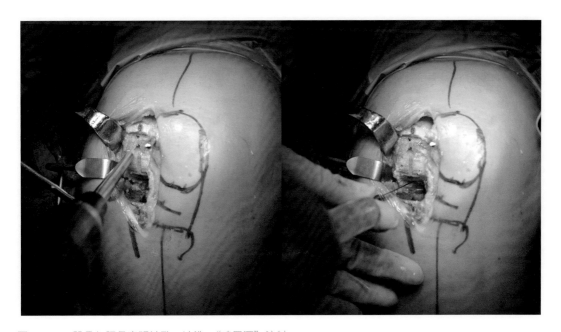

图 19-14　股骨与胫骨表明钻孔、冲洗、"鸡尾酒"注射

十二、安装股骨假体

将少量骨水泥放入 5 mL 注射器内，然后将股骨上、下孔内注满骨水泥。股骨假体背面凹槽填满骨水泥，将其插入股骨上、下孔，打击器敲击到位，清除多余骨水泥。

放入胫骨垫片，最终测试屈伸间隙，屈曲间隙大于伸直间隙 2 mm，膝关节伸直无受限，即最终确定胫骨假体厚度（图 19-15）。

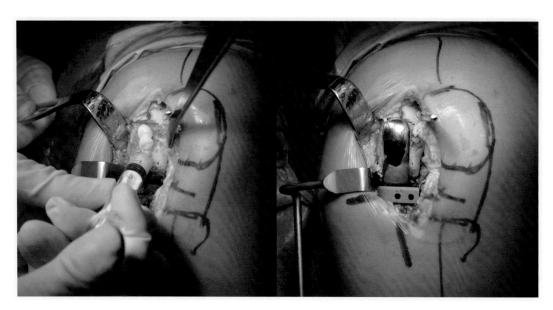

图 19-15　股骨侧骨水泥涂抹与股骨假体固定

十三、安装胫骨假体

在胫骨平台截面前 2/3 涂抹薄层骨水泥，压实。胫骨假体背面均匀涂抹骨水泥，厚度约 1 mm。在屈膝 45°，胫骨向前脱位伴外旋时，装入胫骨假体。分别在伸膝位与屈曲位，给予外力挤压，仔细清除多余骨水泥（图 19-16）。

十四、加压固定连续缝合

膝关节屈曲 110°，2 mm 插片插入股骨假体和胫骨假体之间，随后膝关节屈曲 45°，等待骨水泥凝固。

连续缝合关闭关节囊，囊内注入氨甲环酸（1 g/50 mL），常规关闭皮肤切口。松止血带，弹力绷带包扎下肢至大腿中段（图 19-17）。

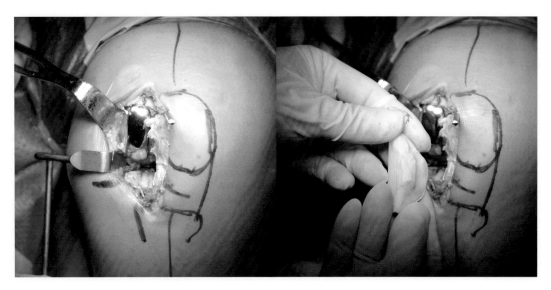

图 19-16　胫骨截骨面与胫骨假体背面涂抹骨水泥

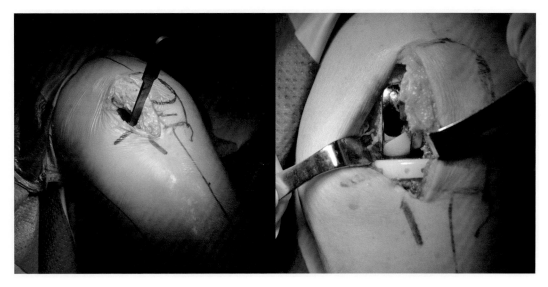

图 19-17　插入 2 mm 插片，在屈膝 45°位，等待骨水泥凝固

第六节　典型病例

【病史】

基本情况：患者，女性，78 岁。

主诉：左膝疼痛 10 年，加重伴活动受限 2 年。

体格检查：左膝伸直位下外翻及屈曲畸形，约外翻 13°。膝部轻度肿胀，皮温正常，患膝部表面皮肤无红肿发热，股四头肌无明显萎缩。膝外侧关节间隙压痛阳性。膝关节活动受限，伸屈膝时关节外侧感觉明显骨摩擦感，膝关节活动度：5°～115°（主动情况下），0°～120°（被动情况下），膝关节后方牵拉感，过伸过屈时疼痛明显。膝浮髌试验（-），前后抽屉试验（-），轴移试验（-），髌骨研磨试验（-），侧方应力试验（-），回旋挤压试验（+）。足背动脉搏动存在，足趾浅感觉、活动及血运好。

【患者术前大体照片】

患者术前大体照片见图 19-18。

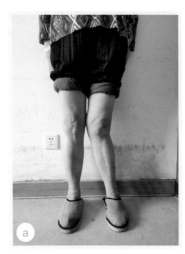
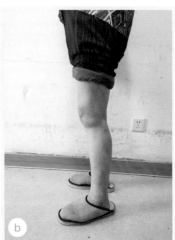

图 19-18　患者术前大体照片

a. 站立位正位；b. 站立位侧位

【影像学检查】

患者术前、术后影像学检查分别见图 19-19、图 19-20。

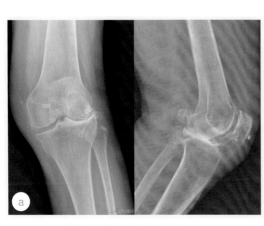
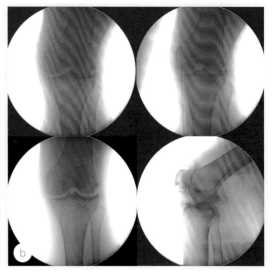

图 19-19　术前正侧位及透视 X 线片

a. 左膝正侧位；b. 左膝透视（模拟负重位、外翻应力位、内翻应力位、侧位）

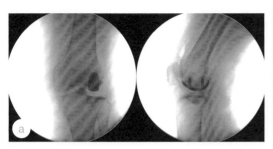
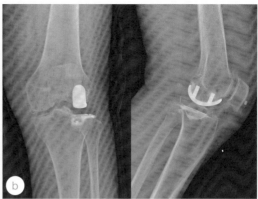

图 19-20 术中即刻透视及术后 6 周正侧位 X 线片

a. 左膝术中透视；b. 左膝术后正侧位

【患者术后大体照片】

患者术后大体照片见图 19-21。

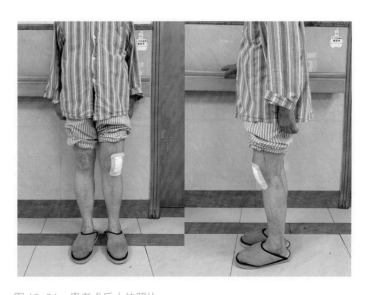

图 19-21 患者术后大体照片

本章参考文献

[1] KOMISTEK R D, DENNIS D A, MAHFOUZ M. *In vivo* fluoroscopic analysis of the normal human knee [J]. Clin Orthop Relat Res, 2003(410): 69−81.

[2] HUDEK R, SCHMUTZ S, REGENFELDER F, et al. Novel measurement technique of the tibial slope on conventional MRI [J]. Clin Orthop Relat Res, 2009, 467(8): 2066−2072.

[3]   SERVIEN E, SAFFARINI M, LUSTIG S, et al. Lateral versus medial tibial plateau: morphometric analysis and adaptability with current tibial component design [J]. Knee Surg Sports Traumatol Arthrosc, 2008, 16(12): 1141−1145.

[4]   CHAU R, GULATI A, PANDIT H, et al. Tibial component overhang following unicompartmental knee replacement−−does it matter? [J]. Knee, 2009, 16(5): 310−313.

[5]   TOKUHARA Y, KADOYA Y, NAKAGAWA S, et al. The flexion gap in normal knees. An MRI study [J]. J Bone Joint Surg Br, 2004, 86(8): 1133−1136.

[6]   ROBINSON B J, REES J L, PRICE A J, et al. Dislocation of the bearing of the Oxford lateral unicompartmental arthroplasty. A radiological assessment [J]. J Bone Joint Surg Br, 2002, 84(5): 653−657.

[7]   MOGLO K E, SHIRAZI-ADL A. Cruciate coupling and screw-home mechanism in passive knee joint during extension−−flexion [J]. J Biomech, 2005, 38(5): 1075−1083.

[8]   LAST R J. Some anatomical details of the knee joint [J]. J Bone Joint Surg Br, 1948, 30B(4): 683−688.

[9]   FLANDRY F, HOMMEL G. Normal anatomy and biomechanics of the knee [J]. Sports Med Arthrosc Rev, 2011, 19(2): 82−92.

[10]   KARRHOLM J, BRANDSSON S, FREEMAN M A. Tibiofemoral movement 4: Changes of axial tibial rotation caused by forced rotation at the weight-bearing knee studied by RSA [J]. J Bone Joint Surg Br, 2000, 82(8): 1201−1203.

[11]   WEIDOW J, PAK J, KäRRHOLM J. Different patterns of cartilage wear in medial and lateral gonarthrosis [J]. Acta Orthop Scand, 2002, 73(3): 326−329.

[12]   GULATI A, CHAU R, BEARD D J, et al. Localization of the full-thickness cartilage lesions in medial and lateral unicompartmental knee osteoarthritis [J]. J Orthop Res, 2009, 27(10): 1339−1346.

[13]   WHITE S H, LUDKOWSKI P F, GOODFELLOW J W. Anteromedial osteoarthritis of the knee [J]. J Bone Joint Surg Br, 1991, 73(4): 582−586.

[14]   OLLIVIER M, ABDEL M P, PARRATTE S, et al. Lateral unicondylar knee arthroplasty (UKA): contemporary indications, surgical technique, and results [J]. Int Orthop, 2014, 38(2): 449−455.

[15]   GOLLEHON D L, TORZILLI P A, WARREN R F. The role of the posterolateral and cruciate ligaments in the stability of the human knee. A biomechanical study [J]. J Bone Joint Surg Am, 1987, 69(2): 233−242.

[16]   GROOD E S, STOWERS S F, NOYES F R. Limits of movement in the human knee: Effect of sectioning the posterior cruciate ligament and posterolateral structures [J]. J Bone Joint Surg Am, 1988, 70(1): 88−97.

[17]   LAPRADE R F, TSO A, WENTORF F A. Force measurements on the fibular collateral ligament, popliteofibular ligament, and popliteus tendon to applied loads [J]. Am J Sports Med, 2004, 32(7): 1695−1701.

[18]   COOBS B R, LAPRADE R F, GRIFFITH C J, et al. Biomechanical analysis of an isolated fibular (lateral) collateral ligament reconstruction using an autogenous semitendinosus graft [J]. Am J Sports Med, 2007, 35(9): 1521−1527.

[19]   HARRINGTON I J. Static and dynamic loading patterns in knee joints with deformities [J]. J Bone Joint Surg Am, 1983, 65(2): 247−259.

[20]   OHDERA T, TOKUNAGA J, KOBAYASHI A. Unicompartmental knee arthroplasty for lateral gonarthrosis: midterm results [J]. J Arthroplasty, 2001, 16(2): 196−200.

[21] VAN DER LIST J P, CHAWLA H, VILLA J C, et al. Early functional outcome after lateral UKA is sensitive to postoperative lower limb alignment [J]. Knee Surg Sports Traumatol Arthrosc, 2017, 25(3): 687—693.

[22] FIOCCHI A, CONDELLO V, MADONNA V, et al. Medial *v.s.* lateral unicompartmental knee arthrroplasty: clinical results [J]. Acta bio-medica: Atenei Parmensis, 2017, 88(2s): 38—44.

[23] SAH A P, SCOTT R D. Lateral unicompartmental knee arthroplasty through a medial approach. Surgical technique [J]. J Bone Joint Surg Am, 2008, 90(Suppl 2 Pt 2): 195—205.

[24] EDMISTON T A, MANISTA G C, COURTNEY P M, et al. Clinical outcomes and survivorship of lateral unicompartmental knee arthroplasty: Does surgical approach matter? [J]. J Arthroplasty, 2018, 33(2): 362—365.

[25] BURGER J A, KLEEBLAD L J, SIEREVELT I N, et al. Bearing design influences short to mid-term survivorship, but not functional outcomes following lateral unicompartmental knee arthroplasty: A systematic review [J]. Knee Surg Sports Traumatol Arthrosc, 2019, 27(7): 2276—2288.

[26] LUSTIG S, ELGUINDY A, SERVIEN E, et al. 5- to 16-year follow-up of 54 consecutive lateral unicondylar knee arthroplasties with a fixed-all polyethylene bearing [J]. J Arthroplasty, 2011, 26(8): 1318—1325.

[27] MCEWEN H M, FISHER J, GOLDSMITH A A, et al. Wear of fixed bearing and rotating platform mobile bearing knees subjected to high levels of internal and external tibial rotation [J]. J Mater Sci Mater Med, 2001, 12(10—12): 1049—1052.

[28] HVID I. Trabecular bone strength at the knee [J]. Clin Orthop Relat Res, 1988, 227: 210—221.

[29] PENNINGTON D W, SWIENCKOWSKI J J, LUTES W B, et al. Lateral unicompartmental knee arthroplasty: Survivorship and technical considerations at an average follow-up of 12.4 years [J]. J Arthroplasty, 2006, 21(1): 13—17.

[30] VAN DER LIST J P, CHAWLA H, VILLA J C, et al. Early functional outcome after lateral UKA is sensitive to postoperative lower limb alignment [J]. Knee Surg Sports Traumatol Arthrosc, 2017, 25(3): 687—693.

[31] YOKOYAMA M, NAKAMURA Y, EGUSA M, et al. Factors related to stress fracture after unicompartmental knee arthroplasty [J]. Asia Pac J Sports Med Arthrosc Rehabil Technol, 2018, 15: 1—5.

[32] ALI A M, NEWMAN S D S, HOOPER P A, et al. The effect of implant position on bone strain following lateral unicompartmental knee arthroplasty: A biomechanical model using digital image correlation [J]. Bone Joint Res, 2017, 6(8): 522—529.

[33] CHATELLARD R, SAULEAU V, COLMAR M, et al. Medial unicompartmental knee arthroplasty: Does tibial component position influence clinical outcomes and arthroplasty survival? [J]. Orthop Traumatol Surg Res, 2013, 99(4 Suppl): S219—225.

[34] CHAU R, GULATI A, PANDIT H, et al. Tibial component overhang following unicompartmental knee replacement: Does it matter? [J]. Knee, 2009, 16(5): 310—313.

[35] LEE Y S, YUN J Y, LEE B K. Tibial component coverage based on bone mineral density of the cut tibial surface during unicompartmental knee arthroplasty: Clinical relevance of the prevention of tibial component subsidence [J]. Arch Orthop Trauma Surg, 2014, 134(1): 85—89.

[36] JAFFRY Z, MASJEDI M, CLARKE S, et al. Unicompartmental knee arthroplasties: Robot *v.s.* patient specific instrumentation [J]. Knee, 2014, 21(2): 428—434.

[37] PARK K K, KOH Y G, PARK K M, et al. Biomechanical effect with respect to the sagittal positioning of the femoral component in unicompartmental knee arthroplasty [J]. Biomed Mater Eng, 2019, 30(2): 171-182.

[38] KAZARIAN G S, BARRACK T N, OKAFOR L, et al. High prevalence of radiographic outliers and revisions with unicompartmental knee arthroplasty [J]. J Bone Joint Surg Am, 2020, 102(13): 1151-1159.

[39] WILLIS-OWEN C A, BRUST K, ALSOP H, et al. Unicondylar knee arthroplasty in the UK National Health Service: An analysis of candidacy, outcome and cost efficacy [J]. Knee, 2009, 16(6): 473-478.

|第二十章|
计算机辅助导航下膝单髁置换术

一般来说，膝单髁置换术失败非常少见，技术错误是导致这种失败的主要原因。计算机辅助导航下实施单髁置换术提供了精确的胫骨后倾截骨，以及精确的假体对线，不仅可以有效地预防技术错误，而且更高的精度可带来更好的可重复性和改善患者预后。

第一节　概述

计算机辅助导航（computer-assisted surgery，CAS）最初是在 20 世纪 90 年代后期随着 3D 传感器技术的进步而开发的。从那时起，与该技术相关的硬件和软件都取得了长足的进步[1]。近年来计算机辅助导航手术已成为新的热门话题。计算机辅助导航的目的是通过基于标准解剖标志和运动学分析的数字映射提供精确的假体植入。首先通过在术中构建相关膝关节的 3D 模型来执行数字映射，然后计算机将此模型与手术器械相关联，以指导精确的截骨和假体植入。当前用于膝关节置换术的导航系统通常分为图像引导系统和无图像系统[2]。

一、图像引导系统

图像引导系统使用术中图像（透视辅助）或术前图像（CT 或 MRI 扫描）来构建膝关节的 3D 模型。使用钻入股骨和胫骨的标记记录膝关节的术中位置，手术器械上也配有相应跟踪器，导航计算机通过特殊摄像头从这些标记处接收信息，然后可以指导截骨模具的放置。

二、无图像系统

无图像系统无须术前 CT 或 MRI 扫描，使用该系统时，骨科医生会在术中获得解剖配准点，根据该配准点定位胫骨和股骨截骨模具放置的位置。无图像系统的主要优点是不需要术前 CT 或 MRI 扫描，能降低相关的额外辐射和成本，也能够简化相关的术前计划。

第二节　计算机辅助导航在膝单髁置换术中的应用

一、NATON 骨科手术导航系统简述

NATON 骨科手术导航系统由机械臂台车、主控台车、导航台车、手术动力工具和手术软件组成，通过带假体规划的术前 CT 骨模型数据和术中真实骨骼位置的精准匹配，来指导机械臂实现精准安全的截骨操作（图 20-1）。其中，主控台车可直接操作软件，对术前的 CT 数据进行图像处理，实现手术的规划；导航台车采用红外定位原理，两个红外线定位器通过克氏针固定在股骨远端和胫骨近端，这些定位器的相对运动由红外摄像机跟踪，可实现术前的 CT 图像和真实手术的患者骨骼位置和形态的配准；机械臂和手术动力工具根据手术规划，实现手术的截骨、打孔、造模等操作，最终保证假体的精准安全地植入人体。

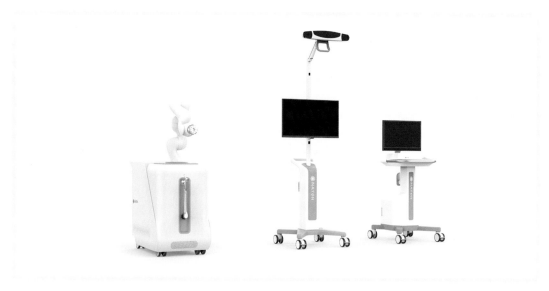

图 20-1　NATON 骨科手术导航系统

二、手术操作过程

根据应用场景和功能实现的不同，计算机导航系统辅助单髁手术置换可分为以下几个阶段。

1. 术前图像分割和假体规划

（1）数据收集：由影像科根据规定的数据协议采集患者的髋、膝、踝三段 CT 图像数据。其中以膝关节 CT 数据最为重要，要求层厚小于 1 mm。

（2）数据分割：数据拷贝至计算机辅助导航系统后，由医生或医工技术人员对 CT 图像进行分割，去除不需要的软组织影像，将手术需要的骨骼数据分割出来。

（3）图像处理：将分割完的骨骼数据生成三维图像，对髋、膝、踝上的重要的骨性标记点进行标定，生成患者完整的力线等重要信息。

（4）术前规划：选定假体初始位置和尺寸，并调整假体预设的手术位置（图 20-2）。

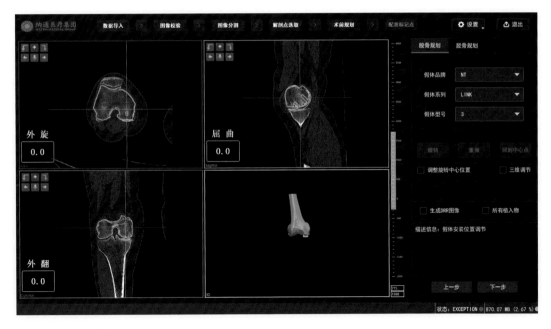

图 20-2　假体规划

2. 硬件自检和校验

（1）对机械臂、脚踏、水泵等进行自检。

（2）对探针等红外跟踪设备的状态和位置进行校验。

3. 病例导入和图像配准

（1）确认患者手术信息无误后，将规划好的患者数据导入术中操作模块。

（2）在切口暴露术区安装股骨和胫骨的参考架，让红外导航跟踪设备跟踪到股骨胫骨的实时位置。

（3）对术前的数据和术中骨骼真实位置信息进行配准。首先通过髋关节的运动和膝关节、踝关节的骨性标志点选取，确定骨骼的大概位置，然后通过暴露的切口内尖头探针在骨骼表面的位置采集，把骨骼的具体形态勾勒出一部分，然后通过点云配准的方式，得出骨骼的真实位置和术前规划的匹配关系，精度可达 1 mm 以下。

4. 软组织平衡初次评估和假体规划调整

（1）通过以上的配准之后，已经建立起膝关节的运动学分析和膝关节的解剖映射，以建立单个膝关节的工作模型。通过屈膝等动作获取膝关节在各个运动状态下的膝关节模型的屈伸间隙、外展角、外翻角等信息，指导手术的再规划和术后的对比评估。

（2）通过术中评估选择术者认为最佳的体位采集实时相对位置信息，重新进行规划。这样可以保证膝关节假体的对位对线最佳，膝关节的伸直屈曲间隙平衡最优。

5. 手术实施

根据术者习惯的不同，在正式进入磨削前，有两种模式供选择：纯磨头流程和摆锯＋磨头流程。选择后有提示框：手术工具选择后不能变更。选择确认后继续。手术步骤严格按照操作手册进行。

6. 软组织平衡和报告输出

磨削结束，安装试模和假体后，分别有一次重新测试运动学状态的过程，可重新采集术前的位姿下假体状态和术前的规划进行比对，并把术后实时的外翻、外旋、屈伸等状态记录，输出为机器人辅助手术报告。

三、适配假体

机器人大多适配同品牌的假体，此骨科导航系统因配备了摆锯和磨头两种工具，可用于精细面的磨削，除可适配 Link Sled 假体外，也可根据授权拓展适配其他假体。

第三节　计算机辅助导航下膝单髁置换的临床结果

Eun Kyoo Song 等 [3] 前瞻性研究了导航辅助下与传统膝单髁置换术后的临床结果和假体生存率，经过平均 9 年（7.4 ～ 10.8 年）的随访，研究结果显示，与传统膝单髁置换术相比，导航辅助下膝单髁置换术假体放置的准确性更高，下肢力线矫正的精度更高，但假体生存率无明显差异。至于软组织平衡的恢复，有研究证明，与术前计划相比，导航辅助下膝单髁置换术的软组织平衡准确度高达 0.53 mm[4]。此外，相似的研究结果还认为，导航辅助下较传统膝单髁置换术有着更低的翻修率，但并发症无明显差异。然而，Carender CN 等 [5] 应用国家外科质量改进项目（NSQIP）数据库，对 2006 ～ 2017 年间 10 586 例膝单髁置换术病例的手术时间、住院天数和短期临床结果进行比较，其中 343 例（3.2%）使用导航系统。结果显示，导航膝单髁置换术的平均手术时间比非导航膝单髁置换术长 8 分钟，两组之间的总体并发症发生率没有差异，再入院率、再次手术率和平均住院时间的发生率也没有差异。从长远来看，导航辅助下膝单髁置换术的临床结果会更佳 [6-8]。

计算机辅助导航系统可依据准确的数据进行操作、精准实施手术，它具有可重复性、稳定性、精度高、耐疲劳等优点，能够确保外科医生在安全范围内进行手术，并且可以辅助医生追求个性化手术方案。与传统的手动膝单髁置换术相比，计算机辅助导航膝单髁置换术能提高假体定位的准确性，促进术后早期功能康复。同时，该技术还可以通过屈曲角度提供有关膝关节运动学的实时术中数据，用于微调假体定位和优化软组织张力。此外，该技术能够为少数膝单髁置换术外科医生提供一种实现假体高精度定位的途径，一定程度上有助于提高假体存活率并减轻翻修疾病的负担。但是，目前的计算机辅助导航系统对于突发的特殊情况无法进行处理，所以，人为因素中医生的思维、认知、判断、经验显得尤为重要，尤其是复杂的病例。因此，应由有一定临床资历的医师去掌握、实施计算机辅助导航下膝关节单髁置换术，做到真正的"人机合一"，利用计算机辅助导航的优势，发挥临床医生的经验，切实为患者带来益处。

第四节　典型病例

【病史】

基本情况：患者，男性，62 岁。

主诉：右膝疼痛 6 年，加重伴活动受限 1 年。

体格检查：右膝伸直位下轻度内翻及屈曲畸形，约内翻 5°。膝关节屈曲 20°时内翻畸形应力下可纠正，90°时内翻畸形可自行纠正。膝部内侧轻度肿胀，皮温正常，患膝部表面皮肤无红肿发热，股四头肌无明显萎缩。膝部内侧关节间隙处压痛阳性。膝关节活动受限，伸屈膝时关节内侧感觉明显骨摩擦感，膝关节活动度：0°～ 110°（主动情况下），0°～ 120°（被动情况下），过伸过屈时疼痛明显。膝浮髌试验（-），前后抽屉试验（-），轴移试验（-），髌骨研磨试验（-），侧方应力试验（-），回旋挤压试验（+）。足背动脉搏动存在，足趾浅感觉、活动及血运好。

【影像学检查】

患者术前影像学检查见图 20-3。

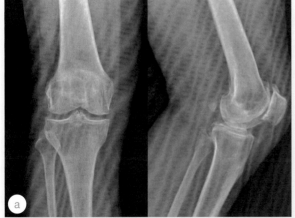
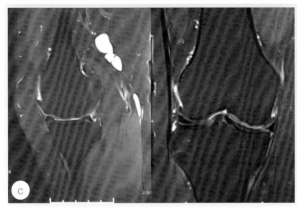
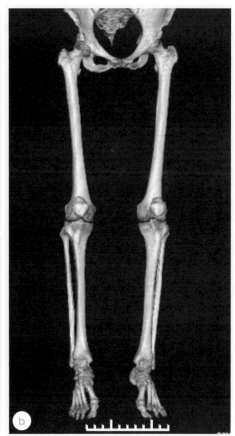

图 20-3　术前影像学检查

a. 右膝术前正侧位 X 线片；b. 右膝术前全下肢 CT 重建；c. 右膝术前 MRI 影像

【术中机器人辅助操作】

导入术前CT，完成图像校验与分割（图20-4）。在软件上选取膝关节解剖标记点，完成术前假体位置规划（图20-5）。术中在患肢表面验证"解剖点"与"配准点"（图20-6）。由术者结合术前规划，完成胫骨、股骨假体位置的术中个性化设计（图20-7）。使用"机器人"机械臂进行截骨。根据术中规划，磨锯设定有"安全窗"，若截骨磨锯超过所设定"安全窗"，则自动断电，避免截骨过度（图20-8）。

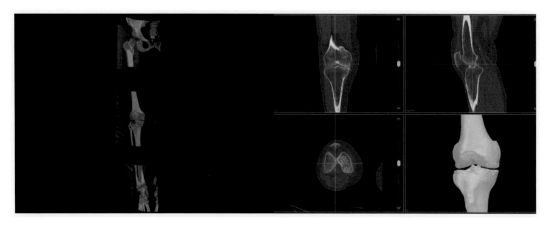

图20-4　导入术前CT，完成图像校验与分割

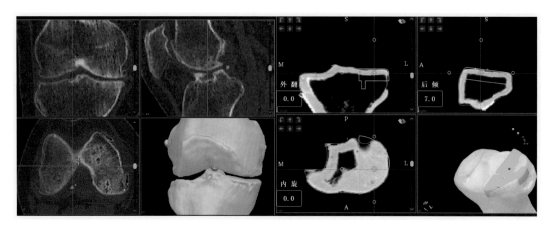

图20-5　在软件上选取膝关节解剖标记点，完成术前假体位置规划

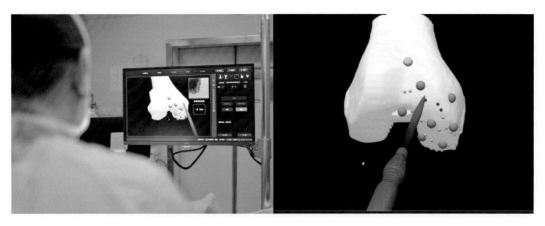

图 20-6　术中在患肢表面验证"解剖点"与"配准点"

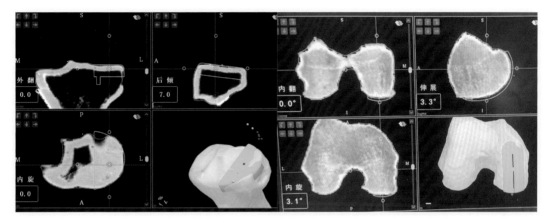

图 20-7　由术者结合术前规划，完成胫骨、股骨假体位置的术中个性化设计

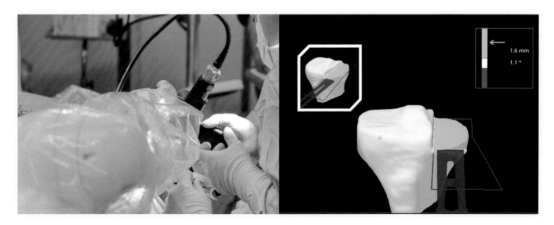

图 20-8　使用"机器人"机械臂进行截骨。根据术中规划，磨锯设定有"安全窗"，若截骨磨锯超过所设定"安全窗"，则自动断电，避免截骨过度

【术后影像学检查】

患者术后影像学检查见图 20-9。

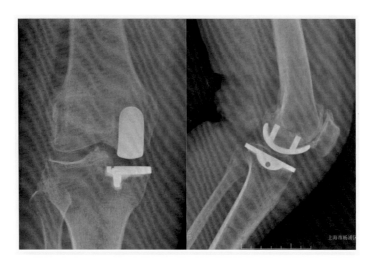

图 20-9 术后 1 周正侧位 X 线片

【患者术后大体照片】

患者术后大体照片见图 20-10。

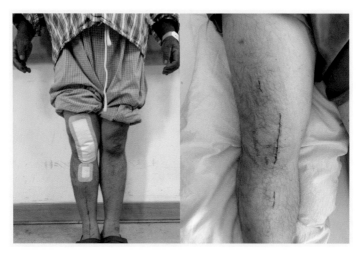

图 20-10 患者术后大体照片

本章参考文献

[1] BUZA J A 3RD, WASTERLAIN A S, THAKKAR S C, et al. Navigation and robotics in knee arthroplasty [J]. JBJS Rev, 2017, 5(2):e4.

[2]　JENNY J Y. Minimally invasive unicompartmental knee arthroplasty [J]. Eur J Orthop Surg Traumatol, 2018, 28(5): 793—797.

[3]　SONG E K, N M, LEE S H, et al. Comparison of outcome and survival after unicompartmental knee arthroplasty between navigation and conventional techniques with an average 9-year follow-up [J]. J Arthroplasty, 2016, 31(2): 395—400.

[4]　PLATE J F, MOFIDI A, MANNAVA S, et al. Achieving accurate ligament balancing using robotic-assisted unicompartmental knee arthroplasty [J]. Adv Orthop, 2013, 2013: 837167.

[5]　CARENDER C N, DEMIK D E, BEDARD N A, et al. Utilization and short-term outcomes of computer navigation in unicompartmental knee arthroplasty [J]. Iowa Orthop J, 2020, 40(1): 61—67.

[6]　NAZIRI Q, MIXA P J, MURRAY D P, et al. Robotic-assisted and computer-navigated unicompartmental knee arthroplasties: a systematic review [J]. Surg Technol Int, 2018, 32: 271—278.

[7]　NAM D, CODY E A, NGUYEN J T, et al. Extramedullary guides versus portable, accelerometer-based navigation for tibial alignment in total knee arthroplasty: A randomized, controlled trial: winner of the 2013 HAP PAUL award [J]. J Arthroplasty, 2014, 29(2): 288—294.

[8]　GOH G S, LIOW M H, LIM W S, et al. Accelerometer-based navigation is as accurate as optical computer navigation in restoring the joint line and mechanical axis after total knee arthroplasty: A prospective matched study [J]. J Arthroplasty, 2016, 31(1): 92—97.

|第二十一章|
膝单髁置换术后快速康复

加速康复外科（enhanced recovery after surgery，ERAS）旨在通过围手术期多学科合作，缩短住院时间，减少并发症发生和降低成本。目前 ERAS 在全髋关节置换术和全膝关节置换术中已使用 10 多年，取得了预期的结果。近几年 ERAS 也尝试在膝单髁置换术实施，使得患者住院时间缩短，并迅速恢复独立的日常活动。

第一节　疼痛管理

单髁置换术的镇痛包括围手术期的多模式和多药物联合镇痛，目的是阻断外周伤害性传入冲动向中枢传递及传导，使患者能够尽早活动并尽可能减少疼痛。

一、术前镇痛

在手术前开始服用非甾体抗炎药，以获得术中及术后有效的血液药物浓度。通常是在术前 3 天口服塞来昔布，每 12 小时 200 mg。也可以选择其他非甾体抗炎药。但需要注意的是，不同药物对环氧化酶 −2 的抑制作用不同。美洛昔康和塞来昔布对环氧化酶 −2 选择性抑制最高，而酮咯酸和阿司匹林则相反（以抑制环氧化酶 −1 为主）。多项研究表明，非甾体抗炎药的使用并不会增加全膝关节置换术后大出血事件。非甾体抗炎药的禁忌证包括阿司匹林和其他非甾体抗炎药过敏史。肾功能不全或肾功能衰竭患者避免使用，70 岁以上的患者剂量应减半。

二、术中镇痛——"鸡尾酒"注射

局部浸润镇痛（local infiltration analgesia，LIA）：LIA 是指采用抗炎局麻的混合药液（局部麻醉药＋非甾体抗炎药＋肾上腺素），以一定比例混合后浸润注射在手术区域周围组织，从而减轻术后疼痛，通常由手术医生实施（表 21−1）。这种镇痛方法对生理干扰程度最轻，符合多模式镇痛方案的理念，是一种简单、方便、安全、有效的镇痛方法。

将 LIA 溶液注射到膝关节周围组织，包括股骨骨膜、后关节囊、前后交叉韧带止点、髌下脂肪垫、内侧和外侧副韧带周围的深层组织及皮下脂肪组织，注射点远离切口边缘 3 mm。

酮咯酸氨丁三醇注射液是唯一可直接注射的非选择性非甾体抗炎药，LIA 技术可以有效地将高浓度药物注射至靶向位置。"鸡尾酒"注射配方中的罗哌卡因可以阻断疼痛神经传导，抑制前列腺素合成和随后的神经致敏。研究表明，采用 LIA 镇痛效果良好，可显著缩短住院时间，恢复更快[1-6]。此外，LIA 不会导致肌肉无力，多数患者术后 4～6 小时就可以活动[7]。

表 21-1　"鸡尾酒"注射配方

药物	配制方法
盐酸罗哌卡因注射液 100 mg：10 mL/ 支 ×2 支 酮咯酸氨丁三醇注射液 30 mg：1 mL/ 支 ×1 支 盐酸肾上腺素注射液 1 mg：1 mL/ 支 ×1 支 生理盐水：100 mL×2 瓶	①抽取 0.1 mL 盐酸肾上腺素注射液（1 mg：1 mL/ 支）至 100 mL 生理盐水，混匀后抽取 0.5 mL 待用； ②抽取盐酸罗哌卡因注射液 200 mg、酮咯酸氨丁三醇注射液 30 mg 待用； ③将 1 和 2 准备液加入 60 mL 生理盐水中，混匀即可使用

三、术后镇痛

术后 24 小时内采用镇痛泵或静脉使用非甾体抗炎药＋氨酚羟考酮或曲马多口服的联合镇痛方式。出院后改用口服非甾体抗炎药物（塞来昔布或依托考昔）进行镇痛，时间持续至少两周或延续至康复期结束。具体详见表 21-2。

表 21-2　常用镇痛药物及使用方法[7,8,9]

药物	使用方法
帕瑞昔布	40 mg，静脉滴注，每天 2 次，术后 6 小时内
普瑞巴林	单剂量 150 mg 口服，术前 2 h；术后 75 mg，每天 3 次，口服
塞来昔布	术前 2 小时 200 mg 口服，术后 200 mg，12 小时 1 次，口服
美洛昔康	7.5 mg，12 小时 1 次，口服
曲马多	50～100 mg，12 小时 1 次，口服
氨酚羟考酮	10 mg，每天 3 次，口服
丁丙诺啡（贴剂）	10 mg，每周 1 次，贴胸背部

第二节　麻醉选择及管理

膝单髁置换术的麻醉方法可采用椎管内麻醉、全身麻醉、神经阻滞麻醉、联合麻醉等，麻醉方法的选择主要取决于患者的全身状况、手术方式、时间、麻醉医生的技术水平、习惯及患者和手术医生的要求等。以下将对此分别阐述，重点介绍近年来流行的神经阻滞。

一、椎管内麻醉

椎管内麻醉（intraspinal anesthesia）包括硬膜外腔阻滞麻醉（epidural analgesia）、蛛网膜下腔阻滞麻醉（spinal anesthesia）及腰－硬联合麻醉。一般来说，椎管内麻醉可适用于所有的膝关节置换术。通常，管理得当的椎管内麻醉和神经阻滞麻醉比全身麻醉对患者的全身影响更小。

对于上述 3 种椎管内麻醉方法，膝单髁置换术术中如果使用止血带，麻醉阻滞范围需覆盖 $T_{10} \sim L_5$。如果术后留置硬膜外导管提供镇痛，需要和手术医生进行沟通，避免使用抗凝药物，以免发生硬膜外血肿。椎管内麻醉术后会延迟患者术后下床活动时间，还可能并发一定程度的尿潴留，必要时留置导尿。

二、全身麻醉

全身麻醉（general anesthesia）是指麻醉药经呼吸道吸入或静脉、肌肉注射进入人体内，产生中枢神经系统抑制，临床表现为神志消失、全身痛觉丧失、遗忘、反射抑制和一定程度的肌肉松弛。全麻需要呼吸道支持，容易引起呼吸道症状，所以一般不作为首选，当存在椎管内麻醉禁忌或椎管内麻醉不成功时，可选择这种麻醉方式。

三、神经阻滞麻醉

在进行神经阻滞麻醉（nerve blocking anesthesia）前，我们需要了解膝关节的神经支配。膝关节的感觉主要由髌丛支配，包括股内侧皮神经、股中间皮神经、股外侧皮神经、隐神经髌下支及隐神经其他分支。膝关节的运动分别由闭孔神经、股神经、胫神经和腓总神经的关节分支支配。

外周神经阻滞是近年来膝单髁置换术常用的麻醉方法，主要包括腰丛神经阻滞、坐骨神经阻滞、股神经阻滞、隐神经阻滞等。随着超声可视化应用程度不断提高，同时为满足术后快速康复的要求，超声引导下的神经阻滞在膝单髁置换术中应用日益广泛。

相比股神经联合坐骨神经阻滞或硬膜外阻滞，隐神经或隐神经联合局部浸润对股四头肌影响小，不会导致下肢肌力下降，不影响术后早期活动[10-14]。此外，术前隐神经阻滞还可减少术中全麻药的用量[15]。随着超声技术的不断成熟，隐神经阻滞在膝关节手术过程中的应用越来越广泛。

收肌管解剖：收肌管又称亨特管（Hunter canal）。位于大腿内侧中 1/3 段，缝匠肌深面，长约 15 cm，断面呈三角形，其外侧壁为股内侧肌，后壁为长收肌及大收肌，前壁为缝匠肌及架于内收肌与股内侧肌间的腱纤维板。收肌管的上口与股三角尖端相通，下口为收肌腱裂孔，通向腘窝。收肌管内由前向后通过的有隐神经、股动脉和股静脉。隐神经是股神经最长的皮支，属纯感觉神经，支配大腿中下 1/3、膝关节内侧、小腿前内侧、足内侧缘的感觉[16]。

方法：患者平卧，患腿轻度外旋，显露大腿下段、膝和小腿上段。采用高频线阵探头（5 ～ 12 MHz），从大腿近端向远端膝部依次进行横切面扫描。三角形的收肌管位于股内侧肌，长收肌和缝匠肌之间，搏动的股动脉在收肌管内位于静脉的前方，隐神经紧邻动脉的外侧，深度为 1 ～ 3 cm。收肌管内可一次性给予局麻药，如 0.25% 左布比卡因 +0.5% 利多卡因混合液 20 mL[15]、0.5% 罗哌卡因或其他局部麻醉药；还可以采用 0.25% 布比卡因 6 mL/h 连续阻滞[3]（图 21-1）。

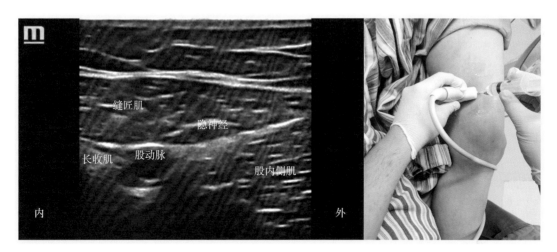

图 21-1　超声引导下隐神经阻滞

注意事项：隐神经分支广泛，单纯隐神经阻滞不足以满足膝关节手术需求，需联合其他麻醉方式，如收肌管阻滞联合坐骨神经阻滞可用于膝关节以下手术。

近年来采用超声引导下隐神经阻滞联合喉罩全身麻醉，相比传统的蛛网膜下腔阻滞或单一的全身麻醉，具有以下明显优势：①术中使用镇静药减少患者焦虑情绪；②少量的局麻药和全麻药使血流动力学更平稳；③减少因椎管内麻醉引起的体位变动，这在年老、体弱、肥胖患者中优势更明显；④减少了局麻药、阿片类药物和肌松药的药量，降低了局麻药中毒、术后恶心呕吐、呼吸抑制等不良反应的风险，加快术后苏醒，提高麻醉安全性；⑤隐神经阻滞具有辅助镇痛作用，术后可快速拔除喉罩，提高麻醉效率和手术室周转效率；⑥隐神经阻滞后患者仅表现为大腿内侧以下感觉障碍，无运动阻滞，不影响股四头肌肌力，术后可早期康复锻炼，无跌倒风险；⑦减少术后卧床时间，降低深静脉血栓、术后头痛的发生率；⑧超声引导下隐神经阻滞操作简便、效果确切、提高了患者满意度。具体方法如下。

患者术前常规麻醉评估，术前禁食 4 小时，禁饮 2 小时，入手术室后开放外周静脉，输注醋酸林格液，速度为每小时 5 mL/kg，心电监护仪监测血压、心率、血氧饱和度，鼻导管吸氧。采用超声引导下隐神经阻滞联合喉罩全麻，即在大腿内侧中上 1/3 处，采用 1% 利多卡因 +0.5% 罗哌卡因 10 mL，在超声引导直视下进行隐神经阻滞，测试出现麻醉平面后进行诱导，咪达唑仑 0.02 mg/kg、舒芬太尼 0.1 μg/kg，丙泊酚 1 mg/kg，顺苯磺酸阿曲库铵 0.05 ～ 0.1 mg/kg 静脉推注诱导后置入喉罩，术中右美托咪定每小时 1 μg/kg，丙泊酚 1.5 ～ 2 mg/kg，维持脑电双频指数（bispectral index，BIS）在 45 ～ 60，切口开始缝合，停用麻醉药物，术后待患者意识清醒，正常反射恢复，潮气量（tidal volume，VT）大于 5 mL/kg，血压平稳后拔除喉罩，送入麻醉恢复室，观察 1 小时后送入病房。

膝单髁置换术的麻醉方法应根据患者的基本状况、合并基础疾病、麻醉医生的操作水平、仪器设备条件、手术医生的需求及患者意愿等条件综合而定。

第三节 术后康复

膝单髁置换术后康复的重点是恢复膝关节活动度、力量和关节功能运动。所有患者手术后开始进入膝关节置换的标准临床路径和物理治疗。手术当天，局部麻醉阻滞提供良好的止痛效果，大多数患者可在术后 2～3 小时开始行走，早期行走似乎一定程度上能减轻疼痛。大多数患者都可以轻松地进行主动直腿抬高，并达到膝关节屈曲 110°。

术后第 1 天，患者进行床上活动训练，在可耐受情况下逐步进行负重训练，包括膝关节被动的活动度锻炼、膝关节静态伸直位下股四头肌等长收缩锻炼、站立、在疼痛耐受范围内助行器辅助下进行行走，以及膝关节的物理冷疗。

术后第 2 天，患者继续膝关节活动度锻炼和肌肉力量训练，锻炼的次数增加至 20 次，行走距离增加至 15 m，开始爬楼梯训练，并进行膝关节冷疗。值得注意的是，术后第 2 天开始，膝关节往往会变得更加肿胀，且疼痛缓解不完全，膝关节屈曲活动比第 1 天变得困难，推荐患者在自我能够耐受范围内进行膝关节的屈曲活动锻炼。对于新开展膝单髁置换术的单位来说，可能需要对物理治疗师进行培训，因为他们可能会把膝单髁置换术患者当作全膝置换术患者来治疗，但这样会事与愿违，如果康复推进太快，患者压力大，往往失去信心。

术后第 3 天开始直至出院，康复内容主要为膝关节活动度锻炼和肌肉力量训练，逐步增加行走距离和加强爬楼梯训练，以及膝关节冷疗。

术后第 1 周，疼痛和肿胀消退，在随后的几周内，运动功能逐渐恢复。1 个月后，膝关节运动功能通常会接近术前水平，此后膝关节的运动功能还会进一步改善。膝单髁置换术后早期功能的快速恢复在随后几周趋于缓慢，6 周后，患者可能仍有症状，但通常没有全膝置换术后同一时期的症状那么严重。出院前常需告知患者，术后的恢复早期可能会快一些，后面可能会慢一些，膝内侧疼痛、膝外侧皮肤麻木、膝关节肿胀、僵硬、伸屈活动受限可能会持续 3 个月。总的来说，膝单髁置换术后恢复较快，很多患者较早地停用止痛药并增加运动量，导致症状反复。如果患者的症状越来越严重，则应该减少活动量。总之，膝关节功能通常在术后 3 个月内基本康复，部分症状将在此后的一年内缓慢缓解。

与全膝置换术相比，膝单髁置换术后患者的恢复要更快，更可预测，通常不需要正式的康复计划或门诊物理治疗，而过度的锻炼会适得其反，引起膝关节疼痛和肿胀。如患者股四头肌无力，用夹板固定膝关节可能会有帮助。Fillingham 等 [17] 学者对膝单髁置换术的患者进行随机临床试验，将他们随机分配到 6 周的门诊物理治疗或无监督的家庭康复训练中，发现膝关节活动度及其他测量指标的差异均无统计学意义。Jørgensen 等 [18] 学者进行了一项前瞻性的随机试验，评估两组接受膝单髁置换术治疗的患者，一组随机接受有监督的治疗，另一组接受无监督治疗。术后第 10 周，有监督组的腿部力量与无监督组相比有明显的增加，然而，其并没有显著性差异。术后 1 年，两组的腿伸展力量是相同的。两组间唯一具有统计学差异的是术后第 10 周，有监督组的步行速度有所提高。该研究认为，有监督的治疗并不优于无监督的家庭治疗。

随着快速康复方案的临床应用和患者教育的完善，住院时间进一步缩短，膝单髁置换术手术逐渐向门诊手术演变，日间手术被认为是安全有效的[19]。Gruskay 等[20] 报道显示，门诊日间膝单髁置换术手术的比例从 2007 年的 14.5% 增加到 2016 年的 58.1%。这些日间手术患者需严格的术前检查和详细的术前宣教，另外，患者需要有效的镇痛治疗和完善的术后护理。多项研究[20-22] 报道，和传统住院手术相比，膝单髁置换术日间手术患者发生并发症的风险更低，早期的临床疗效无显著差异，且能显著的减少经济支出。为了患者实现早日出院，患者需相对健康并居住在当地，且要有相应的医疗保障体系，方便患者随时通过电话等方式解决遇到的问题，如有必要再次入院。

对于接受膝单髁置换术的患者来说，物理治疗的作用并不明确，可能是不必要的。术后康复治疗为膝单髁置换术患者提供了术后宣教，并强化了术后康复的过程和预期，涵盖家庭康复治疗的指导方案可能是膝单髁置换术手术成功之路上的一个至关重要的部分。未来，术后康复将进一步发展，可能包括更多的患者主导的、无监督的治疗。

第四节　围手术期护理

近年来，加速康复外科理念在关节外科领域不断深入，规范化的围手术期管理得以深入人心。为了确保患者能够安全地接受单髁置换术，取得较高满意度的同时在最短的时间出院，单髁置换术的围手术期护理不容忽视。

入院后护理部有效筛查和干预有助于降低术后不良事件发生的概率，另外，责任护士主动与患者进行交流和沟通，关心和鼓励患者，减轻患者负面情绪。保持高度耐心并学会倾听患者诉求是提升患者信任度，帮助其适应从家到医院生活的重要举措。推荐采用视频宣教方式，既可以提高膝单髁置换术围手术期宣教内容的接受度，便于患者及家属对膝单髁置换术的有效性和安全性得到全面认识，还可以做到随时且反复宣教，极大地强化了术前宣教的有效性。

手术中的护理：可对输入的液体进行预热，保持患者术中体温的稳定，还应保证患者的安全与舒适，对于患者的关节及骨骼压迫处，术前可垫敷软垫，防止术中长时间压迫损伤。对患者进行上肢固定时，应避免外展角度过大而出现臂丛神经卡压。

术后恢复正常的食物摄入被认为是快速康复理念的一个重要组成部分。鼓励患者早期自主进食，同时，可以按照患者个体情况，制定个体化饮食方案。避开刺激性、高脂肪食物，做到合理搭配，营养均衡。

术后鼓励患者早期下床功能锻炼，但需注意的是，过量的早期康复运动会导致膝关节疼痛和肿胀，使患者对术后快速康复产生恐惧感。对于术后患膝关节伸直受限的患者，可以适当垫高足跟使膝关节处于"悬空"位，便于膝关节伸直训练，同时，可在责任护士的指导下练习直腿抬高和踝关节背伸等运动，在疼痛耐受范围内指导患者主动屈膝锻炼，嘱患者拄助行器行走活动。

单髁置换术创伤小、术后恢复快，出院前需对患者进行评估，包括独立穿衣、起床、如厕、行走及个人护理（如卫生护理、伤口护理）能力 5 项内容，并建立相应联络人，便于患者有疑问随时联系。出院前告知患者术后注意事项，包括保持伤口干洁，术后短期内膝关节疼痛、肿胀及膝外侧皮肤麻木属于正常现象，会随时间逐渐缓解。嘱托患者出院后定期随访，如有不适症状，随时来院就诊。

围手术期护理管理通过规范疼痛管理流程、完善疼痛评估体系，护士能比较准确地评估患者的疼痛程度，并记录和反馈给主管医生。护士按时给药镇痛、全程疼痛教育及心理疏导，有效干预患者不良情绪，帮助患者尽早进行功能锻炼。护理部在患者宣教、评估记录疼痛等病程、辅助患者术后康复锻炼及心理疏导等方面，发挥着重要的、不可替代的作用。

本章参考文献

[1] KNIFSUND J, NIINIMAKI T, NURMI H, et al. Functional results of total-knee arthroplasty versus medial unicompartmental arthroplasty: Two-year results of a randomised, assessor-blinded multicentre trial [J]. BMJ Open 269, 2021, 11(6): e046731.

[2] BERNINGER M T, FRIEDERICHS J, LEIDINGER W, et al. Effect of local infiltration analgesia, peripheral nerve blocks, general and spinal anesthesia on early functional recovery and pain control in unicompartmental knee arthroplasty [J]. BMC Musculoskelet Disord, 2018, 19(1): 249.

[3] PETERSON J R, STEELE J R, WELLMAN S S, et al. Surgeon-performed high-dose bupivacaine periarticular injection with intra-articular saphenous nerve block is not inferior to adductor canal block in total knee arthroplasty [J]. J Arthroplasty, 2020, 35(5): 1233–1238.

[4] BORGWARDT L, ZERAHN B, BLIDDAL H, et al. Similar clinical outcome after unicompartmental knee arthroplasty using a conventional or accelerated care program: A randomized, controlled study of 40 patients [J]. Acta Orthop, 2009, 80(3): 334–337.

[5] ESSVING P, AXELSSON K, OTTERBORG L, et al. Minimally invasive surgery did not improve outcome compared to conventional surgery following unicompartmental knee arthroplasty using local infiltration analgesia: A randomized controlled trial with 40 patients [J]. Acta Orthop, 2012, 83(6): 634–641.

[6] BALOCCO A L, CLAES E, LOPEZ A, et al. Selective periarticular blocks for postoperative pain after hip and knee arthroplasty [J]. Curr Opin Anaesthesiol, 2021, 34(4): 544–552.

[7] KERR D R, KOHAN L. Local infiltration analgesia: a technique for the control of acute postoperative pain following knee and hip surgery: A case study of 325 patients [J]. Acta orthopaedica, 2008, 79(2): 174–183.

[8] YANG J, OLSEN A S, SERINO J, et al. Similar 90-day outcomes among inpatient and outpatient arthroplasties: A single-surgeon matched cohort analysis [J]. Bone Joint J, 2021, 103-b(7 Supple B): 84–90.

[9] RYTTER S, STILLING M, MUNK S, et al. Methylprednisolone reduces pain and decreases knee swelling in the first 24h after fast-track unicompartmental knee arthroplasty [J]. Knee Surg Sports Traumatol Arthrosc, 2017, 25(1): 284–290.

[10] ZHENG F Y, LIU Y B, HUANG H, et al. The impact of IPACK combined with adductor canal block under ultrasound guidance on early motor function after total knee arthroplasty [J]. Braz J Anesthesiol, 2022,72(1):110–114.

[11] XIN J, ZHANG Y, LI Q, et al. Adductor canal block is similar to femoral nerve block for the quality of rehabilitation after arthroscopic partial meniscectomy [J]. Knee Surg Sports Traumatol Arthrosc, 2020, 28(7): 2334−2342.

[12] ALSHEIKH K A, ALKHELAIFI A S, ALHARBI M K, et al. Adductor canal blockade versus continuous epidural analgesia after total knee joint replacement: A retrospective cohort study [J]. Saudi J Anaesth, 2020, 14(1): 38−43.

[13] LAN F, SHEN Y, MA Y, et al. Continuous adductor canal block used for postoperative pain relief after medial unicondylar knee arthroplasty: A randomized, double-blind, placebo-controlled trial [J]. BMC Anesthesiol, 2019, 19(1): 114.

[14] HENSHAW D S, JAFFE J D, REYNOLDS J W, et al. An evaluation of ultrasound-guided adductor canal blockade for postoperative analgesia after medial unicondylar knee arthroplasty [J]. Anesth Analg, 2016, 122(4): 1192−1201.

[15] WU S C, HSU C Y, LU H F, et al. Earlier is better? Timing of adductor canal block for arthroscopic knee surgery under general anesthesia: A retrospective cohort study [J]. Int J Environ Res Public Health, 2021, 18(8):3945.

[16] HORN J L, PITSCH T, SALINAS F, et al. Anatomic basis to the ultrasound-guided approach for saphenous nerve blockade [J]. Reg Anesth Pain Med, 2009, 34(5): 486−489.

[17] FILLINGHAM Y A, DARRITH B, LONNER J H, et al. Formal physical therapy may not be necessary after unicompartmental knee arthroplasty: A randomized clinical trial [J]. J Arthroplasty, 2018, 33(7s): S93−S9.e3.

[18] JØRGENSEN P B, BOGH S B, KIERKEGAARD S, et al. The efficacy of early initiated, supervised, progressive resistance training compared to unsupervised, home-based exercise after unicompartmental knee arthroplasty: A single-blinded randomized controlled trial [J]. Clin Rehabil, 2017, 31(1): 61−70.

[19] KORT N P, BEMELMANS Y F L, SCHOTANUS M G M. Outpatient surgery for unicompartmental knee arthroplasty is effective and safe [J]. Knee Surg Sports Traumatol Arthrosc, 2017, 25(9): 2659−2667.

[20] GRUSKAY J, RICHARDSON S, SCHAIRER W, et al. Incidence and safety profile of outpatient unicompartmental knee arthroplasty [J]. Knee, 2019, 26(3): 708−713.

[21] HUR E S, SERINO J, BOHL D D, et al. Fewer adverse events following outpatient compared with inpatient unicompartmental knee arthroplasty [J]. J Bone Joint Surg Am, 2021, 103(22): 2096−2104.

[22] RICHTER D L, DIDUCH D R. Cost comparison of outpatient versus inpatient unicompartmental knee arthroplasty [J]. Orthop J Sports Med, 2017, 5(3): 2325967117694352.

|第二十二章|
膝单髁置换术日间手术管理

日间手术（ambulatory surgery）概念最早是由英国医生 Nicoll 提出。近年来，外科医师和患者对膝单髁置换日间手术的关注度越来越高[1]。日间手术的模式可有效提高医疗资源使用效率、降低医疗费用，这种模式的转变很大程度上源于围手术期管理的不断优化[2]。20 世纪 80 年代以来，日间手术在国外得到了系统、全面的发展。多项研究[3-5]显示，在适当的患者选择和医疗护理下，膝关节单髁置换日间手术是一种安全、可重复、经济效益优良的方法。

本章将讨论膝单髁置换术日间手术的基本要素，包括：患者选择、术前评估、术前宣教、麻醉选择、血液管理、术后处理评估和随访管理等。

第一节　患者选择

选择合适的患者是膝关节置换日间手术的关键因素[6]。本书理论部分已对膝单髁置换术适应证做了具体描述，在此不做赘述。鉴于膝单髁置换术日间手术的特殊性，拟行单髁关节置换日间手术的患者除了需符合适应证，应选择相对年轻、健康，有稳固和谐的社会关系，并且具有较低的美国麻醉师协会（American Society of Anesthesiologists，ASA）和查尔森合并症指数（Charlson comorbidity index，CCI）评分的患者[2,7]。

近期的一篇文献综述[8]对关节置换日间手术的患者选择及排除标准做了具体描述：ASA 等级＜Ⅲ级，初次关节置换术，年龄低于 75 岁并且在术后早期有家庭护理支持的患者优先考虑做膝单髁置换术日间手术。而那些伴有 ASA 等级＞Ⅱ级、凝血功能障碍、控制不良和 / 或严重的心脏病（如心力衰竭、心律失常）、肺部疾病（如栓塞、呼吸衰竭）合并症、血糖控制不稳定的糖尿病患者、高 BMI（＞30 kg/m^2）、慢性阿片类药物依赖、功能性神经系统损伤、慢性 / 终末期肾病、术前认知功能障碍的患者应排除。

除了筛选那些不适合日间手术的患者，医护团队还可以联合相关科室诊治其他合并症。例如，冠状动脉疾病和活动性心绞痛具有不可接受的高风险，在进行放置心脏支架等治疗后，可能会符合可接受的风险类别。在安排日间手术之前，建议家庭环境要适合患者自己居家护理，并且在出院后至少 24 小时须有另一名成人陪伴。

第二节　术前管理

一、术前评估与麻醉访视

术前评估与麻醉访视应在门诊完成。术前评估与麻醉访视的目的包括评判患者是否可施行日间手术；根据患者病情及手术特点制定优化的麻醉方案。医生在术前应仔细了解患者病史、完成体格检查、根据患者病情制定辅助检查项目，进行 ASA 分级及气道评估，评价营养状况、基础疾病及心肺等重要脏器功能，审慎评估麻醉、手术风险及患者耐受性，排除手术禁忌证。

在术前评估时可对患者及家属进行饮食指导、用药指导、术后功能康复指导及强化手术后注意事项等，特别是告知患者涉及上下楼梯、上厕所时应避免摔伤。

最后，对符合条件的患者进行预约入院。术前告知患者关于手术和麻醉的相关风险及管理策略，并签署知情同意书等相关医疗文书。

二、入院前宣教

术前宣教是膝单髁置换日间手术成功的关键。术前宣教一定程度上可缓解患者紧张、焦虑情绪，也有利于增加患者对医疗行为的理解与配合，并提高患者的信心。

术前宣教内容包括：手术的具体方案、麻醉方式、多模式疼痛管理方案、出院前常见的问题、术后家庭恢复等。术前应详细地介绍手术相关风险，并反复和患者沟通手术相关的预期疼痛、术后注意事项和手术安全性等。使患者有适当的期望值。嘱咐患者在手术前一天晚上使用洗必泰沐浴。

三、麻醉方式

膝关节置换术的麻醉方式包括椎管内麻醉、全身麻醉、区域神经阻滞麻醉。应根据每位患者的具体情况，拟定精准的麻醉管理和治疗方案。哪一种麻醉方式更优尚存争议。目前认为采取两种或两种以上麻醉方法的复合麻醉：神经阻滞加上喉罩联合可增加患者的舒适性，减少术中或术后并发症，克服单一麻醉给术后康复锻炼带来的不便。

区域神经阻滞麻醉在快速康复中已经越来越重要。传统的股神经阻滞常会引起感觉和运动神经混合阻滞，持续的股四头肌无力可导致患者延迟出院。此外，在术后早期的康复过程中，运动障碍是跌倒的潜在的风险之一[9]。而内收肌管阻滞可实现选择性感觉神经阻滞，最大程度地保留股四头肌的肌力，有助于术后早期行走活动和降低跌倒风险[10]。近年来，内收肌管阻滞较股神经阻滞和脊髓麻醉在临床更受欢迎[3, 10]。

四、血液管理

膝单髁置换术中的失血较少，通常为 50 mL 左右，术后输血的情况已极少。但预防术后贫血仍然是一个目标，术前要确认患者是否合并贫血并进行治疗。在整个手术过程中保持正常的体温，仔细止血。切皮前 30 分钟，静脉注射 1 g 氨甲环酸，关节囊关闭后，关节腔内注射氨甲环酸 1.5 g，术后静脉滴注 1 g，可有效降低膝关节置换术的出血量。

第三节　术后管理

一、术后处理

术后患者被转移至麻醉复苏室，监测生命体征的同时控制疼痛和恶心，用最少的麻醉剂或镇静剂来控制疼痛和恶心。随后，患者被转移至普通病房，常规静脉使用二代头孢预防感染。允许家人和朋友探望。鼓励患者术后尽早功能训练，由康复理疗师指导患者进行康复治疗，鼓励患者术后 1 ~ 2 小时内下地行走，以减轻疼痛及对早期活动的恐惧。

出院应结合出院标准以及生命体征的评估，需要医生根据其专业知识及临床经验综合判断，膝单髁置换日间手术患者的出院标准包括：①精神和饮食状况良好；②大小便通畅；③无恶心、呕吐；④无剧烈疼痛；⑤伤口无红肿，无渗血渗液；⑥掌握功能锻炼方法，膝关节活动度满足功能要求，包括屈膝大于 90°，伸直接近 0°。达到出院标准且术后 X 线片检查正常后必须经手术医师确认同意出院，护理人员核查出院带药、随访卡等，并告知术后回家期间的注意事项及进行紧急联系人信息登记。尽管患者在出院前应该能够行走和上下楼梯，但在术后 24 小时内，他们应确保有朋友或家人的协助。

日间手术患者的术后康复是一个持续的过程，需要患者恢复到术前的生理功能，才能重返社会。若在围手术期的任一环节发现了异常，应及时合理延长术后住院时间或调整为住院手术。

二、术后随访与评估

出院后定期进行术后电话随访，及时发现可能出现的问题，评估伤口疼痛和康复情况等，指导居家镇痛方案等。如出现发热、手术切口出血、下肢明显肿胀伴疼痛，医生应及时出诊。术后早期随访监测包括疼痛情况、膝关节活动及运动量情况等。早期随访可以提高患者满意度，并可以对出现的术后并发症进行早期干预，减少再入院率。术后 6 周、3个月、半年、1 年及以后每两年进行随访。

三、深静脉血栓的预防

所有接受关节置换术的患者都需要进行深静脉血栓的预防，而采用何种治疗方案应根据患者的风险来决定[11]。大多数进行单髁置换术的患者静脉血栓栓塞事件的风险较低，可以安全地使用弹力袜和阿司匹林进行预防[3,12]。口服 Xa 因子抑制剂使用方便，且不需要进行凝血功能监测，推荐使用此类药物进行深静脉血栓的预防。

膝单髁置换术日间手术的成功开展需要多个关键要素，包括合适患者的选择，围手术期的科学管理，外科医生和每一位医护团队成员的协同合作等。更关键的是在快速康复理念、多模式镇痛管理和医护协调合作下，建立日间手术流程。目前，多项队列研究的结果显示，膝单髁置换日间手术的费用低，且并发症并没有增加，与传统住院手术相比，患者满意度更高[4,13,14]。因此，在具备上述要素条件下，选择合适的患者可进行膝单髁置换术日间手术。

本章参考文献

[1]　KELLY M P, CALKINS T E, CULVERN C, et al. Inpatient versus outpatient hip and knee arthroplasty: Which has higher patient satisfaction? [J]. J Arthroplasty, 2018, 33(11): 3402−3406.

[2]　HOFFMANN J D, KUSNEZOV N A, DUNN J C, et al. The shift to same-day outpatient joint arthroplasty: A systematic review [J]. J Arthroplasty, 2018, 33(4): 1265−1274.

[3]　CODY J P, PFEFFERLE K J, AMMEEN D J, et al. Is outpatient unicompartmental knee arthroplasty safe to perform at an ambulatory surgery center? A comparative study of early post-operative complications [J]. J Arthroplasty, 2018, 33(3): 673−676.

[4]　HOORNTJE A, KOENRAADT K L M, BOEVÉ M G, et al. Outpatient unicompartmental knee arthroplasty: Who is afraid of outpatient surgery? [J]. Knee Surg Sports Traumatol Arthrosc, 2017, 25(3): 759−766.

[5]　FORD M C, WALTERS J D, MULLIGAN R P, et al. Safety and cost-effectiveness of outpatient unicompartmental knee arthroplasty in the ambulatory surgery center: A matched cohort study [J]. Orthop Clin North Am, 2020, 51(1): 1−5.

[6]　MENEGHINI R, GIBSON W, HALSEY D, et al. The American association of hip and knee surgeons, hip society, knee society, and american academy of orthopaedic surgeons position statement on outpatient joint replacement [J]. J Arthroplasty, 2018, 33(12): 3599−3601.

[7]　BERGER R A, KUSUMA S K, SANDERS S A, et al. The feasibility and perioperative complications of outpatient knee arthroplasty [J]. Clin Orthop Relat Res, 2009, 467(6): 1443−1449.

[8]　KORT N P, BEMELMANS Y F L, VAN DER KUY P H M, et al. Patient selection criteria for outpatient joint arthroplasty [J]. Knee Surg Sports Traumatol Arthrosc, 2017, 25(9): 2668−2675.

[9]　LUDWIGSON J L, TILLMANS S D, GALGON R E, et al. A comparison of single shot adductor canal block versus femoral nerve catheter for total knee arthroplasty [J]. J Arthroplasty, 2015, 30(9 Suppl): 68−71.

[10]　KAYUPOV E, OKROJ K, YOUNG A C, et al. Continuous adductor canal blocks provide superior ambulation and pain control compared to epidural analgesia for primary knee arthroplasty: A randomized, controlled trial [J]. J Arthroplasty, 2018, 33(4): 1040−1044.e1.

[11]　ARGENSON J N, HUSTED H, LOMBARDI A JR, et al. Global forum: an international perspective on outpatient surgical procedures for adult hip and knee reconstruction [J]. J Bone Joint Surg Am, 2016, 98(13): e55.

[12]　PARVIZI J, CEYLAN H H, KUCUKDURMAZ F, et al. Venous thromboembolism following hip and knee arthroplasty: The role of aspirin [J]. J Bone Joint Surg Am, 2017, 99(11): 961−972.

[13]　KORT N P, BEMELMANS Y F L, SCHOTANUS M G M. Outpatient surgery for unicompartmental knee arthroplasty is effective and safe [J]. Knee Surg Sports Traumatol Arthrosc, 2017, 25(9): 2659−2667.

[14]　BRADLEY B, MIDDLETON S, DAVIS N, et al. Discharge on the day of surgery following unicompartmental knee arthroplasty within the United Kingdom NHS [J]. Bone Joint J, 2017, 99-b(6): 788−792.

|第二十三章|
膝单髁置换术后并发症及处理

随着假体设计的改进。恰当的患者选择和合理的手术技术，膝单髁置换术治疗退行性膝关节炎获得了满意的中长期结果。然而并发症确实会偶尔发生，它可能延长康复时间，影响预后，并且手术处理变得更加困难。最常见的并发症包括垫片脱位、无菌性松动、假体周围骨折、疾病进展、感染和无法解释的疼痛等。有些并发症可以通过保留假体来处理，而其他的则需要进行全膝关节置换翻修，可能需要垫块和延长杆。膝单髁置换翻修的结果可以比初次全膝关节置换差，但往往优于既往全膝关节置换术的翻修结果。

第一节　膝单髁置换术的常见失败模式及临床处理策略

一、膝单髁置换术国内外发展情况

随着国内膝单髁置换术开展的数量不断增加，手术失败的数量也相应增加。全世界各个国家膝单髁置换术的开展情况有所不同。在美国，Riddle 等 [1] 报道 1998 年至 2005 年 8 年间单髁置换术的平均年增长率为 32.5%，而同期全膝关节置换术的平均年增长率仅为 9.4%。Hansen 等 [2] 报道从 2002 年到 2008 年，美国膝单髁置换术数量稳步增加，之后就开始下降。并不是所有关节科医生都热衷于开展膝单髁置换术，事实上一小部分外科医生开展了大部分的膝单髁置换术 [3]。2018 年澳大利亚骨科协会国家人工关节置换登记系统（Australian Orthopaedic Association National Joint Replacement Registry，AOANJRR）[4] 的数据表明，2017 年部分膝关节置换在初次膝关节置换中占比 8.6%，与 2003 年占比高达 16.9% 相比下降明显。2017 年英格兰与威尔士国家人工关节置换登记系统 [5] 报道的膝单髁置换术占比为 8.9%，这一数据在过去十年间没有变化。而在国内随着外科医生对膝单髁置换术的认识程度的增加和专业的培训，近 5 年来膝单髁置换术开展的数量和在膝关节置换中的占比均有显著增加。

二、膝单髁置换术主要失效模式

已发表文献中报道 [6-9] 膝单髁置换术失败最常见原因是无菌性松动和关节炎进展，而无法解释的疼痛、不稳定、感染，假体周围骨折和聚乙烯磨损等原因相对少见。Vander List 等[10]对 3 967 例失败的膝单髁置换术做了一项系统评价，研究纳入 37 项队列研究和 2 项注册中心研究，失败的最常见原因是无菌性松动（36%），其次为关节炎进展（20%）。同时他们观察到，固定垫片和活动垫片膝单髁置换术设计之间失败原因的差异，固定垫片具有更高的关节炎进展、不稳定、聚乙烯磨损和胫骨假体下沉的发生率，而活动垫片与更高频率的无菌性松动、不明原因的疼痛、脱位和骨折有关。Lombardi 等[11]也有类似的发现，使用活动垫片的患者，膝单髁置换术失败的主要原因是无菌性松动（37%）、关节炎进展（25%）、胫骨塌陷（16%）、胫骨内侧负荷过载（6%）、脱位（5%）、不稳定（3%）、感染（2%）等。而固定垫片膝内侧单髁置换术患者，失败的主要原因是无菌性松动（51%）、关节炎进展（12%）、胫骨塌陷（12%）、聚乙烯磨损（9%）、不稳定（9%）、感染（4%）和过度前倾（1%）。

三、膝单髁置换术失败翻修策略

（一）全膝关节置换术翻修

膝单髁置换术被认为是比全膝置换术更保守、更能保留骨骼和软组织的手术。膝单髁置换术到全膝置换术翻修被认为是一个相对简单的程序，可能比初次全膝置换术的翻修更具优势，并且大多数情况下可以使用初次全膝置换术假体来完成[12]。研究表明，膝单髁置换术→全膝置换术翻修的患者其膝关节协会临床评分（Knee Society Clinical Score，KSCS）低于初次全膝置换术患者，但两者的功能评分相似[13]。而膝单髁置换术→全膝置换术翻修后 KSCS 显著高于全膝置换术→全膝置换术翻修的患者[14]。

临床工作中患者在与外科医生讨论膝单髁置换术翻修为全膝置换术的疗效时，简单而直接的答案是它与初次全膝置换术的结果一样好。然而，膝单髁置换术到全膝置换术的翻修通常比初次全膝置换术更具挑战性，不同的膝单髁置换术→全膝置换术翻修在手术复杂程度上并不相同。膝单髁置换术失败的方式影响了翻修的复杂程度，大约 50% 的患者会有明显的骨缺损，33% 的病例需要使用延长杆或垫块[15]。Wynn Jones 等[16]报告膝单髁置换术翻修手术中经常需要使用增厚垫块，延长杆或者厚聚乙烯垫片进行重建，因此比初次全膝置换术手术更加复杂。另一项研究表明，只有 2% 的患者需要使用限制性假体进行翻修，只有三分之一的患者需要使用延长杆或垫块进行翻修[8]。在 Chou 等[17]报道的 33 例膝单髁置换术翻修中，超过一半的翻修手术需要带延长杆的假体、楔形垫块或骨移植物。因而作者认为三分之二的膝单髁置换术翻修在技术上很困难，胫骨塌陷的翻修复杂性最高，因为这些病例常常需要使用垫块和限制性假体。按照 Lombardi 等的长期临床经验，外科医生在初次膝单髁置换术中需要掌握适当的手术技术来确保疗效：①避免将胫骨锯导向器固定孔置于内侧；②避免胫骨截骨过深；③避免胫骨截骨后倾过大；④避免纵深锯切；⑤避免胫骨假体放置过于偏内侧；⑥避免过大的敲击力；⑦避免固定栓孔或龙骨槽准备不充分[11]。

临床实践中更加具有参考意义的是对膝单髁置换术、全膝置换术翻修及全膝置换术、全膝置换术翻修后再次翻修风险的比较。研究表明[8]，膝单髁置换术→全膝置换术翻修后的再次翻修风险较小，平均 6 年随访仅为 4.5%，而非注册中心数据为 9%（10 年）至 31%（5 年）不等[17, 18]。需要特别强调的是，这些数据仅仅是个别外科医生的回顾性研究。此外，对失败的膝单髁置换术进行翻修多由能够开展膝单髁置换术的外科医生实施，他们是该领域的专家，而不熟悉膝单髁置换术翻修技术的外科医生可能会有较高的再次翻修率。澳大利亚骨科协会国家人工关节置换登记系统[19]对10年期间超过1 900例初次膝单髁置换术翻修的研究表明膝单髁置换术→全膝置换术翻修后3年的再次翻修率为10%，全膝置换术→全膝置换术翻修的再次翻修率为12%，两者没有明显差异。挪威关节置换登记系统[20]报道了1994年至2011年间768例初次全膝置换术失败全膝置换术翻修（全膝置换术→全膝置换术）和578例膝单髁置换术失败全膝置换术翻修（膝单髁置换术→全膝置换术）。膝单髁置换术→全膝置换术组和全膝置换术→全膝置换术组分别有12%和13%病例进行了再次翻修，两者的10年生存率分别为82%和81%，两者的PROM评分及再次翻修的总体风险没有差异。与膝单髁置换术→全膝置换术相比，全膝置换术→全膝置换术组的手术时间更长（平均150分钟：114分钟），延长杆使用率更高（58%：19%）和稳定（27%：9%）。翻修时患者年龄大于70岁时，全膝置换术→全膝置换术组患者再次翻修的风险较膝单髁置换术→全膝置换术组高两倍，特别是因深部感染导致翻修的比例更高。然而，全膝置换术→全膝置换术的手术过程似乎比膝单髁置换术→全膝置换术在技术上更加复杂。

（二）膝单髁置换术翻修

对固定良好且功能正常的膝单髁置换术装置进行全膝置换术翻修，这个过程存在潜在的风险和困难，但是术中取出膝单髁置换术假体会导致显著的骨质及软组织缺损，切除前、后交叉韧带，或者导致韧带失衡，这些患者面临翻修膝关节假体植入的风险，需要通过结构性骨移植、垫块或延长杆来完成关节重建。如果一侧膝单髁置换术功能良好，那么一个可行的选择是植入对侧膝单髁置换术翻修，手术后恢复快，并发症发生风险低。这一方案更值得推荐，因为许多患者都是老年人，通常有明显的合并症。Pandit等[21]报道了一组25名患者（27膝）分期双间室膝单髁置换术病例，平均年龄77.1岁，均为膝外侧单髁置换术治疗膝内侧单髁置换术后发生有症状的外侧进展骨关节炎的患者。经过4年的随访，与术前状态相比，患膝的功能评分得到显著改善，没有影像学失败的证据。Rolston等[22]提供了1个病例报告，该患者为74岁的老年女性，膝外侧单髁置换术固定牢固且功能完好，膝内侧和髌股关节间室出现进展骨关节炎。研究者保留了初次膝单髁置换术假体，植入了一体式Journey Deuce双室膝关节系统对患病的内侧和髌股间室进行表面修复，该患者短期的功能结果非常满意。该系列报道的短期结果表明该技术是安全且有效的。国内涂意辉教授等[23]报道了1例膝内侧单髁置换术后外侧间室进展骨关节炎，经活动垫片膝单髁置换术后2.5年随访功能良好，无深部感染、骨折、假体松动和聚乙烯磨损。

然而，同样重要的是术者要清楚认识到什么情况下某种替代治疗方案可能更加合适。虽然膝单髁置换术有显著的优越性，但一般认为不应将失败的膝单髁置换术用另一个膝单髁置换术进行翻修。一项新西兰联合注册中心[24]的研究表明，膝单髁置换术失败后用另一个膝单髁置换术翻修后每100个假体年翻修率高达6.67，而初次全膝置换术仅为0.484，甚至膝单髁置换术→全膝置换术翻修也仅1.97。澳大利亚骨科协会国家人工关节置换登记系统[19]报道了1 947个膝单髁置换术翻修的结果，发现膝单髁置换术→膝单髁置换术在随访3年时再次翻修率高达30%，而膝单髁置换术→全膝置换术在5年随访的再次翻修率为15%。总体而言，目前关于膝单髁置换术→膝单髁置换术翻修仍然没有大样本的病例报道，缺乏对照组比较，并且随访时间偏短，使得无法对这种治疗方案的长期结果得出明确的结论，现阶段该方案不推荐作为常规治疗手段。

预期寿命的延长和手术适应证的扩大意味着膝单髁置换术后出现对侧间室症状性进展骨关节炎的发生率可能会随着时间的推移而逐渐增加。在这部分病例中，出现进展骨关节炎的患者通常是老年人并且有较多相关的合并症，身体机能明显减弱，采用膝单髁置换术→全膝置换术的翻修策略可能具有挑战性。而膝单髁置换术→膝单髁置换术翻修策略可提供一种可靠的替代解决方案，但前提是手术适应证选择恰当，应该具有一定程度的存在空间。该解决方案具有低发病率，低死亡率以及可获得令人满意的功能结果。

第二节　活动垫片脱位

一、背景

活动垫片脱位是单髁置换术后的一种主要并发症，也是最常困扰初学者开展活动平台单髁手术的一个主要的障碍。

虽然目前通常认为垫片脱位是活动平台单髁的一种特有并发症，但其实固定平台单髁垫片脱位也曾见于个案报道，目前为止共有 3 篇个案报道了类似的垫片脱位 [25-27]，主要的原因是垫片的磨损以及锁定装置的失效。

由于固定平台单髁的垫片脱位非常罕见，而活动平台单髁的脱位相对更常见且更具有临床研究价值。目前，在国内外应用的活动平台单髁主流产品是牛津单髁，因此，本节主要针对牛津单髁的垫片脱位进行讨论和分析。

从 1976 年开始第一台牛津单髁被应用于人体内以来，有大量的患者接受了这样的治疗，而垫片的脱位也被很多文献报道，发生率从 0% 到 5.3% 不等 [28-32]，相比于西方人群，东亚人群尤其是韩国人报道了更高的脱位概率 [33]。这可能和东亚人群的高屈曲生活方式如深蹲、跪姿、盘腿等有密切的联系，这组报道中，平均脱位率 4.1%，非解剖型垫片 9.6%，换成解剖型垫片后 1.1%。从这一点来说，应该值得我们中国的医生注意，毕竟我们的种群和生活方式与我们的近邻很类似，随着近些年阶梯化治疗理念在国内不断深入，单髁病例数会呈现井喷之势，随之而来的脱位率也是我们不可忽视的问题。多数情况下，垫片脱位和手术技术相关，因此多见于术后早期，但垫片脱位的风险并不是度过学习曲线之后就可以完全避免的 [34]，因此，认真对待每一台手术的技术细节就显得尤为重要。

二、垫片脱位的分类

（1）按照部位：分为前脱位、后脱位、侧方脱位和中间脱位（图 23-1）。

一般来说前、后脱位要多于侧方和中间脱位 [35]，由于活动平台垫片的设计是前唇比最低点高出 5 mm，后唇高出了 3 mm，所以如果垫片的方向正常的情况下，前脱位比后脱位更容易发生。

（2）按照脱位的原因：分为原发性、继发性、外伤性和迟发性脱位。

原发性脱位：多由于间隙的异常张开以及被撞击的垫片移位共同作用的结果，是一种最常见类型的脱位，往往和术者的技术相关，更常见于初学者的早期，也是本节主要讨论的内容。一般来说会有下列技术上的错误所导致的脱位：①股骨后髁增生骨赘残余，在膝关节深屈曲时与垫片后缘撞击导致韧带被拉长从而出现前脱位。②屈伸间隙不平衡或者是内侧副韧带损伤，内侧副韧带术中损伤在国内发生的情况并不少见，多见于切除内侧半月板、胫骨水平截骨时造成的韧带损伤。③后内侧超出了胫骨假体表面的固定型骨水泥残余。④股骨、胫骨假体相对位置不佳导致的垫片旋转，由于垫片两侧相较于最低点只高出了 2 mm，一旦发生 90° 旋转，就容易从前方或者是后方脱位。这种旋转在之前采用对称性垫片时更常见，采用了解剖型垫片后这种旋转脱位的并发症明显改善[33]。这种旋转又分为两种情况，一种是伸直型旋转，是由于在冠状面上股骨假体相对于胫骨假体侧墙距离过远，包括股骨假体明显内翻、股骨假体型号选择偏小且偏内放置等（图 23-2）。另外一种是屈曲位旋转，是由于胫骨垂直截骨时过度外旋，导致膝关节在高屈曲小腿外旋的时候发生垫片后方与胫骨假体侧墙后方的撞击，从而发生垫片的旋转（图 23-3）。⑤垫片的厚度相对于间隙过于松弛，临床上这种情况非常少见，更多的情况是初学者由于担心脱位，倾向于放一个更紧的垫片，而如果内侧副韧带被过度牵拉，不但容易出现术后的疼痛不适，而且更容易发生脱位。

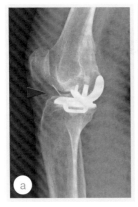 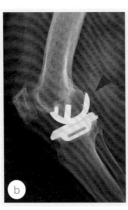 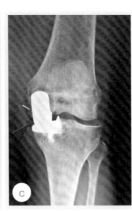 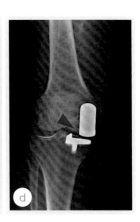

图 23-1　垫片脱位的部位分类

a. 前脱位；b. 后脱位；c. 侧方脱位；d. 中央脱位

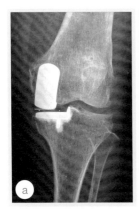 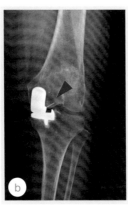 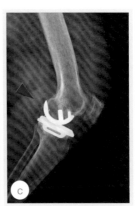 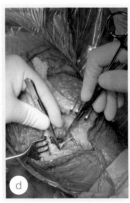

图 23-2　伸直型旋转

a. 术后正位片显示股骨假体内翻，股骨假体外侧距离胫骨侧壁过远；b、c. 术后 4 个月垫片后脱位；d. 术中伸直位时垫片可以自由旋转

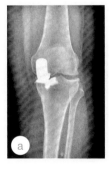
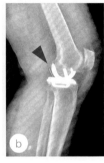
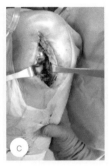
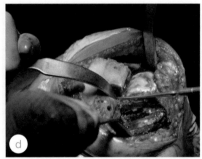

图 23-3　屈曲位旋转

a、b. 术后 9 个月垫片后脱位；c. 高屈曲盘腿时垫片发生旋转；d. 术中发现胫骨垂直截骨明显外旋

（3）继发性脱位：继发于假体部件的松动下沉或者是移位，垫片缺乏了组件之间的约束而发生的脱位，这种脱位往往较少见（图 23-4）。

（4）外伤性脱位：指完全正常的单髁术后由于外伤导致内侧副韧带损伤，失去了对垫片的约束从而导致的垫片脱位。

（5）迟发性脱位：之前并没有人明确提出此种类型，但目前有越来越多的个案或者文章报道了这种类型的脱位，患者往往术后几年内具有非常好的膝关节功能，特别是可以高屈曲和深蹲，导致垫片后方的高边和后髁的骨质之间反复接触，久而久之，后方的高边逐渐被磨损，从而丧失了约束垫片向前脱位的能力，而导致垫片最终脱位，一般来说见于术后 3 至 5 年以上，多数在 10 年左右的长期随访中发生[36]。这种类型虽然并不常见，但已经被韩国的一些文献报道，分析应该是与东亚人群蹲跪等生活习惯相关，这也对于我们中国的人群有很好的借鉴作用，对于术后希望经常进行深蹲等动作的人群来说，需要在术前告诫患者，以减少这种过度磨损所带来的远期脱位（图 23-5）。

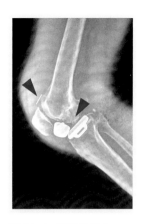

图 23-4　继发性脱位

骨坏死单髁置换术后 1 年，股骨假体松动移位，垫片前脱位

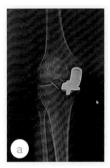
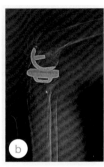
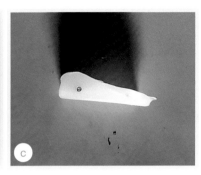
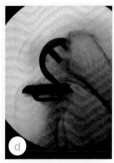

图 23-5　迟发性脱位

a、b. 术后 8 年垫片前脱位；c. 垫片后唇完全磨平；d. 术后高屈曲位置侧位片显示垫片后方已经超越了股骨假体后方，直接与后髁骨质接触

三、垫片脱位的临床表现及诊断

一般情况下，垫片脱位经常发生在非负重情况下，比如，从椅子上站起转身或者是起床、睡觉时伸腿翻身[37]，或者是处于某个特殊体位如盘腿剪趾甲或者是深蹲时膝关节突然扭动等，往往突然发生，伴随疼痛和无法活动，可能在体表观察到局部隆起，垫片也可能自行复位，从而使得疼痛症状消失。但有时症状可能很隐匿，由于垫片脱位后金属组件之间仍可以提供支撑，因此有的患者还在垫片脱位后甚至可以正常行走。英国学者[38]曾报道了垫片脱位2周后才被确诊的病例，土耳其学者[39]曾报道了一例垫片持续脱位达6年之久的个案。因此不能单纯以患者是否可以正常行走作为判断垫片脱位与否的依据。因为垫片内含有显影的金属标记物，所以拍摄膝关节正侧位片就很容易判断垫片是否脱位，同时也可以判断垫片脱位的方向，相比于前脱位，后脱位更难发生，因此垫片常位于关节前方间隙内，个别时可能会位于髌上囊；一旦垫片出现后脱位，往往是发生了90°的旋转；垫片也可能出现在内侧间隙或者是髁间棘侧墙上方。

四、垫片脱位的预防

1. 术前预防

术前预防的核心在于适应证的把控，骨对骨磨损的膝关节前内侧骨关节炎是牛津单髁的最佳适应证，前叉韧带完整是确保膝关节依然处于前内侧骨关节炎阶段的关键，这时单髁术后才可以恢复膝关节的正常运动学，从而避免垫片的轨迹异常而导致脱位，内侧副韧带的功能决定了垫片是否可以安全地在内侧间室运动，因此一定要确保所选病例的交叉韧带功能完好，内侧副韧带功能正常。

2. 术中预防

术中预防的核心在于严格按照标准的操作流程来进行手术，对于防撞击要把股骨后髁骨赘清除干净，反复用手指对后髁的位置进行触摸体会，避免凸起于股骨后髁假体表面的骨赘残余；对于胫骨侧的水泥技术要精确掌握，胫骨表面预压薄层的骨水泥，胫骨假体背面避免预涂过多的骨水泥，既可以保证水泥的固定强度，又可以减少清除水泥的难度，避免凸起于后内侧胫骨假体表面的固定性水泥残余造成的垫片撞击脱位；精确控制屈伸平衡，可以在胫骨截骨和每次股骨研磨之后用水冲洗骨表面的碎屑，并用手指感知胫骨周缘是否有残余凸起的骨质，避免因为这些残余所导致的屈伸间隙的干扰；对于内侧副韧带的完整性一定要高度重视，避免损伤，一般来说初学者使用电刀切除半月板时或者是在水平截骨时助手的保护拉钩失位等都是容易造成内侧副韧带深层损伤的主要原因，还有从全膝置换的理念向单髁置换转变的过程中固有思维的干扰，比如，刻意去除胫骨的骨赘及常规松解内侧副韧带深层等，都是造成内侧副韧带损伤的原因；对于初学者，避免因为担心垫片脱位而选择更厚垫片的倾向，因为这样可能会导致内侧副韧带过度牵拉，不但会增加术后疼痛影响康复进程，同时还容易发生脱位；避免伸直位垫片旋转的措施主要包括：保持股骨假体适当外翻，将股骨假体置于股骨内髁中央稍偏外的位置，从而可以减少伸直时股骨假体外侧与胫骨假体侧墙之间的水平距离，避免垫片的伸直位旋转；避免垫片屈曲位旋转主要是在胫骨垂直截骨的时候要在轴位上适当内旋，指向髂前上棘，以顺着垫片在屈伸时的运动轨迹，从而避免在高屈曲小腿外旋时垫片后方和胫骨假体侧壁后方的撞击所导致的垫片旋转。

3. 术后预防

对于术后需要经常深蹲或者是跪姿等动作的患者，应该警告长期这种动作会增加垫片后方过度磨损所导致迟发性脱位可能，改变生活方式会在一定程度上减少这种类型的并发症。

五、垫片脱位的治疗

对于垫片脱位的治疗主要包括几种方案：闭合复位、切开复位更换垫片、切开更换组件及垫片、翻修成全膝。

1. 闭合复位

一般来说，前脱位和中央脱位比较容易采用闭合复位的方法获得成功，由于单髁术后关节内会逐渐形成瘢痕，垫片往往会被约束在一定的范围内，即使发生前脱位，垫片由于瘢痕的作用很难脱位到很远的位置，比较容易通过手法复位获得成功，甚至在一些病例中，垫片在麻醉后随着膝关节的伸直动作发生自动复位（图23-6）。但闭合复位后应该拍摄X线片来证实垫片是否前后方向正确复位，目前垫片所采用的是前方金属线、后方金属球来确认方向，当侧位胫骨假体侧墙干扰无法判断时，可以采用斜位拍摄来证实[40]。

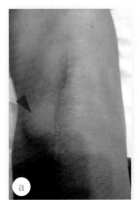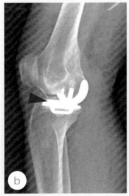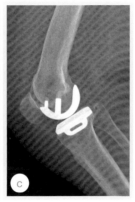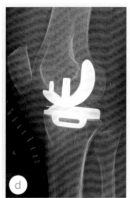

图 23-6　垫片脱位麻醉下自动复位

a. 术后 3 年，突发脱位，体表可见局部隆起；b. 侧位片提示垫片前脱位；c. 标准侧位片一般很难识别垫片是否正常复位没有旋转；d. 可以通过斜位片判断显影线是否在前方来确定垫片是否正常复位

2. 切开复位更换垫片

对于一些闭合复位失败或者是后脱位的一些病例，往往需要进行切开复位，多数情况下，从前方原切口进入就可以取出脱位的垫片，甚至是一些后脱位的垫片。有时需要后方辅助切口来取出后方脱位的垫片，也曾有报道对于后方毗邻重要结构无法取出的病例也可以采用单纯更换垫片，将脱位的垫片保留在原位的做法[41]。

一般来说，切开更换垫片都需要采用比初次手术厚 1 ~ 2 mm 新的垫片[36,41]，而且应该去除撞击的因素比如后髁残余骨赘或者是凸起于胫骨假体表面的骨水泥。一旦发生垫片脱位，应禁止患肢负重，尽早进行垫片植入，否则会导致股骨、胫骨假体组件表面的磨损从而增加垫片更换后的磨损。关于脱位多久还可以单纯更换垫片尚无统一标准，曾有作者报道了脱位两周后进行垫片更换，临床疗效满意的结果[38]。

总的来说，无论是闭合复位还是切开更换垫片，在没有找到明确的脱位原因并且去除病因的情况下，单纯更换垫片会有比较高的垫片再脱位率[33,35,42]。

3. 切开更换组件及垫片

对于一些反复脱位但患者又不愿意进行全膝翻修的病例，可以采用更换成固定平台的胫骨组件，但这种方式可能会造成较明显的骨缺损，对于术者的经验和技术依赖度较高，目前并没有长期大量的临床报道，临床疗效并不确定，可能仅限于一些有经验的中心和医生以及特定的一些病例。但根据澳大利亚骨科协会国家人工关节置换登记系统的数据表明[43]，单髁组件的翻修临床结果比单髁翻修成全膝的临床疗效差。

4. 翻修成全膝

对于无法找到明确原因且反复脱位的病例，或者是假体的组件有明显的位置异常，内侧副韧带损伤以及严重的屈伸不平衡等情况下，应用全膝置换来进行翻修应该是明智的选择，有充分的证据表明，单髁翻修成全膝可以和初次的全膝置换结果相当，胫骨截骨深度主要参照原来的最低点，龙骨形成的包容性缺损用骨水泥填充即可，一般需要用略厚2～4 mm 的垫片。

总之，垫片脱位是活动平台单髁特有的并发症，以原发性脱位最为常见，多和初学者手术技术相关，但学习曲线之后也无法完全避免，采用微成形（microplasty，MP）工具系统及解剖型垫片后，第三代牛津单髁的垫片脱位率明显降低，对于习惯深蹲、跪姿等需求的患者要告诫这样的习惯和垫片迟发性脱位密切相关。一旦发生脱位，在没有去除脱位因素的情况下，单纯更换垫片有很高的再脱位率，对于反复脱位的病例，翻修成全膝可以获得确切的疗效。

第三节　假体周围骨折

假体周围骨折是膝单髁置换术后较少见的并发症，发生率为 0.1%～1%，骨折依据时间可分为术中骨折和术后骨折；依据骨折部位可分为胫骨平台骨折、胫骨近端骨折、股骨髁骨折、髁上骨折和髌骨骨折等；依据损伤类型可分为暴力外伤骨折和应力性骨折等[44-47]。

一、术中骨折

术中骨折多发生于股骨内侧髁和胫骨平台，为术中操作不当所致，如股骨髁钻孔时或植入假体时暴力敲击，敲击方向错误等。术中需规范轻柔操作以避免骨折发生，术中发现应及时予以内固定处理，需要强调的是有时骨折为隐匿性，术中不易发现，术后患者下地负重后出现疼痛加剧行影像学检查才予以确诊，造成后续处理较为棘手（图 23-7）。

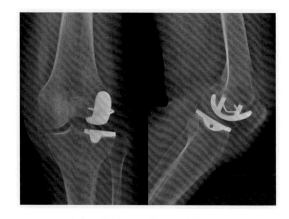

图 23-7　患者，女性，72 岁，因膝外侧间室骨关节炎行膝外侧单髁置换术，Link Sled 固定垫片假体，术中导致外侧髁骨折，予以骑缝钉固定

二、术后骨折

为患者术后外伤导致，当不合并假体松动时，内固定多能取得良好的手术疗效（图23-8，图23-9）。

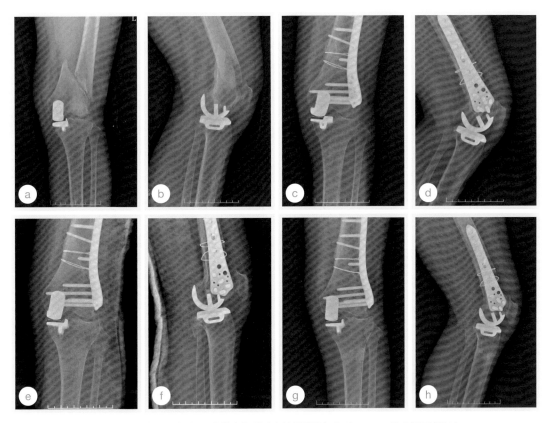

图 23-8 患者，女性，67 岁，因左膝骨关节炎行膝内侧单髁置换术（Biomet 骨水泥型假体）

a、b. 术后 8 周摔伤致股骨髁上骨折；c、d. 予以切开复位锁定钢板内固定；e、f. 术后 1 年再次摔伤致胫骨近端骨折，无移位，予以石膏固定；g、h. 6 周后骨折愈合

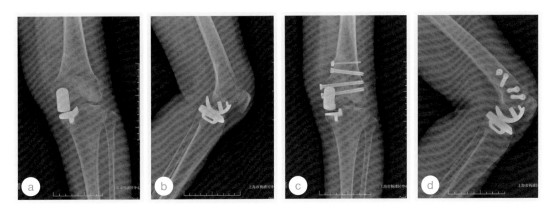

图 23-9 患者，女性，78 岁，因膝骨关节炎行膝内侧单髁置换术（Biomet 骨水泥型假体）

a、b. 术后 2 月摔伤致股骨内侧髁骨折；c、d. 予以切开复位螺钉内固定术，术后 8 周骨折愈合

三、胫骨平台骨折

患者无明显外伤史，多见于术后 2～12 周突然内侧胫骨平台下疼痛，行影像学检查发现，鲜有超过 6 个月以上发生的。固定垫片假体和活动垫片假体在发生率上无明显不同，牛津生物型假体发生率较高，为牛津骨水泥型假体 3 倍[44, 46, 47]。

1. 致病因素

导致骨折的确切原因并不明确，生物力学研究表明，在膝单髁置换术后内侧平台上方施加持续载荷，造成了和临床相似的骨折情况，推测为应力性骨折，各种原因导致负荷过重或胫骨支撑力下降为导致骨折原因[48]。进一步研究认为可能由以下三方面因素导致。

（1）手术技术因素：多数学者认为是最主要也是最应被避免的原因，包括纵向截骨过多破坏后侧皮质、龙骨准备不充分、残留内翻过大、错误的假体位置大小、操作暴力。操作暴力是最应被避免的原因，由于龙骨准备不充分或者胫骨侧处理时采用重锤暴力操作，极易导致内侧平台骨折，由于骨折多具有隐匿性，术中多不易发现，术后负重活动时出现疼痛加剧而被发现。胫骨处理时，纵切锯切割过深致后侧皮质破坏是另一个重要原因，有限元研究表明，单髁术后应力集中于假体外侧壁前后下方和胫骨缩窄处骨皮质，特别是后侧皮质，应力更为集中，术中纵切过深，导致后方支撑力下降，易出现骨折。胫骨截骨过深影响支撑力，生物力学研究表明，平台下截骨 2～6 mm，导致骨折的最大载荷相似，大于 6 mm 将极大增加假体周围骨折的风险。此外，下肢内翻畸形纠正不佳，胫骨假体内翻放置都会导致应力增加而增加骨折风险[45, 49-54]。

（2）患者因素：理论上肥胖、骨质疏松、局部骨坏死将导致载荷增加或支撑减弱，增加骨折风险[50]。

（3）器械、假体因素：胫骨固定针损伤骨皮质，多次反复固定又增加骨折风险[8]。生物型假体的平台骨折发生率要远高于骨水泥型假体，研究认为生物型假体依靠压配获得初始稳定性，但这也使骨质承受更大的应力，更易骨折[1, 8, 12]。通过对胫骨开槽器械进行改进，开槽更深更宽而明显降低了生物型假体骨折的发生率[12]。

2. 临床特征与诊断

多为患者下地行走后突然出现内侧胫骨平台下疼痛，疼痛部位明确局限，X 线多能明确诊断。当骨折隐匿，移位不明显，或 X 线投照位置不佳时，多需 CT 检查协助确诊。

3. 治疗

对于单髁置换术后胫骨内侧平台骨折，目前并无统一的治疗方案。根据骨折是否移位、骨折块大小、是否合并假体松动下沉等，有支具固定保守治疗、切开复位内固定和关节翻修等治疗手段可供选择[44, 46, 51, 55, 56]。

（1）保守治疗并不被大多数学者推荐，仅限于骨折无移位病例，支具固定 3 周，6 周内患肢禁止负重，骨折虽多能愈合，但膝关节活动度有不同程度影响。在我们的病例中还出现膝关节内翻加重的情况（图 23-10）。

（2）对于无假体松动或下沉的病例，复位内固定是更确切的治疗，骨折后急性期手术多能取得良好的效果，固定的意义在于防止骨折塌陷和膝关节内翻，并支持患者早期关节非负重活动，避免了长期固定出现膝关节僵直的情况。虽然生物力学实验表明，钢板相较于拉力螺钉能提供更为坚强的固定，但在临床上拉力螺钉多能提供有效的固定强度，且可透视下复位经皮植入，患者接受度更高（图 23-11）。

（3）当出现假体松动和下沉时，需要膝关节翻修手术进行治疗，全膝翻修多采用带长柄的胫骨假体以提供更好的稳定性，部分复杂病例还需要垫块或植骨。

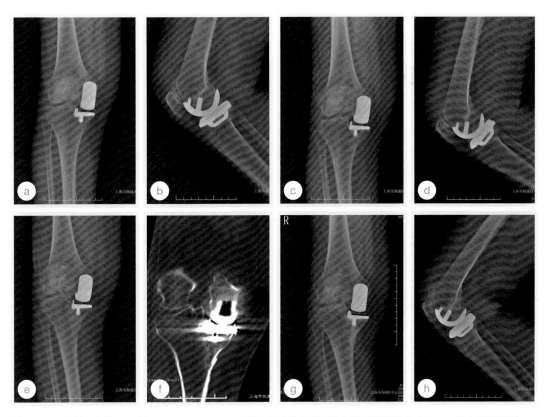

图 23-10　患者，女性，82 岁，BMI 24，BMD -2.6 因右膝骨关节炎行膝内侧单髁置换术（Biomet 骨水泥型假体）

a、b. 术后 FTA178°；c、d. 术后 2 周无明显原因出现胫骨平台骨折；e、f. 予以支具固定保守治疗 6 周后骨折愈合；g、h. 术后 1 年复查见内翻畸形 FTA182°

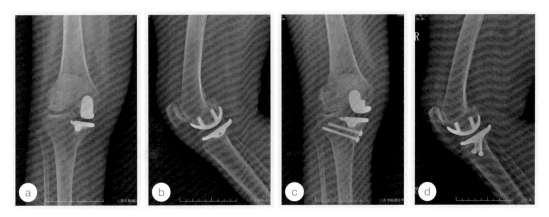

图 23-11　患者，女性，78 岁，BMI 26，BMD -2.2 因右膝骨关节炎行膝内侧单髁置换术（Link Sled 固定垫片假体）

a、b. 术后 FTA177°，术后 4 周无明显原因出现胫骨平台骨折，无明显移位；c、d. 予以经皮螺钉固定治疗 6 周后骨折愈合

第四节　假体周围感染

相对于全膝置换术，膝单髁置换术由于创伤小、手术时间短及更快的术后康复等，术后并发症发生率较低。感染是关节置换术后最严重的并发症。膝单髁置换术后假体周围感染（periprosthetic joint infection，PJI）一旦发生，处理同样极具挑战性；如果处理不及时或不正确，结局可能是灾难性的。

一、术后假体周围感染的发生率

膝单髁置换术后假体周围感染的发生率从 0.2% 到 1% 不等，仅占所有膝单髁置换术后翻修约 5%[57, 58]。Jämsen E 等 [59] 报道 296 例膝单髁置换术患者，术后仅有 1 例发生感染（0.34%），而其中心 2 841 例全膝置换术患者中有 23 例术后发生感染（0.81%）。Wilson HA 等 [60] 报道，膝单髁置换术后假体周围感染发生率为 0.3%～0.58%，全膝置换术为 0.15%～2.5%。Lee CS 等 [61] 评估了 10 年期间接受膝单髁置换术或全膝置换术患者 90 天和 1 年内需要手术干预的假体周围感染发生率，结果共有 5 636 名膝单髁置换术患者与 16 890 名全膝置换术患者相匹配，膝单髁置换术后 15 例（0.27%）和全膝置换术后 79 例（0.47%）在 90 天内进行了假体周围感染手术；膝单髁置换术后 30 例（0.53%）和全膝置换术后 136 例（0.81%）在 1 年内进行了假体周围感染手术治疗；膝单髁置换术与手术治疗假体周围感染的发生率在 90 天和 1 年时明显低于全膝置换术。Yamagami R 等 [62] 获取 2010～2017 年因膝骨关节炎接受单侧膝关节置换的 181 608 例患者的数据，结果膝单髁置换术后假体周围感染的发生率为 0.3%，低于全膝置换术后的 0.6%；且夏季假体周围感染患病率更高，这可能与较高温度和湿度的环境导致皮肤上的细菌定殖数量较多有关。膝单髁置换术后假体周围感染的发生率较低的原因：①膝单髁置换术通过一个相对较小的手术切口进行，允许最小的关节暴露和骨切除，并对邻近软组织造成较小的损害；②患者术后可更早地下地活动，功能康复快；③膝单髁置换术手术为使用小假体的单间室置换，而全膝置换术为三间室置换，假体容量大，更有利于大量细菌的粘附定殖，进而形成更为难处理的细菌生物膜。

二、术后假体周围感染的诊断

目前对于膝单髁置换术后假体周围感染的诊断和管理尚缺乏共识，有限的诊断标准体现在 2018 年关于假体周围感染的国际共识会议（International Consensus Meeting，ICM）记录中基于最新证据的诊断标准。这些新标准是对 2011 年肌肉骨骼感染学会和 2013 年国际共识制定的诊断标准的更新，是基于病史、症状体征、炎症指标、生化指标及组织病理等综合分析而制定的。新的诊断标准显示其敏感性为 97.7%，特异性为 99.5%，明显得到了提高。此标准中包括的两个主要更新是使用 α- 防御素和 D- 二聚体作为诊断的生化指标的一部分，滑液中的 α- 防御素水平对于假体周围感染的诊断具有高度特异性，是诊断的一个有价值工具。血清 D- 二聚体是一种纤维蛋白降解产物，在感染的早期阶段，其敏感性为 89.5%，特异性为 92.8%，优于红细胞沉降率（erythrocyte sedimentation rate，ESR）和 C 反应蛋白（C-reactive protein，CRP）生物标志物。诊断标准内容：①主要标准 2 项，即 2 个阳性培养标本及存在与关节相通或假体可见的窦道。符合其中之一，假体周围感染诊断即可明确。②术前次要标准：血清 CRP（＞1 mg/dL）、D− 二聚体（＞860 ng/mL）和 ESR（＞30 mm/h）的权重分分别为 2、2 和 1 分；关节腔滑液白细胞计数（＞3 000/μL）、白细胞酯酶（++）、α− 防御素（信号 / 截止＞1）、多型核白细胞分类（＞80%）及滑液 CRP（＞6.9 mg/L）权重分分别为 3 分、3 分、3 分、2 分和 1 分。总分值≥6 分确定假体周围感染，2～5 分可疑假体周围感染，0～1 分无假体周围感染。③对于术前次要诊断标准评分在 2～5 分的可疑诊断，需要术中所见确认或排除假体周围感染。术中病理组织学阳性（高倍显微镜下随机 5 个视野中每个视野可见超过 5 个中性粒细胞）、发现脓性组织及单次组织培养阳性分别设权重分为 3 分、3 分、2 分。结合术前评分，总分≥6 分为确定假体周围感染，4～5 分可疑假体周围感染，3 分以下排除假体周围感染。④对于术中评分为 4～5 分的可疑感染，考虑进一步的分子诊断，如二代测序等。该诊断标准的准确性及有效性在临床实践中也得到了证实。

膝单髁置换术感染的诊断可参考基于上述主要针对全膝关节置换术的诊断标准，但考虑到膝单髁置换术未置换间室正常的骨软骨及韧带结构，诊断感染的实验室阈值略有不同，特别是滑液白细胞计数和分类等。为确定 ESR、CRP、滑液白细胞计数和分类比在评估膝单髁置换术失败患者假体周围感染中的作用，有研究对 259 例膝单髁置换术失败患者进行了回顾，其中 28 例（10.8%）符合假体周围感染诊断标准，其中关节液白细胞计数的最佳临界值为 6 200 WBCs/μL，高于通常用于全膝置换术后假体周围感染诊断的 1 100～3 000 WBCs/μL 的界值范围。另外，研究还分析了关节液中中性粒细胞百分比的重要性，其诊断膝单髁置换术后假体周围感染的最佳阈值为 60%。ESR 和 CRP 是对膝单髁置换术后假体周围感染有用的筛查指标，其敏感性分别为 79.2% 和 82.6%，最佳界值为每小时 21 mm 和 14 mg/L。这些指标对于膝单髁置换术后假体周围感染的诊断很有用，其界值与全膝置换术相似；然而，滑膜白细胞计数略高，这可能与未置换的对侧间室有关。对于引起膝单髁置换术手假体周围感染的致病菌，Chalmers BP 等[14] 报道了 21 例膝单髁置换术后假体周围感染中 20 例（95%）微生物培养阳性（仅 1 例微生物培养阴性），最常见的分离菌为葡萄球菌（15 例，71%），其中，金黄色葡萄球菌感染 9 例（MRSA 1 例，MSSA 8 例），6 例凝固酶阴性葡萄球菌感染（包括 MRSE 1 例）、链球菌感染 3 例、铜绿假单胞菌 1 例、多微生物（葡萄球菌和链球菌组）1 例。膝单髁置换术感染的病原菌与全膝置换术感染的病原菌相似，其中以凝固酶阴性葡萄球菌、金黄色葡萄球菌、B 族链球菌、大肠杆菌为最常见的病原菌。

三、术后假体周围感染的分型及治疗

（一）分型

对于膝单髁置换术后假体周围感染没有专门临床分型。Chalmers BP 等[63] 依据 ICM，提出了膝单髁置换术后假体周围感染的分型：即急性假体周围感染，发生在术后 4 周内，感染源多因术中无菌条件不规范，切口周围皮肤或手术室空气中的菌落经手术切口进入，致病菌多为毒力较强的革兰氏阳性球菌（如金黄色葡萄球菌、表皮葡萄球菌等）和革兰氏阴性杆菌；慢性假体周围感染，发生在术后 4 周以上，多考虑术中污染所致，或其他部位感染经血源性播散所致，致病菌多为毒力较弱的细菌，如凝固酶阴性葡萄球菌；急性血源性感染，急性发作，症状持续在 4 周以内，多考虑其他部位感染经血源性播散所致，感染灶常来自口腔、呼吸道和泌尿道等。

（二）治疗

一般情况下，对于接受膝单髁置换术的患者，由于膝关节未置换侧间室原有软骨的存在，这对术后假体周围感染的治疗提出了额外的问题。目前，关于膝单髁置换术后假体周围感染的治疗尚缺乏明确的证据。Nicholas M 等[64]回顾了 1 440 例膝单髁置换术患者，15 例（15 膝）诊断为假体周围感染，其中 5 例为早期感染，5 例为急性血源性感染，5 例为慢性感染。本组 4 例患者进行了Ⅱ期翻修，为一期取出关节假体，彻底清除炎性组织及骨水泥；然后切骨，置入抗生素骨水泥占位器，并给予敏感抗生素治疗；感染控制后，Ⅱ期行全膝置换术。Ⅱ期翻修术被认为是治疗假体周围感染的金标准，可最大程度地控制感染，将感染复发的风险降至最低。其他 11 例接受了保留假体清创术（debridement antibiotics irrigation and retention，DAIR），即通过术中彻底清除滑膜及炎性组织，使用双氧水、碘伏、生理盐水反复冲洗、浸泡，必要时可在保留金属假体的基础上更换垫片，术后继续敏感抗生素治疗，旨在彻底清除病原微生物。对术后再感染和再翻修进行 Kaplan-Meier 生存分析，结果接受Ⅱ期翻修治疗的患者，5 年无假体周围感染复发生存率为 100%；接受保留假体清创术治疗的患者中，5 年无假体周围感染复发生存率为 61%。这些结果与采用保留假体清创术治疗全膝置换术后假体周围感染所获得的随访结果相似，文献报告的全膝置换术后假体周围感染采用保留假体清创术治疗存在 26% 到 48% 的失败风险。由此可见，保留假体清创术治疗膝单髁置换术后假体周围感染患者生存率要低于Ⅱ期全膝置换术翻修患者。该研究提出了Ⅱ期翻修的手术技术：即通过去除所有假体，对股骨和胫骨进行标准切骨，然后放置含高剂量抗生素的非关节骨水泥占位器，个体化的肠外抗生素抗治疗 6 周；停用抗生素 3 周，并通过检测 ESR、CRP 恢复正常等排除假体周围感染，就可以考虑全膝置换术假体植入。对于膝单髁置换术后初次假体周围感染是选择Ⅱ期翻修还是保留假体清创术治疗，作者提出应根据假体周围感染分型来确定：即对于慢性假体周围感染或膝关节局部软组织不佳患者，采用Ⅱ期翻修；对于急性感染及急性血源性假体周围感染患者，可考虑采用保留假体清创术治疗。Vasso M 等[65]也提出，膝单髁置换术后假体周围感染的处理与全膝置换术相似，急性感染可采用保留假体清创术治疗，而慢性感染则采用彻底清创、抗生素占位器、抗生素控制感染、再次全膝置换术假体植入。最近的研究表明，即使在相对年轻和健康的患者人群中，保留假体清创术对膝单髁置换术的预后同样较差，甚至更糟；2 年时再手术率为 55%，其中假体周围感染失败率为 31%。虽然膝单髁置换术可能与稍低的深假体周围感染发生率相关，但假体周围感染治疗的结果并不优于全膝置换术。

对于膝单髁置换术后假体周围感染治疗，也有进行Ⅰ期全膝置换术翻修报道。Labruyère C 等[66]报道了 9 例膝单髁置换术后慢性假体周围感染一期翻修为全膝置换术的临床结果。膝单髁置换术内侧 6 例，外侧 2 例，髌股关节 1 例，中位感染持续时间为 9 个月。其中 5 例患者先前在其他医院接受保留假体清创术治疗失败。所有患者术前确定了病原菌：苯唑西林敏感葡萄球菌、链球菌、肠球菌和大肠杆菌；患者接受了适当的双抗生素静脉治疗 6 周，然后再口服 6 周。中位随访时间为 60 个月，没有患者出现感染复发或因假体周围感染需要进行翻修手术患者。Singer J 等[67]指出膝单髁置换术后假体周围感染明确病原菌后，在彻底清创后，可同期进行全膝置换术翻修。Singer J 等[67]评估了 64 例膝关节置换术后感染患者，其中 6 例为膝单髁置换术后慢性假体周围感染，经过 I 期翻修后 3 年内无感染复发，所有患者术前也均确认了致病菌，并对多种抗生素敏感。

假体周围感染引起的韧带损伤及需要相对广泛的彻底清创可能会对术后膝关节的稳定性产生不利影响。同时，在移除单间室假体时，可能存在骨组织损失，这样在进行全膝置换术翻修时，通常需要使用结构性植骨或金属加强块进行骨缺损的填充，还需要带延长柄的限制性假体进行翻修。文献报告，在膝单髁置换术向全膝置换术翻修的手术中，使用延长杆的比例为 2% ~ 72%，增强块或结构骨移植的比例为 3% ~ 67%。Hernandez NM 等[64]报道膝单髁置换术后假体周围感染接受保留假体清创术的 11 名患者中，有 3 名患者假体周围感染复发接受了 II 期全膝置换术翻修，其中 2 名患者接受了后稳定假体，另 1 名患者接受了限制性假体（使用了股骨和胫骨延长杆及股骨加强块）；接受了 II 期全膝置换术翻修的 3 名患者中，2 名患者再次感染，在随后的再次翻修过程中股骨和胫骨使用了带延长柄和金属袖套的限制性全膝置换术假体。Labruyère C 等[66]报道的 I 期翻修的 9 名患者中，7 名患者植入了骨水泥后稳定假体，其余 2 例患者因骨或韧带广泛损伤植入交链膝假体；6 名患者在进行胫骨和股骨切骨后需要使用楔形金属块进行重建，5 名患者使用了股骨延长杆。

四、假体周围感染的危险因素及预防

（一）术前危险因素及预防措施

许多关于预防关节置换术后假体周围感染的文献都集中在全膝置换术上。然而，同样的原则也适用于膝单髁置换术患者。术前预防主要集中于识别和校正已知的危险因素，包括关节腔注射、吸烟、营养状况、糖尿病、肥胖、术前皮肤清洁、感染筛查。

（1）关节腔注射：类固醇、透明质酸和富含血小板的血浆关节内注射已被广泛应用于膝骨关节炎的治疗。但研究已证实术前 3 个月内注射可能增加关节置换术后假体周围感染的风险。因此，对于腔内注射史的接受膝单髁置换术的患者，建议手术延迟到 3 个月后。

（2）吸烟：证据表明吸烟可使关节置换术后发生手术部位感染增加约 1.5 倍。术前 4 周或以上的戒烟可减少伤口相关并发症。有吸烟史且考虑接受膝单髁置换术的患者，要求手术干预前至少 4 周的戒烟。

（3）营养状况：低蛋白血症可独立预测关节置换的手术部位感染。对于膝单髁置换术，血清白蛋白或其他营养标志物与术后并发症之间的关联尚未得到明确证实。然而，基于同样的生物学原理，对于膝单髁置换术术前的血清白蛋白水平 < 3.5 g/dL 的患者，应在规定时间内予以矫正后进行手术。

（4）糖尿病：糖尿病会增加全膝置换术后手术部位感染的风险，也可增加膝单髁置换术手术部位的感染风险。糖化血红蛋白是反映血糖水平的一个指标，对于该指标 > 8% 的患者，手术应延迟。

（5）肥胖：肥胖已被证明会增加手术时间及局部深部感染。许多回顾性研究发现，全膝置换术术前的减肥可以改善全膝置换手术的预后。在实践中，建议对 BMI > 40 kg/m² 的患者不要使用膝单髁置换术，因为潜在的术后并发症的风险增加。如考虑接受膝单髁置换术，这些患者术前应减肥，将 BMI 降低到 40 kg/m² 以下。

（6）术前皮肤清洁：术前皮肤清洁已被证明是一种减少细菌负荷和减少手术部位感染

率的有效方法。肥皂和水是推荐的清洁剂，术前一晚和早上用葡萄糖酸氯己定清洗手术部位，可使假体周围感染发生率降低 2.5%。因此，建议膝单髁置换术前一晚和早上清洗膝关节局部区域。

（7）感染筛查：存在局部或全身感染被认为是关节置换术的禁忌证。患者可能在尿路、皮肤、指甲和前鼻孔等多个区域的致病菌定殖，但无症状。目前没有有力的证据表明常规牙科筛查可以降低假体周围感染的发生率，但对于拔牙、根管脓肿引流和需要填充的龋病会增加关节置换术后感染的风险。有大量证据表明，鼻部携带耐甲氧西林金黄色葡萄球菌是后续手术部位感染的危险因素。对于其他部位存在的感染，关节置换必须进行处理，以免术后假体周围感染的发生。

（二）术中危险因素及预防措施

（1）术中抗生素：预防性抗生素的使用已被证明可以通过消除可能通过污染到达切口的微生物，降低关节置换术后假体周围感染的风险；通常推荐使用第一代或第二代头孢菌素，因为它具有杀菌作用，并且在不同组织类型的中分布良好。对于对青霉素过敏的患者，克林霉素可作为替代选择。预防性抗生素应在切口前 1 小时内使用，如果手术持续时间超过预防药物的半衰期，术中应给患者第二次剂量；术后可考虑继续预防性使用抗生素 24 小时。

（2）手术部位准备：切口前，应使用消毒剂快速清除手术部位的任何残留细菌，术中最常用的是聚维酮碘。在聚维酮碘中添加酒精已被证明可以提高抗菌溶液的抗菌效果，减少细菌负荷，并增加疗效时间。

（3）手术室人员流动：手术室流动增加了被带入手术室的细菌数量，并可能会取代空气中的细菌。为了减少交通，限制手术过程中房间里的人数，并限制门开口的数量，这两者都被发现会增加空气颗粒的密度。此外，也要限制在手术过程中人员的变化。

（4）层流手术室：有研究显示，层流可能会增加假体周围感染的发生，特别是水平层流。因此，层流降低假体周围感染的有效性仍存在争议。虽然层流可能不必要，但任何通过正通风系统改变空气质量和空气颗粒数量都可能减少手术室的细菌数，并最终降低假体周围感染的风险。

（5）抗生素骨水泥：多项登记中心研究发现，全膝置换术患者中普通水泥和抗生素水泥的感染率没有差异。由于这一不确定的证据和成本的增加，限制抗生素骨水泥的广泛使用。仅对高危患者使用抗生素水泥，如有甲氧西林金黄色葡萄球菌感染史、糖尿病或使用免疫抑制药物的患者。

（6）伤口闭合和覆盖：与纯缝合线相比，三氯生涂层缝合线可以降低手术部位感染（surgical site infection，SSI）的风险。然而，最近一项随机对照试验发现，三氯生涂层缝合线与正常缝合线在假体周围感染的发生率方面没有差异。Chawla H 等[68]为探讨膝单髁置换术术中倒刺线和常规缝合的伤口感染率，术后共确诊 8 名患者伤口感染，均发生在带刺缝合线队列中，建议在膝单髁置换术中不要使用带刺缝合线来闭合伤口。带刺缝合线可能导致组织缺血坏死，继发感染，特别是在伸展位闭合伤口；膝关节活动时引起的缝线迁移和挤压可能会造成切口的污染，这在膝单髁置换术中尤其值得关注。在包扎手术伤口时有很多选择，无论使用何种敷料，都应放置在无菌条件下，并监测术后引流。银浸渍敷料也被研究表明，与纱布敷料相比，假体周围感染检出率可降低 3 ～ 4.5 倍以上。

（7）创腔内植入万古霉素粉末：Hanada M 等[69]研究局部大剂量万古霉素粉末应用于关节预防全膝置换术和膝单髁置换术患者假体周围感染的疗效和副作用，结果显示创口万古霉素粉末不能降低原发性全膝置换患者假体周围感染的发生，相反可明显引起无菌性伤口并发症。

（三）术后危险因素及预防措施

（1）控制输血：膝单髁置换术后输血少见。多项研究表明[70]，手术期红细胞输血已被证明是关节置换术后假体周围感染的独立显著危险因素。因此，要限制围手术期异体红细胞输血的数量。通常，有症状的血红蛋白 < 7 g/dL 的患者可考虑输血。

（2）抗生素预防：在 2018 年的 ICM[71]上，64% 的外科医生同意，使用常规预防性抗生素没有任何作用。然而，许多外科医生仍然担心在牙科、泌尿生殖系统和消化系统手术后的患者有发生短暂性菌血症的风险，对这些患者关节置换术后可考虑必要时应用抗生素预防假体周围感染的发生。

第五节　不明原因疼痛

一、原因明确的疼痛

（一）部分软骨丢失

不完全的软骨丢失与膝单髁置换术后疼痛缓解程度直接相关，将内侧间室部分厚度软骨丢失的患者纳入膝单髁置换术治疗的做法扩大了手术适应证，是膝单髁置换术后疼痛的另一重要原因。前期尸体研究显示[72]，无症状的内侧间室部分软骨磨损患者很常见，部分患者的术前疼痛并非来自内侧间室关节炎，并且内侧间室未达到骨磨骨的程度，这可能表明早期内侧退行性改变不能完全解释为是导致膝单髁置换术术前膝关节疼痛的原因，这部分患者接受膝单髁置换术后，仍会留有膝关节疼痛。

（二）早期负重引起的疼痛

同其全膝置换术、全膝关节翻修术一样，膝单髁置换术后的疼痛完全缓解期可能需要 12 ~ 18 个月。单髁置换术后早期负重引起的疼痛，可以通过使用手杖、助行器等辅助行走设备进行治疗，使得骨骼、软组织和假体在接下来的 4 ~ 6 周相互容受和匹配，进而稳定下来。术后早期负重引起的疼痛通常发生在胫骨前内侧，并与胫骨假体植入处的压痛相关。此类疼痛在本质上是软组织引起还是骨组织相关的仍存在争论。

（三）骨水泥错误

骨水泥错误是膝单髁置换术后疼痛另一常见原因。骨水泥过少或不均匀会导致假体固定不牢靠，术后假体松动的可能性增加，影响假体在位率的同时，将会导致术后疼痛的发生。平台后方的骨水泥残留，术中应完全取出，否则将产生周围软组织的磨损刺激、屈膝时的假体撞击等。骨水泥过多，或假体安装时应力不均匀将会导致骨水泥的内侧突悬和屈膝间隙的过劲，上述现象均可能是膝单髁置换术后疼痛诱发原因。

（四）假体组件突悬与过小

影像评估结果证实，胫骨假体组件内侧突悬大于 3 mm 与膝单髁置换术后疼痛和较差的膝关节功能有关，可能与突出的假体刺激软组织有关。相关研究发现，膝单髁置换术后胫骨组件显著突悬者术后 1 年和 5 年的 OKS 均要显著低于稍突悬组，这表明胫胫骨内侧平台假体悬出大于 3 mm 会增加内侧活动平台膝单髁置换术后出现疼痛的概率；同时，垂直截骨太靠外侧胫骨假体覆盖不全时术后 1 年和 5 年 OKS 也要高于显著突悬者。股骨假体过下则会增加屈膝时后方骨质撞击的风险，胫骨假体过下则会导致假体下沉松动的概率上升，此两种情况的出现都会导致术后疼痛的发生。因此术中应在内外侧位置仔细确定植入物尺寸，这对于避免术后假体悬出过大和过小进而出现继发疼痛具有重要意义。

二、不明原因的疼痛

不明原因的疼痛是膝单髁置换术后翻修的一个重要原因。虽然病因不明，但根据英格兰与威尔士国家人工关节登记系统数据，它占翻修手术的 23%[73]。这明显高于因不明原因疼痛而进行全膝关节置换术的翻修率，估计约为 9%[73]。总体而言，膝单髁置换术后不明原因疼痛的发生率为 5%～15%[74-76]。虽然病因可能因患者而异，但主要病因包括游离体、骨水泥挤出、正常间室中的半月板撕裂以及慢性局部疼痛综合征或反射性交感神经营养不良[76]、胫骨组织应力过大[77,78]。由于某些类型的假体导致暴露有限或为单个植入物，导致从膝单髁置换术后部去除挤出的骨水泥在技术上可能具有挑战性。无法恢复正常的关节力线也可能会导致疼痛产生。现有研究指出，固定平台膝单髁置换术的设计中，胫骨端载荷过大会显著影响假体沉降和骨塌陷发生的概率，Aleto[77] 观察到了 47% 的研究病例出现胫骨内侧塌陷，其中一半发生在术后早期，即术后 16 个月内；分析结果同时指出胫骨后倾角的增加和假体沉降有关，Hernigou 等[78] 同样报告了胫骨后倾角对膝单髁置换术后假体塌陷的类似影响。此外，全聚乙烯胫骨组件与较高的不明原因疼痛发生率相关[65]。这可能与固定垫片全聚乙烯胫骨组件的胫骨塌陷率较高有关，因为转移到胫骨的负荷较高，导致持续的骨重建[79]。

膝内侧单髁置换术后内侧胫骨近端应力增加 60%，其中胫骨前内侧应力最大，这可能是导致胫骨前内侧疼痛的主要原因。随着术后胫骨重构的进行，此处应力可恢复到正常水平，疼痛也可随之缓解[80,81]。临床经验表明，加深的垂直截骨、偏内侧的垂直截骨及胫骨截骨量过大会进一步增加膝单髁置换术后的胫骨应力。

统计数据指出，膝单髁置换术后膝关节疼痛者中约 3/4 无法明确病因，此类患者即使翻修为全膝置换术仍有部分病例无法显著改善症状，此时不能轻易做出翻修的决定。术前针对疼痛事项充分沟通和告知在膝单髁置换术后疼痛的患者管理中具有重要意义；使患者有充分的心理准备，膝单髁置换术后的疼痛可能长期存在，甚至在术后 1～2 年后才出现；当患者出现无法解释的疼痛时，首先应建议患者休息，接受注射治疗。术者应动态掌握每位术后疼痛患者的临床及影像信息。在经过充分评估后，全膝关节置换术仍然是治疗膝单髁置换术后原因不明疼痛的一种常见的选择[79,82]。

膝单髁置换术疼痛的评估最好由进行该手术的外科医生进行，术者应结合术前检查、术中操作及随访影像资料进行深思熟虑的鉴别诊断评估。由于部分患者膝内侧单髁置换术后不明原因的疼痛会在 2 年内消失，因此翻修时机应恰当把握。只有在充分的评估和明确诊断后，才有必要进行仔细的膝单髁置换术翻修。

第六节 假体无菌性松动

一、病因

假体无菌性松动的危险因素包括低龄、肥胖、垫片过厚、假体对线不良、术前畸形校正不足等，而与性别、部位、受累间室无关。胫骨组件比股骨组件无菌性松动的发生率更高。2021 年一篇纳入 62 项研究的荟萃分析报道，初次膝单髁置换术后无菌性松动的发生率术后 2 年为 1.30%，术后 5 年为 1.64%，术后 10 年为 2.80%，术后 15 年为 2.90%。有研究表明，固定平台和骨水泥固定假体增加无菌性松动的风险，而机器人辅助膝单髁置换术有助于降低假体无菌性松动的风险[1]。而 Young-Bong Ko 等[2] 在 2015 年发表的荟萃分析研究得出不同的结论，活动平台在无菌性松动、关节炎进展和假体脱位方面发生率要高于固定平台。已知聚乙烯碎片是导致无菌性松动的原因之一，严重的内翻畸形矫正不足和股骨假体的对线不良会导致胫骨假体的晚期松动。内侧和外侧间室机械应力的改变可以解释无菌性松动和骨关节炎进展在膝内侧单髁置换术失败中的主要作用。有报道认为，单柱的膝单髁置换术假体可能会由于本身的设计对临床早期松动起到促进作用。文献表明，双柱膝单髁置换术在术后 20 年仍然可以达到令人满意的存活率（85.9%）而不会出现股骨假体松动。骨水泥使用也可能会导致无菌性松动，过分追求微创切口会导致术野暴露不够充分，无法去除过多的骨水泥，不恰当的骨水泥穿透和骨水泥碎片可能会进一步导致松动。有学者通过有限元分析证实了膝单髁置换术后胫骨内侧应力变化可能是胫骨假体松动和塌陷发生的机制，也是术后胫骨近端持续性疼痛的一种解释[3]。

二、诊断

常用的影像学检查方法包括 X 线检查、数字减影关节造影、平面骨显像、平面放射性核素关节造影，文献报道敏感性和特异性各异。对于临床上疑似出现无菌性松动的患者，影像学诊断的时机和方法尚无定论。假体松动的影像学特征如表 23-1 所示，但是常规 X 线片在评估放射性透亮线方面能力有限，单光子发射断层扫描结合计算机断层扫描（SPECT/CT）能提高放射性核素关节造影评估假体松动的准确性[4]。多采集可变共振成像组合（MAVRIC）磁共振序列已被证明大大减少金属植入物附近的敏感性伪影[5]。MRI 结合 MAVRIC 能更好地显示骨－假体界面。MRI 加入 MAVRIC 可以作为评估有症状的膝内侧单髁置换术和量化骨－假体界面情况的有价值的补充。

文献报道无菌性松动接受翻修手术患者的滑液中促炎症细胞因子和趋化因子会明显升高，单核细胞趋化蛋白－1（monocyte chemotactic protein-1，MCP-1）会显著升高，MCP-1 可以作为无菌性松动早期症状患者的一种生物标志物[6]。

表 23-1 假体松动影像学特征

1.骨水泥－骨或金属－骨界面透亮影 > 2 mm
2.骨水泥－骨或金属－骨界面透亮影渐进性增宽
3.骨水泥涂层骨折
4.假体沉降 > 1 mm 或术后一年发生进行性沉降
5.假体发生移位
6.假体组件骨折
7.应力位下假体发生移位

三、生理性透亮线

生理性透亮线是狭窄的，界限清楚，存在平行的放射性低密度影，非进行性的，一般约为 1 mm 厚，高的可达 2 mm（图 23-12a）。而病理性透亮线厚度一般超过 2 mm，界限不清，进行性的（图 23-12b）。病理性透亮线存在提示无菌性松动。临床上常因对生理性透亮线的误读，而导致了一些不必要的翻修。

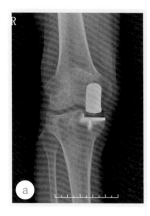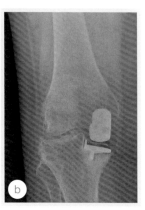

图 23-12 透亮线

a. 生理性透亮线；b. 病理性透亮线

四、治疗

当无菌性松动的诊断明确，干预的时间点应为症状已对患者的日常生活造成了影响。早期的松动，骨量丢失不严重，可以尝试膝单髁置换术翻修。在 Epinette 等 [7] 425 例膝单髁置换术病例中 36 例行膝单髁置换术翻修，在 8 年的随访中，临床结果满意。对于晚期的松动，由于骨量丢失较多，则宜采取全膝置换术翻修（图 23-13、图 23-14）。

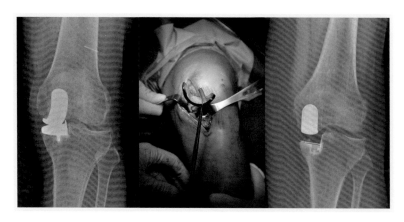

图 23-13 患者，男性，73 岁，术后 7 年 X 线片显示股骨组件松动，垫片脱位，行膝单髁置换术翻修，Link Sled 聚乙烯固定垫片假体

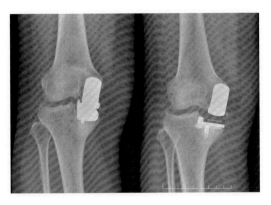

图 23-14　患者，女性，71 岁，术后 5 年 X 线片显
示胫骨组件松动，随后行膝单髁置换术翻修，更换胫
骨组件骨水泥固定

　　A. J. Prestat 介绍了一种治疗假体无菌性松动的微创技术，即透视下经皮假体周围骨
水泥成形术（radiological percutaneous periprosthetic bone cementoplasty，RPPBC）。A. J.
Prestat 在反肩置换、单髁置换、股骨伽马钉、PLIF 螺钉等手术的假体无菌性松动都取得
了良好的结果。RPPBC 在患者拒绝全膝关节置换翻修术时可以作为一种手术选项[8]。
　　单髁置换的翻修率往往高于全膝关节置换，在大多数注册数据库中，膝单髁置换术的
翻修率是全膝置换术的 2 ～ 3 倍。在瑞典人工膝关节登记系统数据中，当比较单髁膝关节
置换和全膝关节置换翻修的原因时，翻修类别"其他原因"是全膝关节置换翻修的原因的 2
倍[9, 10]。这导致有人会误认为单髁膝关节置换比全膝关节置换有更高的翻修率。然而这可
能是人们的认知偏差，因为膝单髁置换术翻修的门槛更低，导致了更多的翻修病例[11]或
者由于膝单髁置换术手术量不足的外科医生在术中一些错误造成不良的后果[12, 13]。

第七节　对侧间室骨关节炎进展

一、对侧间室骨关节炎进展发生率

　　骨关节炎在其余间室的进展是最常见的失败模式之一。多项研究指出，由于关节炎进
展导致膝单髁置换术失败率为 1% ～ 9%[6, 83]。然而，在膝单髁置换术失败原因中，对侧骨
关节炎进展发生率为 15% ～ 50%，是中晚期最常见的失败模式[6, 84-86]。Sierra 等[8]回顾
了多中心修复部分膝关节的经验，发现 14 年期间有 175 例修复，平均失败时间为 71.5 个
月，翻修率为 4.5%。翻修最常见的原因是股骨 / 胫骨松动（55%）和关节炎进展（34%）。
在牛津小组一项为期 15 年的连续 1 000 例膝内侧单髁置换术研究表明平均 7 年随访膝外侧
间室骨关节炎的发生率为 2.5%[87]。另外一项长达 20 年的随访研究中，Price 等[84]发现对
侧间室骨关节炎进展的再手术率 2.3%。英格兰与威尔士国家人工关节登记系统的数据显示
膝单髁置换术后进展骨关节炎的发生率为 2.6%[88]。膝内侧单髁置换术失败最常见的原因
是无菌性松动（36%）和对侧间室骨关节炎进展（20%），而膝外侧单髁置换术失败最常

见的原因是对侧间室骨关节炎进展（29%）、无菌性松动（23%）和垫片脱位（10%）[89, 90]。Kinsey 等 [91] 一项平均 5 年随访的纵向研究表明，膝外侧单髁置换术后对侧未置换间室的骨关节炎进展速度比膝内侧单髁置换术明显更快。

二、发生原因

患者手术适应证选择不当可能是原因之一，特别是炎性关节炎患者、美国麻醉医师协会（ASA）评分较高及肥胖患者发生邻近间室退变的风险较高 [65, 92, 93]。实施膝单髁置换术手术的患者术前前交叉韧带应该确认是功能完好，畸形必须可以矫正。应力片有助于确认对侧间室全层软骨的存在。已有大量的研究表明，当满足这些标准时，成功率会更高。此外，术中应再次检查对侧间室应无全层软骨病变。如果有任何条件不符，则应中止膝单髁置换术，并进行全膝置换术。对于有类风湿性关节炎病史的患者，即使 X 线片更接近于膝前内侧关节炎，也不应进行单间室关节置换术。在这些病例中，更有可能发生在对侧和髌股间室的进展性疾病。另外，有研究表明，膝单髁置换术后对侧间室骨关节炎也可能是随着年龄增加的一个关节自然退变过程 [94]，并由于关节腔内置换假体的存在而导致退变加速。技术性的错误包括机械轴的过度矫正也是骨关节炎进展的常见原因 [95, 96]。Hernigou 等 [96, 97] 通过对 58 例膝内侧单髁置换术进行研究，认为术后大于 180° 的髋 - 膝 - 踝角与外侧间室退变发生率高且退变速度更快显著相关。在缺乏经验的外科医生中，对活动垫片膝单髁置换术中脱位的恐惧而植入过厚的垫片致间隙过度填塞，会显著增加相邻间室的接触应力，并导致退行性磨损加重。如果术中不小心松解或损伤内侧副韧带，则可能会选择更厚的垫片来填充撑大的间隙，这可能会过度矫正畸形。因此，手术中应该让膝关节残留初始的内翻或者外翻畸形，以避免发生这种情况。在一些罕见的情况下，外侧间室骨关节炎的早期进展，可能由于股外侧髁或胫骨平台的缺血性坏死，或者是因为炎症性关节炎或类风湿性关节炎在初次膝单髁置换术手术之后才得到明确诊断。在这些病例中，软骨溶解显然会在未置换间室早期发生且快速进展。

三、诊断

对侧间室骨关节炎进展的诊断比较容易。患者通常在膝盖内侧或外侧疼痛，但有时并不总是如此。第一个 X 线征象是对侧间室关节间隙变窄，这可能早于疼痛的发生。软骨下骨硬化和关节间隙的消失最终会发生。对侧间室边缘周围的骨赘非常常见，并不一定表明对侧间室骨关节炎的进展。特别是膝外侧间室骨关节炎倾向于是一种屈曲病变，与膝内侧间室骨关节炎是一种伸直型病变不同，X 线检查可能不是直接的，对有疑问的病例可能需要做特殊的检查，推荐在有任何怀疑的情况下使用膝关节 Rosenberg X 线片。

四、治疗

如果诊断有症状的对侧间室骨关节炎，则应考虑行翻修手术。如果术中发现初次膝单髁置换术功能良好，假体没有任何松动迹象，则可以增加植入对侧膝单髁置换术。Pandit 等 [21] 回顾性地分析了连续 27 例接受膝外侧单髁置换术（治疗有症状的膝内侧单髁置换术后外侧骨关节炎进展）的患者，认为最佳的病例应符合下列标准：外侧间室磨损导致骨对骨接触，膝内侧单髁置换术假体无松动或胫骨底板下未见病理性透亮线，髌股关节未发生严重退变，前交叉韧带功能完整。所有假体 5 年生存率为 100%。与术前相比，所有评分均有显著改善，膝关节平均屈曲 123.0°。

如果症状严重，建议将膝单髁置换术转换为全膝置换术。与将全膝置换术转换为全膝置换术翻修相比，将膝单髁置换术转换为全膝置换术翻修可能更简单，风险更低[20]。术者可延长初次手术切口，施行标准的髌旁关节切开术。取出股骨假体时要小心，手术医生必须在骨水泥和假体的界面上工作，而不是在骨水泥和骨界面上工作。另一个关键步骤是确定股骨假体旋转，可使用常规的标记线（如通髁线）来确保股骨假体充分地向外旋转。对于胫骨假体取出时注意不要破坏太多的骨质。可以使用水平锯切割龙骨周围，同时确保最小的骨量损失。去除胫骨假体后，评估平台骨丢失情况。胫骨切面应尽可能保守，通常在胫骨龙骨部分缺损较多，可以用骨水泥或骨移植物（切除的自体骨处理后）填充。在大多数病例中，可以植入初次全膝置换术假体，由外科医生决定是否使用后十字韧带保留后交叉韧带保留型膝关节假体（posterior cruciate-retaining total knee prostheses，CR）或后稳定型膝关节假体（posterior stabilized total knee prostheses，PS）型全膝置换术假体。

第八节　典型病例

典型病例 1：膝内侧单髁置换术后后方脱位

【病史】

基本情况：患者，女性，61 岁。2009 年 7 月因右膝内侧间室骨关节炎行膝单髁置换术治疗，2009 年 11 月日常活动弯膝下蹲时出现疼痛剧烈，无法站立。

体格检查：右膝内侧 8 cm 长陈旧手术疤痕。膝关节后方明显压痛。膝关节活动度：20°～ 90°（主动），10°～ 110°（被动）。膝关节内侧明显空虚感。

【影像学表现】

膝内侧单髁置换术后 4 个月，半月板垫片后方脱位（黄色箭头）（图 23-15）。

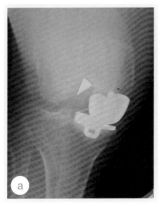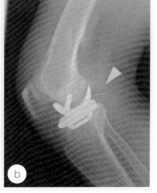

图 23-15　右膝关节 X 线片

a. 正位；b. 侧位

【病例诊断】

右膝内侧单髁置换术后垫片后方脱位。

【手术方式】

术中证实后脱位半月板前方明显撞击（图23-16），故行右膝膝单髁置换术垫片更换术。

【结果】

该患者术后功能恢复良好，疼痛消失，行走下蹲基本正常。VAS评分2分。膝关节功能评分：OKS 45分，HSS评分93分。膝关节活动度0°～120°。膝内侧单髁置换术脱位更换垫片术后1个月，半月板垫片在位，假体位置良好（图23-17）。

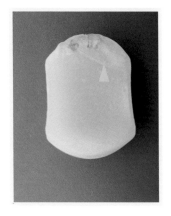

图 23-16 脱位的半月板垫片前方明显撞击表现（黄色箭头）

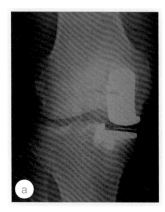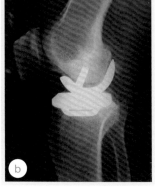

图 23-17 右膝关节术后 X 线片

a. 正位；b. 侧位

典型病例 2：膝单髁置换术后假体周围感染

【病史】

基本情况：患者，女性，54岁，左膝单髁置换术后1年，反复疼痛，肿胀伴活动受限2月。

体格检查：左膝部肿胀，皮肤发红，皮温增高（图23-18），膝前压痛，伸屈膝活动受限，膝关节活动度：0°～90°（主动），0°～110°（被动）。浮髌试验（+）。

入院检查：血常规：ESR 每小时 38 mm，CRP 28 mg/L，WBC 2.9×10^9。

【影像学表现】

患者影像学检查提示第一次术后即刻单髁假体稳定，力线良好（图23-19）。术后1年胫骨假体松动，股骨髁及平台多处囊性灶，外侧间隙变窄（图23-20）。

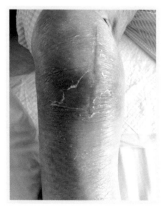

图 23-18 膝关节大体照，切口周缘皮肤发红，肿胀，皮温增高

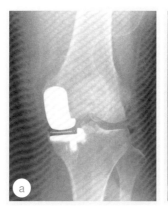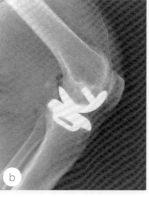

图 23-19 左膝关节第 1 次术后 X 线片，膝内侧单髁置换术后单髁假体在位，稳定，力线良好

a. 正位；b. 侧位

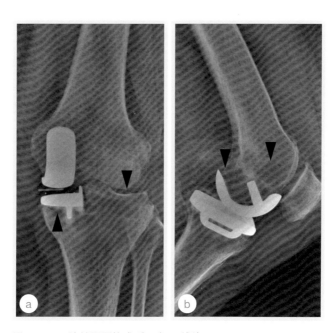

图 23-20 膝单髁置换术后 1 年 X 线片

a. 正位：胫骨假体松动，平台多处囊性病灶，外侧间隙变窄；b. 侧位：胫骨假体松动，平台下方透亮线（厚度＞ 2 mm）。股骨髁后方多处囊性病灶

【病例诊断】

左膝单髁置换术后假体周围感染，假体松动。

【手术方式】

左膝 I 期感染清创，抗生素骨水泥间隔器植入术（图 23-21）＋ II 期全膝置换术翻修术（图 23-22）。

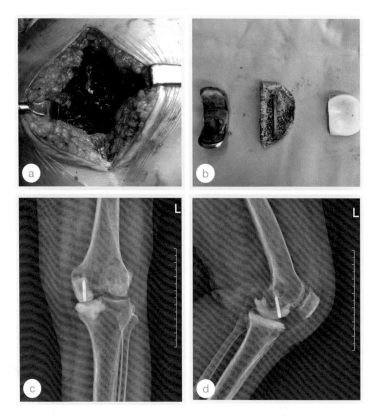

图 23-21　膝单髁置换术后假体周围感染 I 期翻修术

a. 术中大体图：膝关节开放清创术，周围较多炎性感染组织；b. 感染假体大体图：取出感染的单髁假体，显示股骨、胫骨假体松动，表面覆盖一薄层细菌生物膜；c、d. 术中正侧位 X 线片：含万古霉素的单间室仿关节骨水泥间隔器填充，位置良好

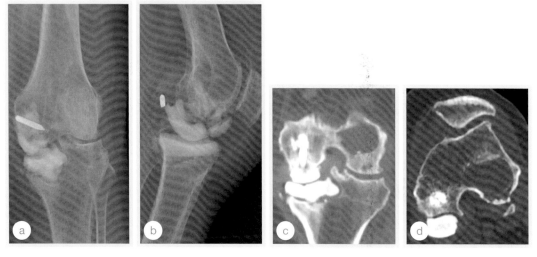

图 23-22　膝单髁置换术后假体周围感染 II 期翻修术（I 期手术后 10 月）

a、b. 正侧位 X 线片：骨水泥间隔断裂，外侧间室狭窄，固定骨针松动脱落，间隔器松动；c、d. 冠状位及横断面 CT：间隔器松动，股骨髁多处囊性变，外侧间隙变窄

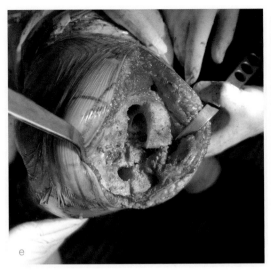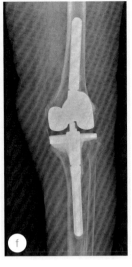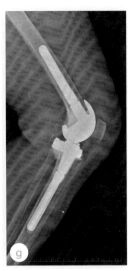

图 23-22 膝单髁置换术后假体周围感染 Ⅱ 期翻修术（Ⅰ 期手术后 10 月）（续）

e. 大体图：截骨后见创面干净，股骨髁多处囊性病灶；f、g. 正侧位 X 线片：Ⅱ 期采用髁限制型膝关节假体（legacy constrained condyle knee，LCCK）翻修，术中用带延长柄股胫假体，金属垫块填充内侧胫骨平台骨缺损，骨水泥填充囊性骨缺损

【结果】

该患者术后膝关节红肿，疼痛消失。伸屈功能恢复良好，能够正常行走。VAS 评分 1 分。膝关节功能评分：OKS 43 分，HSS 评分 91 分。膝关节活动度 0°～ 110°。感染指标白细胞、中性粒细胞百分比及 CRP、ESR 恢复正常。

本章参考文献

[1] RIDDLE D L, JIRANEK W A, MCGLYNN F J. Yearly incidence of unicompartmental knee arthroplasty in the United States [J]. J Arthroplasty, 2008, 23(3): 408–412.

[2] HANSEN E N, ONG K L, LAU E, et al. Unicondylar knee arthroplasty in the U.S. patient population: Prevalence and epidemiology [J]. Am J Orthop (Belle Mead NJ), 2018, 47(12).

[3] BAKER P, JAMESON S, CRITCHLEY R, et al. Center and surgeon volume influence the revision rate following unicondylar knee replacement: An analysis of 23,400 medial cemented unicondylar knee replacements [J]. J Bone Joint Surg Am, 2013, 95(8): 702–709.

[4] Australian Orthopaedic Association National Joint Replacement Registry. 2018 Hip, knee & shoulder arthroplasty annual report[R]. 2018.

[5] National Joint Registry. The National Joint Registry 16th annual report 2019[R], 2019.

[6] FORAN J R H, BROWN N M, DELLA VALLE C J, et al. Long-term survivorship and failure modes of unicompartmental knee arthroplasty [J]. Clin Orthop Relat Res, 2013, 471(1): 102–108.

[7] HAMILTON W G, COLLIER M B, TARABEE E, et al. Incidence and reasons for reoperation after minimally invasive unicompartmental knee arthroplasty [J]. J Arthroplasty, 2006, 21(6 Suppl 2):98–107.

[8]   SIERRA R J, KASSEL C A, WETTERS N G, et al. Revision of unicompartmental arthroplasty to total knee arthroplasty: Not always a slam dunk! [J]. J Arthroplasty, 2013, 28(8 Suppl): 128−132.

[9]   TYAGI V, FAROOQ M. Unicompartmental knee arthroplasty: Indications, outcomes, and complications [J]. Conn Med, 2017, 81(2): 87−90.

[10]   VAN DER LIST J P, MCDONALD L S, PEARLE A D. Systematic review of medial versus lateral survivorship in unicompartmental knee arthroplasty [J]. Knee, 2015, 22(6): 454−460.

[11]   LOMBARDI A V, KOLICH M T, BEREND K R, et al. Revision of unicompartmental knee arthroplasty to total knee arthroplasty: Is it as good as a primary result? [J]. J Arthroplasty, 2018, 33(7S): S105−S108.

[12]   BEREND K R, GEORGE J, LOMBARDI A V. Unicompartmental knee arthroplasty to total knee arthroplasty conversion: Assuring a primary outcome [J]. Orthopedics, 2009, 32(9): 684−688.

[13]   LUM Z C, LOMBARDI A V, HURST J M, et al. Early outcomes of twin-peg mobile-bearing unicompartmental knee arthroplasty compared with primary total knee arthroplasty [J]. Bone Joint J, 2016, 98-B(10 Supple B): 28−33.

[14]   CRAWFORD D A, BEREND K R, MORRIS M J, et al. Results of a modular revision system in total knee arthroplasty [J]. J Arthroplasty, 2017, 32(9): 2792−2798.

[15]   CRAWFORD D A, BEREND K R, THIENPONT E. Unicompartmental knee arthroplasty: US and global perspectives [J]. Orthop Clin North Am, 2020, 51(2): 147−159.

[16]   WYNN JONES H, CHAN W, HARRISON T, et al. Revision of medial Oxford unicompartmental knee replacement to a total knee replacement: Similar to a primary? [J]. Knee, 2012, 19(4): 339−343.

[17]   CHOU D T S, SWAMY G N, LEWIS J R, et al. Revision of failed unicompartmental knee replacement to total knee replacement [J]. Knee, 2012, 19(4): 356−359.

[18]   JOHNSON S, JONES P, NEWMAN J H. The survivorship and results of total knee replacements converted from unicompartmental knee replacements [J]. Knee, 2007, 14(2): 154−157.

[19]   HANG J R, STANFORD T E, GRAVES S E, et al. Outcome of revision of unicompartmental knee replacement [J]. Acta Orthop, 2010, 81(1): 95−98.

[20]   LETA T H, LYGRE S H L, SKREDDERSTUEN A, et al. Outcomes of unicompartmental knee arthroplasty after aseptic revision to total knee arthroplasty: A comparative study of 768 TKAs and 578 UKAs revised to TKAs from the Norwegian Arthroplasty Register (1994 to 2011) [J]. J Bone Joint Surg Am, 2016, 98(6): 431−440.

[21]   PANDIT H, MANCUSO F, JENKINS C, et al. Lateral unicompartmental knee replacement for the treatment of arthritis progression after medial unicompartmental replacement [J]. Knee Surg Sports Traumatol Arthrosc: Official Journal of the ESSKA, 2017, 25(3): 669−674.

[22]   ROLSTON L, MOORE C. Conversion of lateral unicompartmental arthroplasty to anterior cruciate retaining tricompartmental knee arthroplasty [J]. Knee, 2010, 17(3): 249−251.

[23]   XUE H, MA T, WEN T, et al. Predictors of satisfactory outcomes with fixed-bearing lateral unicompartmental knee arthroplasty: Up to 7-year follow-up [J]. J Arthroplasty, 2021, 36(3): 910−916.

[24]   PEARSE A J, HOOPER G J, ROTHWELL A, et al. Survival and functional outcome after revision of a unicompartmental to a total knee replacement: the New Zealand National Joint Registry [J]. J Bone Joint Surg Br, 2010, 92(4): 508−512.

[25]   KIRAN M, KHO J, HEPBURN E, et al. Chronic wear-induced bearing dislocation in a fixed-bearing unicompartmental knee arthroplasty: A case report [J]. JBJS Case Connector, 2021, 11(3): e21.00364.

[26]   LUYET A, FISCHER J F, JOLLES B M, et al. Unexpected wear of an unicompartimental knee

arthroplasty in oxidized zirconium [J]. Acta orthopaedica Belgica, 2015, 81(4): 790−795.

[27] GRECO N, BEREND K. Polyethylene liner dislocation of fixed-bearing medial oxinium unicompartmental arthroplasty with severe metallosis [J]. Knee, 2018, 25(2): 341−345.

[28] LIM H C, BAE J H, SONG S H, et al. Oxford phase 3 unicompartmental knee replacement in Korean patients [J].J Bone Joint Surg Br, 2012, 94(8): 1071−1076.

[29] SONG M H, KIM B H, AHN S J, et al. Early complications after minimally invasive mobile-bearing medial unicompartmental knee arthroplasty [J]. J Arthroplasty, 2009, 24(8): 1281−1284.

[30] CHOY W S, KIM K J, LEE S K, et al. Mid-term results of oxford medial unicompartmental knee arthroplasty [J]. Clin Orthop Surg,2011,3(3): 178−183.

[31] MURRAY D W, GOODFELLOW J W, O'CONNOR J J. The Oxford medial unicompartmental arthroplasty: A ten-year survival study [J]. J Bone Joint Surg Br, 1998, 80(6): 983−989.

[32] COOL S, VICTOR J, DE BAETS T. Does a minimally invasive approach affect positioning of components in unicompartmental knee arthroplasty? Early results with survivorship analysis [J]. Acta orthopaedica Belgica, 2006, 72(6): 709−715.

[33] KANG S W, KIM K T, HWANG Y S, et al. Is mobile-bearing medial unicompartmental knee arthroplasty appropriate for asian patients with the risk of bearing dislocation? [J]. J Arthroplasty, 2020, 35(5): 1222−1227.

[34] BAE J H, KIM J G, LEE S Y, et al. Epidemiology of bearing dislocations after mobile-bearing unicompartmental knee arthroplasty: multicenter analysis of 67 bearing dislocations [J]. J Arthroplasty, 2020, 35(1): 265−271.

[35] SUN X, LIU P, LU F, et al. Bearing dislocation of mobile bearing unicompartmental knee arthroplasty in East Asian countries: A systematic review with meta-analysis [J]. J Orthop Surg Res, 2021, 16(1): 28.

[36] SONG M H, KIM K T, HWANG Y S, et al. Late mobile-bearing dislocation in unicompartmental knee arthroplasty [J]. Orthopedics, 2019, 42(1): e124−e127.

[37] KAWAGUCHI K, INUI H, TAKETOMI S, et al. Meniscal bearing dislocation while rolling over in sleep following Oxford medial unicompartmental knee arthroplasty [J]. Knee, 2019, 26(1): 267−272.

[38] GUL S F, DAVIES A P. Successful revision of polyethylene only, after delayed presentation of a dislocated bearing in an Oxford unicompartmental knee replacement [J]. BMJ case reports, 2013, 2013: bcr2013201289.

[39] WOODACRE T, MARSHALL M, AWAD A, et al. Chronic asymptomatic dislocation of the bearing in an Oxford unicompartmental knee replacement [J]. BMJ case reports, 2012, 2012: bcr0120125542.

[40] JAMSHED S, SHAH R, AROOJ A, et al. A novel radiographic technique to assess 180° rotational spin of the Oxford unicompartmental knee mobile bearing [J]. J Orthop, 2020, 21: 438−443.

[41] TIBREWAL S, PANDIT H, MCLARDY-SMITH P, et al. Posterior dislocation of the Oxford knee meniscal bearing: a treatment option [J]. J Orthop Traumatol, 2014, 15(1): 59−62.

[42] KIM S G, KIM H G, LEE S Y, et al. Redislocation after bearing exchange for the treatment of mobile bearing dislocation in medial unicompartmental knee arthroplasty [J]. Knee Surg Relat Res, 2018, 30(3): 234−240.

[43] HANG J R, STANFORD T E, GRAVES S E, et al. Outcome of revision of unicompartmental knee replacement [J]. Acta orthopaedica, 2010, 81(1): 95−98.

[44] MOHAMMAD H R, MATHARU G S, JUDGE A, et al. Comparison of the 10-year outcomes of cemented and cementless unicompartmental knee replacements: data from the National Joint Registry for England, Wales, Northern Ireland and the Isle of Man [J]. Acta orthopaedica, 2020, 91(1): 76−81.

[45] KIM S J, POSTIGO R, KOO S, et al. Causes of revision following Oxford phase 3 unicompartmental knee arthroplasty [J]. Knee Surg Sports Traumatol Arthrosc, 2014, 22(8): 1895−901.

[46] KIM K T, LEE S, LEE J I, et al. Analysis and treatment of complications after unicompartmental knee arthroplasty [J]. Knee Surg Relat Res, 2016, 28(1): 46−54.

[47] LEENDERS A M, SCHOTANUS M G M, WIND R J P, et al. A high rate of tibial plateau fractures after early experience with patient-specific instrumentation for unicompartmental knee arthroplasties [J]. Knee Surg Sports Traumatol Arthrosc, 2018, 26(11): 3491−3498.

[48] HUNG Y W, FAN C H, KWOK K B, et al. Delayed tibial-platform periprosthetic stress fracture after unicompartmental knee arthroplasty: Uncommon and devastating complication - ScienceDirect [J]. J Orthop Trauma & Rehabilitation, 2018, 25: 29−33.

[49] SEEGER J B, JAEGER S, RöHNER E, et al. Treatment of periprosthetic tibial plateau fractures in unicompartmental knee arthroplasty: Plates versus cannulated screws [J]. Arch Orthop Trauma Surg, 2013, 133(2): 253−257.

[50] LU C, YE G, LIU W, et al. Tibial plateau fracture related to unicompartmental knee arthroplasty: Two case reports and literature review [J]. Medicine, 2019, 98(42): e17338.

[51] CAMPI S, PANDIT H, HOOPER G, et al. Ten-year survival and seven-year functional results of cementless Oxford unicompartmental knee replacement: A prospective consecutive series of our first 1000 cases [J]. Knee, 2018, 25(6): 1231−1237.

[52] HOUSKAMP D J, TOMPANE T, BARLOW B T. What is the critical tibial resection depth during unicompartmental knee arthroplasty? A biomechanical study of fracture risk [J]. J Arthroplasty, 2020, 35(8): 2244−2248.

[53] SEEGER J B, HAAS D, JäGER S, et al. Extended sagittal saw cut significantly reduces fracture load in cementless unicompartmental knee arthroplasty compared to cemented tibia plateaus: An experimental cadaver study [J]. Knee Surg Sports Traumatol Arthrosc, 2012, 20(6): 1087−1091.

[54] INOUE S, AKAGI M, ASADA S, et al. The valgus inclination of the tibial component increases the risk of medial tibial condylar fractures in unicompartmental knee arthroplasty [J]. J Arthroplasty, 2016, 31(9): 2025−2030.

[55] TEN BRINKE B, DE HAAN L J, KOENRAADT K L, et al. Medial femoral condyle fracture as an intraoperative complication of Oxford unicompartmental knee replacement [J]. Knee Surg Sports Traumatol Arthrosc, 2016, 24(10): 3191−3193.

[56] BROWN N M, ENGH G, FRICKA K. Periprosthetic fracture following partial knee arthroplasty [J]. J Knee Surg, 2019, 32(10): 947−952.

[57] MOHAMMAD H R, STRICKLAND L, HAMILTON T W, et al. Long-term outcomes of over 8,000 medial Oxford phase 3 unicompartmental knees: A systematic review [J]. Acta orthopaedica, 2018, 89(1): 101−107.

[58] PANDIT H, HAMILTON T W, JENKINS C, et al. The clinical outcome of minimally invasive Phase 3 Oxford unicompartmental knee arthroplasty: A 15-year follow-up of 1000 UKAs [J]. Bone Joint J, 2015, 97-b(11): 1493−500.

[59] JÄMSEN E, VARONEN M, HUHTALA H, et al. Incidence of prosthetic joint infections after primary knee arthroplasty [J]. J Arthroplasty, 2010, 25(1): 87−92.

[60] WILSON H A, MIDDLETON R, ABRAM S G F, et al. Patient relevant outcomes of unicompartmental versus total knee replacement: Systematic review and meta-analysis [J]. BMJ (Clinical research ed), 2019, 364: 1352.

[61] LEE C S, SU E P, CROSS M B, et al. Unicompartmental knee arthroplasty is associated with a lower rate of periprosthetic joint infection compared to total knee arthroplasty [J]. Arthroplasty today, 2021, 10: 117−122.

[62] YAMAGAMI R, INUI H, JO T, et al. Unicompartmental knee arthroplasty is associated with lower proportions of surgical site infection compared with total knee arthroplasty: a retrospective nationwide database study [J]. Knee, 2021, 28: 124−130.

[63] CHALMERS B P, KAPADIA M, CHIU Y F, et al. Treatment and outcome of periprosthetic joint infection in unicompartmental knee arthroplasty [J]. J Arthroplasty, 2020, 35(7): 1917−1923.

[64] HERNANDEZ N M, PETIS S M, HANSSEN A D, et al. Infection after unicompartmental knee arthroplasty: A high risk of subsequent complications [J]. Clin Orthop Relat Res, 2019, 477(1): 70−77.

[65] VASSO M, CORONA K, D'APOLITO R, et al. Unicompartmental knee arthroplasty: Modes of failure and conversion to total knee arthroplasty [J]. Joints, 2017, 5(1): 44−50.

[66] LABRUYèRE C, ZELLER V, LHOTELLIER L, et al. Chronic infection of unicompartmental knee arthroplasty: One-stage conversion to total knee arthroplasty [J]. Orthop Traumatol Surg Res, 2015, 101(5): 553−557.

[67] SINGER J, MERZ A, FROMMELT L, et al. High rate of infection control with one-stage revision of septic knee prostheses excluding MRSA and MRSE [J]. Clin Orthop Relat Res, 2012, 470(5): 1461−1471.

[68] CHAWLA H, VAN DER LIST J P, FEIN N B, et al. Barbed suture is associated with increased risk of wound infection after unicompartmental knee arthroplasty [J]. J Arthroplasty, 2016, 31(7): 1561−1567.

[69] HANADA M, NISHIKINO S, HOTTA K, et al. Intrawound vancomycin powder increases post-operative wound complications and does not decrease periprosthetic joint infection in primary total and unicompartmental knee arthroplasties [J]. Knee Surg Sports Traumatol Arthrosc, 2019, 27(7): 2322−2327.

[70] EVERHART J S, SOJKA J H, MAYERSON J L, et al. Perioperative allogeneic red blood-cell transfusion associated with surgical site infection after total hip and knee arthroplasty [J]. J Bone Joint Surg Am, 2018, 100(4): 288−294.

[71] ARNOLD W V, BARI A K, BUTTARO M, et al. General assembly, prevention, postoperative factors: Proceedings of international consensus on orthopedic infections [J]. J Arthroplasty, 2019, 34(2s): S169−S74.

[72] MEACHIM G, EMERY I H. Cartilage fibrillation in shoulder and hip joints in Liverpool necropsies [J]. Journal of anatomy, 1973, 116(Pt 2): 161−179.

[73] BAKER P N, PETHERAM T, AVERY P J, et al. Revision for unexplained pain following unicompartmental and total knee replacement [J]. J Bone Joint Surg Am, 2012, 94(17): e126.

[74] PRICE A J, SVARD U. A second decade lifetable survival analysis of the Oxford unicompartmental knee arthroplasty [J]. Clin Orthop Relat Res, 2011, 469(1): 174−179.

[75] EPINETTE J A, BRUNSCHWEILER B, MERTL P, et al. Unicompartmental knee arthroplasty modes of failure: wear is not the main reason for failure: a multicentre study of 418 failed knees [J]. Orthop Traumatol Surg Res, 2012, 98(6 Suppl): S124−130.

[76] VAN DER LIST J P, ZUIDERBAAN H A, PEARLE A D. Why do medial unicompartmental knee arthroplasties fail today? [J]. J Arthroplasty, 2016, 31(5): 1016−1021.

[77] ALETO T J, BEREND M E, RITTER M A, et al. Early failure of unicompartmental knee arthroplasty leading to revision [J]. J Arthroplasty, 2008, 23(2): 159−163.

[78] HERNIGOU P, DESCHAMPS G. Posterior slope of the tibial implant and the outcome of unicompartmental knee arthroplasty [J]. J Bone Joint Surg Am, 2004, 86(3): 506−511.

[79] BHATTACHARYA R, SCOTT C E, MORRIS H E, et al. Survivorship and patient satisfaction of a fixed bearing unicompartmental knee arthroplasty incorporating an all-polyethylene tibial component [J]. Knee, 2012, 19(4): 348−351.

[80] SIMPSON D J, KENDRICK B J, DODD C A, et al. Load transfer in the proximal tibia following implantation with a unicompartmental knee replacement: A static snapshot [J]. Proceedings of the Institution of Mechanical Engineers Part H, Journal of engineering in medicine, 2011, 225(5): 521−529.

[81] SMALL S R, BEREND M E, ROGGE R D, et al. Tibial loading after UKA: Evaluation of tibial slope, resection depth, medial shift and component rotation [J]. J Arthroplasty, 2013, 28(9 Suppl): 179−183.

[82] GOODFELLOW J W, O'CONNOR J J, MURRAY D W. A critique of revision rate as an outcome measure: re-interpretation of knee joint registry data [J]. J Bone Joint Surg Br, 2010, 92(12): 1628−1631.

[83] MOHAMMAD H R, STRICKLAND L, HAMILTON T W, et al. Long-term outcomes of over 8,000 medial Oxford phase 3 unicompartmental knees: A systematic review [J]. Acta Orthop, 2018, 89(1): 101−107.

[84] PRICE A J, SVARD U. A second decade lifetable survival analysis of the Oxford unicompartmental knee arthroplasty [J]. Clin Orthop Relat Res, 2011, 469(1): 174−179.

[85] EPINETTE J A, BRUNSCHWEILER B, MERTL P, et al. Unicompartmental knee arthroplasty modes of failure: wear is not the main reason for failure: A multicentre study of 418 failed knees [J]. Orthop Traumatol Surg Res, 2012, 98(6 Suppl): S124−S30.

[86] VAN DER LIST J P, ZUIDERBAAN H A, PEARLE A D. Why do lateral unicompartmental knee arthroplasties fail today? [J]. Am J Orthop (Belle Mead NJ), 2016, 45(7): 432−462.

[87] PANDIT H, HAMILTON T W, JENKINS C, et al. The clinical outcome of minimally invasive Phase 3 Oxford unicompartmental knee arthroplasty: A 15-year follow-up of 1000 UKAs [J]. Bone Joint J, 2015, 97-B(11): 1493−1500.

[88] GOODFELLOW J, O'CONNOR J, DODD C, et al. Unicompartmental arthroplasty with the Oxford knee[M]. Oxford: Goodfellow Publishers Limited, 2015: 229−230.

[89] VAN DER LIST J P, ZUIDERBAAN H A, PEARLE A D. Why do medial unicompartmental knee arthroplasties fail today? [J]. J Arthroplasty, 2016, 31(5): 1016−1021.

[90] SERVIEN E, SAFFARINI M, LUSTIG S, et al. Lateral versus medial tibial plateau: Morphometric analysis and adaptability with current tibial component design [J]. Knee Surg Sports Traumatol Arthrosc, 2008, 16(12): 1141−1145.

[91] KINSEY T L, ANDERSON D N, PHILLIPS V M, et al. Disease progression after lateral and medial unicondylar knee arthroplasty [J]. J Arthroplasty, 2018, 33(11): 3441−3447.

[92] COOPER C, SNOW S, MCALINDON T E, et al. Risk factors for the incidence and progression of radiographic knee osteoarthritis [J]. Arthritis Rheum, 2000, 43(5):995−1000.

[93] BINI S, KHATOD M, CAFRI G, et al. Surgeon, implant, and patient variables may explain variability in early revision rates reported for unicompartmental arthroplasty [J]. J Bone Joint Surg Am, 2013, 95(24): 2195−2202.

[94] CASTIELLO E, AFFATATO S. Progression of osteoarthritis and reoperation in unicompartmental knee arthroplasty: A comparison of national joint registries [J]. Int J Artif Organs, 2020, 43(3): 203−207.

[95] VASSO M, DEL REGNO C, D'AMELIO A, et al. Minor varus alignment provides better results than neutral alignment in medial UKA [J]. Knee, 2015, 22(2): 117−121.

[96] HERNIGOU P, DESCHAMPS G. Alignment influences wear in the knee after medial unicompartmental arthroplasty [J]. Clin Orthop Relat Res, 2004, (423): 161−165.

[97] SMITH T O, HING C B, DAVIES L, et al. Fixed versus mobile bearing unicompartmental knee replacement: A meta-analysis [J]. Orthop Traumatol Surg Res, 2009, 95(8): 599−605.